CONFERENCE SERIES

I0126114

innsbruck university press

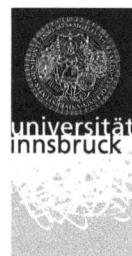

universität
innsbruck

Theo Hug, Ronald Maier (Hrsg.)

Medien – Wissen – Bildung
Explorationen visualisierter und
kollaborativer Wissensräume

Theo Hug
Institut für Erziehungswissenschaft, Universität Innsbruck

Ronald Maier
Institut für Wirtschaftsinformatik, Produktionswirtschaft und Logistik, Universität Innsbruck

Gedruckt mit Unterstützung des Vizerektorats für Forschung der Universität Innsbruck,
der Innsbruck Media Studies und der Plattform Wissensmanagement.

© *innsbruck* university press, 2010
Universität Innsbruck, Vizerektorat für Forschung
1. Auflage

www.uibk.ac.at/iup

ISBN 978-3-902719-65-2

Inhalt

Teil 3: Kollaboration

Editorial

Theo Hug & Ronald Maier

Der vorliegende Band enthält die Beiträge zur internationalen Tagung *Medien – Wissen – Bildung: Explorationen visualisierter und kollaborativer Wissensräume*, die am 5. und 6. November 2009 an der Universität Innsbruck stattgefunden hat. Die Tagung wurde als Kooperationsveranstaltung des Medienforums Innsbruck (Innsbruck Media Studies) und der Plattform Wissensmanagement durchgeführt.[1] Dabei erwiesen sich die diskursive Orientierung sowie das fach- und disziplinübergreifende Format als ausgesprochen fruchtbringend. Gemäß der Konvergenz analoger hin zu digitalen Medien und der Verknüpfung informationeller, unterhaltender, bildungs- und kompetenzorientierter sowie kommerzieller Interessen und Angebote im "Netz der Netze" schaffte diese Konferenz Raum für die Begegnung von ForscherInnen, die aus diesen Perspektiven die so eng miteinander verwobenen Phänomene untersuchen.

Bei aller Vielfalt der verfügbaren Zeitdiagnosen und gesellschaftlichen Selbstbeschreibungen ist in den letzten Jahren zunehmend deutlich geworden, dass den Medien eine besondere Bedeutung zukommt. Sie wirken als Treiber und Katalysatoren in nahezu allen Lebensbereichen. Fragen des sozialen Wandels, der Wissensorganisation, der kulturellen Begegnung, der politischen Kommunikation oder der Gemeinschaftsbildung können ohne Berücksichtigung von Prozessen der Medialisierung nicht angemessen beschrieben werden. Sowohl auf Mikro- als auch auf Meso- und Makro-Ebenen lassen sich Phänomene der Verflechtung und Durchdringung ausmachen, die erst in Ansätzen untersucht worden sind.

Neuerdings spielen hier die Schlagworte "Web X.0" und "Social Software" sowohl in alltagsweltlichen als auch in wissenschaftlichen Diskursen eine besondere Rolle. Dabei werden die Chancen und Gefahren im Hinblick auf Wissensdynamiken und wissenspolitische Themen sehr unterschiedlich bewertet. Einerseits werden neue Formen der sozialen Verteilung von Wissen diagnostiziert und Potenziale der Befriedigung von Informationsbedürfnissen, und Bildungserfordernissen beschrieben. Andererseits wird vor der Trivialisierung des Wissens, fehlender visueller Kompetenz und der Verbreitung von Unbildung gewarnt.

Der Fokus der Tagung war auf Dynamiken und Transformationsprozesse ausgerichtet, die sich an den Schnittstellen medialer, sozialer und organisationaler Entwicklungen abspielen. Sie zielte auf inter- und transdisziplinäre Diskursfelder zwischen Medien- und Kommunikationstheorie, zwischen Wissens- und Bildungstheorie sowie zwischen (Wirtschafts-)Informatik, Ökonomie und Pädagogik. Entsprechend ging es weniger um Geräte, Apparaturen oder Software-Produkte und deren Vermarktung per se, sondern um Aspekte der Wissensorganisation und Mediendynamik, der Transformation von Lern-, Wissens- und Bildungsprozessen sowie

---

[1] Siehe http://medien.uibk.ac.at sowie www.pwm.at

der Untersuchung von Gestaltungsformen sozio-kultureller Räume und von Kommunikationsprozessen in Medienumwelten.

Im Rahmen dieser internationalen Tagung befassten wir uns aus unterschiedlichen Perspektiven mit einer Auswahl von Themen im Zusammenhang mit

- neueren Formen der Visualisierung und Virtualisierung von Wissen
- Konzepten und Praxisbeispielen der kollaborativen Nutzung von digitalen Wissens-
  werkzeugen
- Theorie und Praxis des Wissensmanagement und der Wissenspolitik
- Gestaltung wissensintensiver Prozesse in Unternehmen und Organisationen
- Konzeption von organisatorischen und technischen Infrastrukturen für Lern- und
  Wissensdienste
- Komposition von Lern- und Wissensdiensten auf Basis von Tagging, RSS und
  Mashuptechnologien
- Knowledge Governance – Definition eines Rahmens für Entscheidungen hinsichtlich
  des Einsatzes von Instrumenten der Wissensorganisation
- mobilen Entwicklungen und Trends in der beruflichen und privaten Wissens-
  organisation
- Alltagsästhetiken und der Anwendung von Wissenswerkzeugen in alltagsweltlichen
  Zusammenhängen
- Mediendynamiken, Kontinuitäten und Umbrüche und deren Relation zu sozio-kulturellen Dynamiken und Wissensformen
- der Performanz kultureller Praktiken in formellen und informellen Lernkontexten
  sowie den Chancen neuer Aneignungs- und Vermittlungsformen in der Wissensarbeit
- Chancen der Alphabetisierung des Blicks und dem Verhältnis von visueller Kompetenz und Medienkompetenz
- Konzepten des Medienaktivismus und neuen Handlungspraxen

Der Band ist in drei Teile gegliedert, in denen jeweils korrespondierende Akzentsetzungen
überwiegend in deutscher Sprache, teilweise auch in englischsprachigen Beiträgen behandelt
werden. Im ersten Teil sind Aufsätze zum Themenkreis *Wissen – Visualisierung* versammelt.
Ausgehend von der zunehmenden Relevanz von Visualisierungs-Programmen und Repertoires
globaler Infosphären behandelt Manfred Faßler im ersten Beitrag das Problem der "Legitimität
der Ökonomisierung und Patentierung informationsreicher visueller Wahrnehmung" im Hinblick auf normative Aspekte und als Frage nach Regelwerken für Ikono-Kratie. Martin J.
Eppler und Andreas Schmeil untersuchen Formen visueller Kollaboration und Lernmuster in
3D-Umgebungen anhand ausgewählter Beispiele. Dabei stellen sie ein Konzept vor, das als
systematisches Analysewerk fungiert, und veranschaulichen dieses am Beispiel von vier
Mustern der Kollaboration. Michael Granitzer diskutiert Formen der Entdeckung und
Visualisierung von Wissensbeziehungen anhand der dafür erforderlichen Arbeitsschritte, der
Auswirkungen auf Geschäftsmodelle von Medienanbietern und Informationssuchstrategien von

Mediennachfragern sowie ausgewählter Fallbeispiele im Umfeld der Austria Presse Agentur und Yngve Troye Nordkvelle, Yvonne Fritze und Geir Haugsbakk fragen unter dem Titel "The visual in teaching – from Bologna to YouTubiversity" nach den Möglichkeiten didaktischer Narrative im Kontext der Remedialisierung und Multimodalität offener Bildungsangebote.

Die Beiträge des zweiten Teils fokussieren Fragen zum Themenkreis **Bildung, Lernen und Virtualität.** Hans-Martin Schönherr-Mann fragt, wie man den Umgang mit Bildern lernen und sich von der Übermächtigkeit der Bilderflut emanzipieren kann, wenn diese in der medialen Welt den aufklärerischen Charakter zunehmend verlieren. In seiner Antwort beruft er sich insbesondere auf Nietzsche und die seit Platon ins Hintertreffen geratene Dimension des Hörens. Nina Kahnwald untersucht Prozesse der Herausbildung individueller alltagsweltlicher Nutzungspraktiken in Bezug auf virtuelle Gemeinschaften und Social Software. Ausgehend von allgemeinen Überlegungen zu Prozessen der Mediatisierung beschreibt Sandra Aßmann Medienhandeln als Komplex spezifischer sozio-kultureller Praktiken, zu deren Ausübung eine besondere Form des Wissens erforderlich ist. Dorothee Meister, Anna-Maria Kamin und Diana Urban greifen in ihrem Beitrag die Frage auf, ob und wie Lern-, Wissens- und Diskussionsprozesse von ethisch beratenden Gremien in digitale Gestaltungsformen transformiert und unterstützt werden können. Annabell Preussler und Michael Kerres diskutieren Formen des Reputationsmanagement am Beispiel von Twitter, und Bernhard Ertl und Kathrin Helling sondieren Optionen der Geschlechtergerechtigkeit in Medienräumen.

Im Fokus des dritten Teils steht der Themenkreis **Kollaboration.** Andrea Hemetsberger und Christian Reinhardt greifen in ihrem Beitrag auf aktivitätstheoretische Überlegungen zurück und bearbeiten auf diesem Hintergrund die Frage, wie in Online-Projekten bekannte Probleme der verteilten Arbeit überwunden werden und inhärente Widersprüche produktiv gemacht werden können. Nadine Ojstersek und Tanja Adamus befassen sich mit Anforderungen an die Gestaltung von Lernaufgaben im Kontext der kollaborativen Wissenskonstruktion in virtuellen Welten. Um speziell gestaltete Räume für eine kollaborative Wissenserschließung geht es im Beitrag von Christiane Schmidt und Gerhard Ortner. Sie zeigen anhand eines Praxisbeispiels die Nutzung von online Pyramidendiskussionen bei der Auswertung qualitativer Interviews, die nach erwägungsphilosophischen Grundsätzen gestaltet sind. Klaus Bredl und Daniel Herz schließlich bieten unter dem Titel "Immersion in virtuellen Wissenswelten" interessante Einblicke in die Möglichkeiten einer avatar-basierten Identitätserweiterung in virtuellen Räumen.

Tagungsinitiierung, -vorbereitung und -organisation waren ebenso ein kollaboratives Unterfangen der beiden Herausgeber, deren Begeisterung über den Dialog zwischen den vertretenen Disziplinen sich trefflich in der Auswahl der Beiträge spiegelt. Die Tagung wäre allerdings nicht denkbar ohne die zahlreichen helfenden Hände in Vor- und Umfeld. Besonders danken möchten wir den GutachterInnen im Review-Prozess, Michael Kohlegger für die Koordination des Begutachtungsverfahrens und der Beiträge, Alexandra Seeber und Claudia Singer für die Betreuung des Tagungssekretariats, der Anmeldung und des Berichtswesens, Claudia Schwarz und Yvonne Gaechter für die Unterstützung bei der Moderation der Veranstaltung, Gerhard Ortner für die Gestaltung des Web-Auftritts, technische Betreuungsleistungen und Layoutar-

beiten, dem Bundesministerium für Wissenschaft und Forschung, der Fakultät für Betriebs-
wirtschaft und der Fakultät für Bildungswissenschaften für die finanzielle Unterstützung, der
Tiroler Zukunftsstiftung für die Bereitstellung des Tagungsbuffets, dem Institut für
Erziehungswissenschaften und dem Institut für Wirtschaftsinformatik, Produktionswirtschaft
und Logistik für die Unterstützung des Unternehmens, Birgit Holzner und Carmen Drolshagen
von Innsbruck University Press für die verlegerische Betreuung sowie der Leopold-Franzens-
Universität Innsbruck für den Druckkostenzuschuss. Wir wünschen den Leserinnen und Lesern
eine anregende Lektüre der in den Beiträgen dargelegten Gedanken und Forschungsergebnisse
und würden uns über Feedback sehr freuen.

Innsbruck, im April 2010   Die Herausgeber

Teil 1: Wissen – Visualisierung

Sichtbarkeit und Wissen:
Netzwerke entstehender Ikono-Kratie

Manfred Faßler

"Viel zu lang haben wir ahnungslos zugelassen, dass unsere inneren Bilder als unbewusste Vorstellungen in unseren Köpfen herumschwirren und unser Leben, die Nutzung unserer Gehirne und die Gestaltung unserer Lebenswelt bestimmen. Es ist deshalb Zeit zu begreifen, was die inneren Bilder sind, wie sie entstehen und woher sie kommen. Nur wenn wir uns der Herkunft und der Macht der Bilder bewusst werden, können wir auch darüber nachdenken, wie wir es anstellen, dass künftig wir die Bilder und nicht die Bilder uns bestimmen."

Gerald Hüther (2005) Die Macht der inneren Bilder. Wie Visionen das Gehirn, den Menschen und die Welt verändern, S. 10

Zusammenfassung

In Blogosphären, Medien- und Bioinformatik, elektronischen / virtuellen Klassen u. ä. sind direkte visuelle Kopplungen von Screen, Interface, informationsreicher Sichtbarkeit und Wahrnehmung selbstverständlich. Microcontents und deren kognitive Vernetzungen werden vorrangig visuell verwendet, unterscheidungs- und entscheidungsfähig vermittelt. Zugleich expandieren die visuellen Informations-Märkte. Klassische Individual- wie Massenmedien verlieren im Wettbewerb um Aufmerksamkeit gegen die Visualisierungs-Programme und Repertoires globaler Infosphären. In ihnen stellen sich die Fragen nach organisatorischen und wissensbefähigenden Reichweiten von Wahrnehmung, Beteiligung, Zeitsouveränität. Ebenso geht es um Legitimität der Ökonomisierung und Patentierung informationsreicher visueller Wahrnehmung: und zwar als normative Frage nach Regelwerken für Ikono-Kratie.

1. Vom Praktischen Sinn des Unsichtbaren

Arenen des Zusammen*lebens* und Zusammen*wissens* werden gegenwärtig unter den Kodes und Regelwerken digitaler Globaltechniken neu verfasst. Für *Leben* und für *Wissen* gilt: sie sind Individualdimensionen. Zugleich sind sie nur ökologisch möglich, also in systemischen Zusammenhängen. Wissen, – ein individuelles Denkformat –, koppelt jeden Menschen an andere Menschen, an Dinge, Landschaften, Analysen, Abstrakta, Prozesse, Momente. Wissen erzeugt die beruhigende Erfahrung, dazu zu gehören, aber auch die traurige Erfahrung des Nichtdazugehörens, – ganz gleich für welche Ereignislandschaft.

Mit der Auflösung der axialen (institutionellen) Wissensordnung, gesichert und kontrolliert in Bibliotheken, exklusiver Alphabetisierung, Schulen, Universitäten und Familien, durch digitale Netzwerke, Hypertext, relationale Datenbanken, Foren, virtuelle Klassenzimmer und virtuelle Seminare etc., wird 'etwas Wissen zu können' an den Umgang mit Informationsströmen gekoppelt. *Vernetztes Zusammenwissen* befolgt nicht die Regeln überlieferter Kultur(en), die eher Eindeutigkeit, rationalem Kalkül, oder einheitlichen Vernunftstrukturen folgten. Diese werden durch Fähigkeiten überlagert, mit *unscharfen, komplexen Informationsströmen* rasch entscheidend umgehen zu können. Hierdurch ändern sich die Anforderungen an und die Wege von Wissens-Biographien. Auswahlen von Informationen, Gruppierungen, kooperative Verwendung etc. erzeugen "*metalevel thinking*" (J. P. Gee), eine *gelenkte, aber nicht lineare Übertragbarkeit von Denkleistungen*, – informationelles, über viele Programme und Sinne erzeugtes Zusammenwissen. Dieses entsteht in den *fließenden, selektiven Interaktivitäten des Informationskonsums, der Informationsproduktion und -verwertung.*

Die auf diese Weise erzeugten *Realitätsmärkte des Wissens* zeigen eine zunehmend *deregulierte Kopplung mit Informationsökonomien und elektronisch agierenden Kapitalen* auf. In ihnen bilden sich Bereiche individueller, projekt- und community-bildender sowie ökonomischer Konkurrenz um wissensfähige Informationsauswahl und -transformation heraus. Der auswählende und produktfähige (zu Wissen befähigende) Konsum von Information bewirkt Formen von Online-Offline-Habitaten, Vertrauens- und Verlässlichkeitsregeln oder *sozialer Aggregation, – aber keine Gesellschaft im ländlichen, buchstäblichen, territorialen Sinn.* Sie garantieren kein dauerhaftes Dazugehören, da sie selbst nicht dauerhaft sind. Vielmehr scheinen sich *neue Codierungssysteme zu entwickeln, durch die Weitergabe von Informations- und Kooperationserfahrungen* organisiert (oder möglich) werden.

Über fortschreitende Vernetzungen, entstehende und sich wieder auflösende Netzwerke, Monetarisierung und Kommerzialisierung von Information, die informations-ökonomische Aktivierung individueller Aufmerksamkeit und die Ausweitung der Interface-Realitäten, baut sich *Sichtbarkeit als (selektives, dynamisches) Akteursfeld auf.* Erzeugt durch Algorithmen, aufgebaut für und aufgerufen in Displays, Screens, als visuelle 3D-Räume, in bildgebenden Verfahren, wird Sichtbarkeit zu einem komplexen Entscheidungsbereich. Über sie werden Anwesenheit, Informationssuche und –erzeugung, Selektion, Kooperation, Variabilität, Entscheidung, Diagnose, Therapie etc. in Datenrealität möglich. Sichtbarkeit steht für *vorbereitende Realität*, für Optionen; und sie steht für *entschiedene Realität*, für selektives Einzel- oder Gruppenhandeln. Ihre Codierungsvielfalt verbindet sich mit einzelmenschlicher Wahrnehmung und globalen, kognitiven Nachbarschaften in z.B. Gruppen, Projekten, Interessenfeldern, Spielen.

In ihnen entsteht eine Überall-Irritation: sie besteht in dem *Umgang mit Unsichtbarkeit*, mit der Macht der *interaktiv auszuwählenden Möglichkeiten.* Um Unübersichtlichkeit, wie es lokalisierend, panoptisch hieß, gar "neue Unübersichtlichkeit" (J. Habermas), geht es nicht mehr. Im Fokus digitaler Netzwerke steht Unsichtbarkeit verbunden mit *fallweiser Sichtbarkeit. Zusammenhangssinn* ist nicht mehr 'klar und deutlich' an Dinge und universale Ordnungs- und Vernunftbegriffe adressierbar. Er wird zu einem kollateralen Ereignis, flüchtig, vorläufig – und an *plausible Sichtbarkeit* gebunden. Wege der Erfahrung, des Erkennens und Wissens führen durch die *tiefen Oberflächen der Sichtbarkeit* (M. Faßler) und in die Vernetzung von "Erwartungserwartungen" (S. J. Schmidt).

Um Bildung und Wissen für mögliche Zukünfte konzipieren zu können, wird man diese *dichten Beziehungen von Vernetzung und tiefen Oberflächen des Sichtbaren* besser begreifen lernen. Digitalisierung ist kein Entzug der Welt, sondern zwingt dazu, zu verstehen, über welche Kodierungen welches Denken und Wissen möglich gemacht wird. Wissen ist nie anderes als eine ausgewählte mögliche Erklärung. Der Verlust der panoptischen Wissens- und Kontrollfunktion der Beobachtung führt in einen bislang nicht kodierten Konflikt: die Reduktion von Weltwissen auf die *Macht des Möglichen, in die biotechnische Magie der machbaren Sichtbarkeit.*

Wissen, Zusammenhang und Unterscheidung, werden in die Arena von Medien und Markt versetzt. *Interaktivität,* ganz gleich zwischen welchen Akteuren / Aktanten, muss es gelingen, das nicht messbare Wachstum von Informationen und Ereignissen im jeweiligen Projekt-Sinn zu reduzieren. Dies führt direkt in die Welt des Sehens, in die reduzierende und erfindende Produktivität des Gehirns.

Der globalisierende Konkurrenz-Kampf um die visuelle, wissende Aufmerksamkeit und die Patentierung von Gehirnleistungen hat gerade erst begonnen.

2. Individuelle Informations-Realitäten und Patentierung von Denkweisen

Mediale Intelligenz der Menschen verändert sich in Richtung *informationelle Intelligenz.* 'Intelligent' an der Nutzung informationeller Vernetzungsstrukturen ist: [1] in den sichtbar gemachten Informationsströmen Zusammenhänge erfindend zu entdecken, sie sichtbar, begehbar zu machen; [2] kluge Verbindungen zu erzeugen, statt ausschließlich folgerichtige Anwendungen umzusetzen; [3] oder *kognitive und kooperative Offenheit* zu pflegen, um die aktuellen Bedeutungsmöglichkeiten von Informationen nutzen zu können, da keine Erzählung mehr über Großes und Kleines vorentscheidend berichtet.

Informationelle *Intelligenz* oder *Smartness* grenze ich gegen *objektives Wissen, Narrativität, Emergenz und Smartmobs* ab. *Wissen* beschreibe ich als ein individuelles Wahrnehmungs- und Denkformat, dessen Ergebnisse sich in interaktiven Prozessen bewähren müssen. *Narrativität* setzt eine Anfang-Ende-Rahmung voraus, die in Informationsströmen und Erkenntnisverläufen nicht vorher bestimmbar ist. *Emergenz* wird dann einsetzbar, wenn plötzlich und unerwartet Erkenntnis aus Interaktivitäten 'entspringt'. Ich spreche mich nicht dagegen aus, bespreche allerdings hier Prozesse, die, obwohl in Ergebnissen überraschend, *Programm- und damit Entstehungslogiken* aufweisen. Damit sind *Smartmobs,* die Howard Rheingold in Anlehnung an *Schwarmintelligenz,* in Online-Offline-Habitaten aktiv sah, nicht mit bedacht, ebenso wie das ähnlich aufgebaute Konzept des *Crowdsourcing* auf Abstand gestellt ist.

Sprehe ich von Wissen, so spreche ich von pro-aktiven Modellen der Abstraktion, d.h. von Denkhandlungen, die sich selbst aufrufen, beeinflussen und interaktiv (gestisch, habituell, mimisch, schriftlich, bildlich, skulptural, zeichnerisch, gerätetechnisch, handwerklich, semantisch, abstrakt etc.) mitteilen können. Ich nehme also an, dass [1] Denken nicht nur durch multisensorische Informationen erzeugt wird, sondern [2] eine offene Vielfalt von Denkweisen 'endogen' erzeugt, und [3] einen kulturell bedingten Strauß an Äußerungs- und Darstellungsoptionen sein Eigen nennen kann. Damit stärke ich das *biologische Individuum*, spreche aber zugleich an, dass seine *passiven* und *aktiven Unterscheidungsleistungen* von den Belohnungssystemen abhängen, die durch Um- und Mitwelt strukturiert sind.

Gegenwärtig erleben wir, dass zwischen biologischer, wissensfähiger Individualität und neuen, vorläuferlosen Ökonomien, *Kapitalformate* entstehen, die auf direkte Kopplungen von denken, erfinden, entwerfen, patentieren, profitieren setzen. Wahrnehmung wird als milliardenfacher Marktplatz, Produktionsort, Erfinder und Konsument entdeckt. Als Dauerkonsument und Dauerproduzent von Information scheint es sich für die Entwicklung "kognitiven Kapitalismus" (Y. Boutang-Moulier, siehe weiter unten) gut zu eignen. Mit ihm hat die Konkurrenz um Denkformate begonnen, nicht nur als Umwerbung von 'klugen Köpfen', sondern auch als Patentierung von 'Denkweisen'.

'Denkweise' heißt: abstrakte Modelle mit Modellen von aktiven Realitäten der Spiele, Planungen, Online-Literatur, wissenschaftlichen Aussagen über unsinnliche Weltbereiche, non-optical-images, etc. zu verbinden. Angelockt von Information, deren Einbettungsprogramm 'Neues' verspricht, suchen Menschen danach, wie es *nach diesen Informationsangeboten weitergeht*. Und 'weitergehen' bezieht sich in medialen Netzen nicht bloß auf Datenverarbeitung und Informationsaustausch. In ihnen entstehen Gruppenbeziehungen, werden Gruppennetzwerke angestrebt, in denen die Programme für andere oder größere Interaktionssysteme gespeichert werden. Um diese Programme und deren individuelle Nutzung ist ein Ökonomisierungskampf entstanden, in dessen Zentrum die intelligente / smarte Übersetzung von Information in Erkennen und Erkennen in Wissen steht.

3. Programme und Akteure

Durch Buchdruck und Verkündigung waren Abschluss der Erzählung und Empfängerort orientierender Nachricht festgelegt, – abgeschlossenes Wissen als Ziel einprogrammiert. Im einkanaligen Radio, Kino und Fernsehen waren der Abschluss der Sendung und eine gerätetechnische Festlegung des Empfängerortes garantiert, – und befolgendes Verhalten propagandistisch abgesichert. Unter der Realitätsmacht errechneter Bilder, kybernetischer Mikro- und Makro-Räume, virtueller Realitäten und Blogosphären finden Ende, Ort, Lokalität irgendwo, irgendwann, und doch nur vorläufig statt.

An die Sinnstelle der kontrollierenden Sicherheiten, der langen Arbeitsverträge und des gegenständlichen Konsums treten informationelle Produktion und Belohnung. Anfänglich, in den 1990ern und frühen 2000ern war dies begleitet von der Monetarisierung und der Kommerzialisierung von Information. Man konnte sie kaufen, mit ihnen handeln. [Linden-Dollars in SecondLife bedienen dies auch.] Inzwischen ist die Konkurrenz um die Produktionsstätte von Information und Formate entbrannt: Information erzeugendes und verarbeitendes Denken. Seine Belohnung besteht in der Beteiligung an der globalen Informationssphäre; seine Bezahlung erfolgt nach Projektabrechnung.

Im Erwartungs- und Anforderungsprofil des Denkmarktes steht: Erkenne die Bedeutung eines informationellen Unterschiedes schneller als andere. Von wegen: "Erkenne Dich selbst!".

'Schnelles Erkennen' wird vielmehr durch selbstständige Gruppen- oder Community-Organisation möglich. Im Unterschied zu Schwarmintelligenz spricht Steven Johnson von nachbarschaftlichem, nebenbei ablaufendem Lernen und Erkennen: *collateral learning* (Johnson 2006, S. 54). Hierfür müssen viele *Programme* zusammenpassen: die der technologischen Infosphäre und die der Wahrnehmung, der aktiven Erinnerung, der Entwurfsintelligenz etc. Was scheinbar tele ist, funktioniert auf dem desktop, was unerreichbar ist, wird in der digitalen Erreichbarkeit dargestellt, was sichtbar ist, nimmt Farbe, Form, Bewegung, Wort, Ton im Interface an, wenn das Nutzer-Ich es will und die *somatischen und exo-somatischen Programme zusammenpassen*. Nähe und Ferne sind Belohnung, Selbstbefriedigung, nach den Regeln informationsökonomischer Reproduktion.

Programme seien "selten autonome Artefakte, sondern meist Modellierungen von Problemen, die außerhalb der Datenverarbeitung ihren Anlass und ihre Referenzebene haben...", schreibt Hartmut Winkler. Die Frage nach der Rückwirkung von Programmen in ihre Referenzwelt weist "auf einen Zyklus zweiten Grades, der gerade nicht mehr innerhalb der Programme seinen Ort hat, sondern nun, weit weniger übersichtlich, den Raum der Programme mit der umgebenden Realität verbindet" (Winkler 2000, S. 176f).

In diesen "weit weniger übersichtlichen" Bereichen sind Ökonomien entstanden, die die Referenzwelt des unterscheidenden, wahrnehmenden und entwerfenden Denkens mit der Referenzwelt der Finanz-Informatik und Wahrnehmungs-Wirtschaft fusionieren.

Diese Fusion ist vor allem aus folgenden Gründen möglich.

Informationelle Intelligenz macht sich frei von den Anforderungen, den Konversationsregeln und Zielsetzungen *abschließender Ergebnisse von Kommunikation* ('gelingender Kommunikation') und den *herrischen Formaten einkanaliger* (Verbreitungs-Massen-*) Medien*. Abhängig von Informationsströmen ist informationelle Intelligenz ungegenständliche Anwesenheit, nahe Abwesenheit. So betrachtet ist sie: *Paradoxie-Management*.

Welche Art von Erkennen und Wissen hieraus wird, ist herkömmlicher normativer Bewertung entzogen. Vor allem, weil es *Handlungsintelligenz* ist, – wobei Unterscheidungs-, Denk-, Schaltungs-, Archivierungs- und Entscheidungshandeln damit angesprochen sind. Ein solches Konzept ist nicht mit einem einzelnen menschlichen Akteur zu beschreiben. Allerdings genügt es auch nicht, von Aktor-Netzwerk-Theorie zu sprechen, wie Michel Callon 1991, Eric Monteiro 1997. Stattdessen richten wir das Augenmerk auf (herkunftsungleiche) semantische, visuelle, mathematische, technische, ökonomische etc. *Programme*. Sie sind in der Beobachtung begründet: Wir wissen nie, was wir wissen, sondern sehen, was wir können.

Informationelle Handlungsintelligenz bezieht sich auf diese Zusammenführung auseinanderstrebender Informationsströme. Sie ist eine Intelligenz der Unwahrscheinlichkeit, des *kooperativen Konsums von Informationen, Gelegenheitsintelligenz*. N. Luhmann betonte, dass "Handlung (...) allemal schneller als Beobachtung ist. Daher ist, bezogen auf soziale Systeme, Evolution auch schneller als funktionale Analyse" (Luhmann 1987, S. 469). Unser Thema ist allerdings, Analyse als Moment der (Ko-)Evolution zu denken, Beobachtung in die Zeitformate informationellen Handelns zu versetzen.

4. Individualisierung – dreifach

Um die Reichweiten der gegenwärtigen Fusionen von Finanzwelt und Wahrnehmungswelt einschätzen zu können, ist es unverzichtbar, das unterlegte Menschenkonzept wenigstens anzusprechen: Individuum. Gemeint ist kein 'sich frei entfaltendes' Menschlein, das zur erwachsenen Größe heranreift, oder Ähnliches.

Die Anforderungen der Informationssphären setzen Individualität in dreifacher Weise voraus:

[1] *Biologische Individualität*: Sie ist bestimmt durch Gene, die Besonderheit der Genexpression, die lebensgeschichtliche Spezialisierung des Gehirns und somatisches und nicht-somatisches Reproduktionsverhalten. Biologische Individualität heißt: Ungleichheit. Diese hin zu Gruppenprozessen zu moderieren erfordert zur biologischen Evolution die exosomatische (kulturelle, soziale, technologische) Selbstorganisation, auch als kulturelle Entwicklung, biokulturelle Koevolution bezeichnet (Bauer 2008; Spork 2010).

[2] *Organisatorische Individualität*: Allerdings setzen weder kulturelle Evolution noch soziale Selbstorganisation das biologische Individualitäts-Prinzip außer Kraft. Umgekehrt: Soziale Systeme sind nie wirklich in der Lage gewesen, dieses Verhältnis von Individualität und Ungleichheit zu organisieren. Es trug sich immer als Ungerechtigkeit aus. Gerade im Abschwung der Hochindustrialisierung verstärken sich die Trends der organisatorischen Individualisierung. Deregulierungen, Ende der langen Arbeitsverträge, Verlagerung von Reproduktionsrisiken auf den einzelnen Menschen führten U. Beck zum Konzept der "Risikogesellschaft" und ihren Formen der vereinzelnden Individualisierung.

[3] *Mediale Individualität*: Die Prozesse der kommunikations- und medientechnologischen Individualisierung gewinnen durch Haustelefone, freien Telefonzugang, durch einkanaliges Radio, Fernsehen schon früh an Struktur. Eine enorme Beschleunigung erfuhr dies durch Personal Computer (1980), World Wide Web (1990), durch Deregulierung des Informations- und Kommunikationsmarktes in den 1980ern, durch den Sprung von 2 TV-Kanälen zu über 1200, sowie der Angebotsvielfalt der Computernetze. 'Massen-Individual-Medien' seien dies. Interessant ist hier, dass die medientechnologischen Programme auf den *individuellen Einzelkonsum* gerichtet werden. Klar gibt es Häufigkeiten, lassen sich Cluster der Nutzungspräferenz bilden etc. Darum geht es nicht. Vielmehr wird zu untersuchen und zu erklären sein, wie es zur Kopplung von Individualität und informations- und kommunikationstechnologischen Programmen kam und: in welcher Weise bilden sie die Grundlage für die Fusion von Gehirn-Information-Ökonomie.

5. Tauglichkeit der Netz-Strukturen

Nun: Wahrnehmung wurde nicht zerrissen, nicht zerstört.

Menschen gewöhnten sich an Geschwindigkeiten, und, was wichtiger ist: sie gewöhnten sich daran, durch digitale Medien die äußerlichen Bedingungen ihrer Wahrnehmung selbst zu erzeugen. Sie gewöhnten sich daran, Wahrnehmung an den Status von Information zu koppeln, statt sie ausschließlich einem kanonischen Form-Kabinett zu verpflichten.

Alle Debatten über Kreativität, Intelligenz und Innovation folgten und folgen diesen grundlegenden Veränderungen. Es überrascht deshalb auch nicht, dass J. Schumpeters Aussage aus den 1920ern, Innovation sei kreative Zerstörung, späte Karriere machte.

Die drei Zauberworte heutiger Zeiten wurden: Interaktivität, Rekursivität, Generierung.

Sie gelten für strukturierte Wissensverwaltung, e-learning, e-research, blended learning ebenso wie für Neuentwürfe in Bild-, Video- oder Netzkunst oder Nutzung von Medien. Diese [1] sinnlichen und kognitiven Dimensionen werden verstärkt durch [2] organisatorische, informatische, administrative, community-typische oder experimentelle Dimensionen. [3] Die *exosomatischen (technologischen, ökonomischen, kulturellen) Betriebssysteme*, die Wahrnehmung und Denken anstoßen und integrieren, verändern sich erheblich. Es ist nicht mehr Großindustrie oder Bürokratie, über die *Mobilisierungsmuster* erzeugt und im Großraumcontainer Gesellschaft verbreitet werden. [4] Am Personal Computer und in digitalen Netzwerken entsteht eine *neue Variante von Individualisierung*. Nicht Ziel, nicht Wesentlichkeit bestimmen diese, sondern rasante Unterscheidungs- und Entscheidungsfähigkeit, nicht endende (lernende) Anpassung, ständige Kooperationsbereitschaft und Kooperationseinforderungen.

Individualisierung (medial und informationell) wird zum hauptsächlichen *Aktivierungsmuster* digitaler Betriebssysteme.

In ihnen festigen sich weltweit anpassungsvariable Verlässlichkeits- und Vertrauenscodes. So entstehen Referenzsysteme des Digitalen, die über die Graphical User Interfaces, die Visualität, ihre Ungegenständlichkeit, Raumimaginationen, 3D-Software, Social Software und Geschwindigkeit aufgebaut und erhalten werden.

Träger der Glaubwürdigkeit dieser Referenzsysteme sind nicht mehr (moderne industrialisierte, bürokratisierte oder politisch determinierte) Institutionen, die die Mobilisierungsmuster bereit hielten und Verstöße gegen sie ahndeten. Deren Eigenart bestand ja gerade darin, fern der konkreten Arbeitsplätze und Kommunikationsbedingungen, 'auf festem Boden zu stehen', als Anrufungsinstanz und Eingriffsmacht. Diese Distanz der Institutionen wird paradox gebrochen: Träger der Bedeutungs- und Bezugswerte sind die Orte und Prozesse der Interaktivität: die informationell sensiblen Communities. Sie entstehen und vergehen in globalen ökonomischen Projektkarrieren, sind Communities of Projects (Faßler 2005). Vielleicht lassen sie sich in einem weiten Verständnis als soziale (= situationsübergreifende koordinierende) Systeme beschreiben; jedenfalls sind sie keine Gesellschaft, erzeugen auch solche Formate nicht mehr (Faßler 2009).

Nehmen wir an, dass informationelle Individualisierung (vom PC zur informationellen Selbstbestimmung) und informationelle Globalisierung rückbezügliche dynamische Prozesse sind und solche Vernetzungsmuster erzeugen. Wie entsteht und erhält sich in diesen 'kollektives / kulturelles Gedächtnis' (M. Halbwachs; J. Assmann)? Ist solches noch möglich? Oder werden die sich ähnlich wiederholenden Ereignisfolgen in die technologischen Cache- und Archivmuster 'gebunkert', ohne dass zugleich die Lese-, Verwendungs- und Deutungsarten mit gespeichert werden? Vieles deutet darauf hin, dass dies die gegenwärtigen Entwicklungen sind.

Eine Gruppe transformierender Bedingungen der informationellen Individualisierung ist in den Aktivierungsmustern eingelagert: in *Reichweiten* (Tele-Topologien), *Geschwindigkeiten* (Transfer von Daten, Bereitstellungszeiten von Informationen), der *Unbeobachtbarkeit von Prozessen* (Netztransfers, Femto- und Nano-Dimensionen), in *Kombinations- und Generierungsprogrammen*, in *Augenblicksnachbarschaften* (kollateralen Strukturen) der Informationsbestätigung. Um eine andere Gruppe transformierender Bedingungen werde ich mich weiter unter kümmern: um den Zusammenhang von Wahrnehmung, Visualisierung und Ökonomie.

Nach 20 Jahren World Wide Web lässt sich sagen: Individualisierung und Community-Ereignisse haben ihre globale differenzielle Tauglichkeit bei der Informationsverdichtung, -erzeugung und -bereitstellung bewiesen. Und damit haben sie die Netzstrukturen gefestigt. Zusammen sind sie Treiber globaler transkultureller Koevolution.

Neue Zauberworte sind aufgekommen: Gehirn, Wahrnehmung, Brain-Computer-Interfaces, Social Software, globale Wissenserzeugung.

6. Produktivkraft Gehirn

Der Kampf um die Beeinflussung von Wahrnehmung, Wissens- und Bildgenerierung hat erst begonnen. Jenseits der Nutzerindividualität und der kooperativen, spielerischen, kollateralen Vernetzung, zielt der Konkurrenzkampf auf die Produktivkraft Gehirn. Es geht dabei um die

- neurologischen Fähigkeiten des Menschen, aus Häufigkeiten Wahrscheinlichkeiten, Muster und Modelle zu abstrahieren, also einen gehirneigenen Informationspool zu bilden, und um die
- neurologischen Fähigkeiten, diese in expressives, gestalterisches Verhalten zu übersetzen, den Informationen Form zu geben und damit wieder Informationen für andere zu erzeugen.

Beide Dimensionen lassen sich nicht ohne Codierungen von Nutzungserwartungen und Kooperationsstrukturen aktivieren. Diese sind, entsprechend der digitalen medialen Strukturen, auf Medienkompetenz, Computerliteracy, Abstraktionsintelligenz und individualisierter Wissensfähigkeit bezogen. Wahrnehmungswissenschaftlich geht es dabei um eine *schnelle, wechselseitige Übersetzungsfähigkeit von dem Körper äußerlichen Datenströmen in körpereigene Informationszustände* und deren Modellierung für Aussagen, Darstellung, Beteiligung etc. Ich nenne dies zur Vereinfachung: die Areale der Biologie des Künstlichen. Ich fasse alle Fähigkeiten der Abstraktion unter dem Substantiv 'das Künstliche'. Damit spreche ich keinen Gegensatz zum Natürlichen an.

Vielmehr geht es mir um die besondere menschliche Biologie des Künstlichen, die ein massiv vernetztes *evolutionary and developmental system* ist, oder in der eingeübten Abkürzung: *EvoDevo-System*. In dieser Formel ist mit aufgenommen, dass bildnerische und wissensstrukturelle Entwicklungen nicht genetisch determiniert sind. Sie sind Produkt und Produzent von nach-genetischen Codierungen, die vor allem durch die sog. Plastizität oder Unspezialisierung des Gehirns möglich sind. Abstraktionen, Wissen und Kunst sind demnach *biotechnische Systeme, d.h. bio-kulturell kodiert.*

7. Entstehungslogiken

In den digitalisierten Programmsprachen von Welt wurden Bilder und Texte, Flächen und Bewegungen zusammengeführt, wurden 2D-Text-Bildflächen zu 3D-Immersions-Räumen, wurde der Text-Cursor zum autonomen Avatar, ohne dass wir wissen, was wir damit meinen, wenn wir von Text-Bild-Raum-Integration sprechen, – wie Gottfried Boehm (2001) für das verändert Text-Bild-Verhältnis anmerkte.

Daten- und informationstechnisch ist es beschreibbar: es werden zwei Areale menschlichen Unterscheidungsvermögens in einem physikalisch-mathematischen Programmschema, einem Schaltungszustand zusammengefügt. Die Mühen bestehen darin, diese zu unterschiedlichen biologischen und gegenständlichen Ereignissen zu machen.

Sehen und Lesen werden innerhalb der informationstechnischen Systeme neu codiert. Sie werden gleichzeitig, in einer 'Performance' möglich. Mit dieser Codierung von Gleichzeitigkeit wird die Sichtbarkeit zum Wahlverwandten des Lesens, und dieses zum Wahlverwandten des Sehens.

Wissen wir damit mehr, als Gottfried Boehm? Noch nicht.

Der Kognitionsforscher Olaf Breidbach (2000) bot an, erneut und anders als in zurückliegenden Jahrhunderten, über Anschauung zu forschen. In ihrer enormen Unterscheidungsfähigkeit von gegenständlicher, räumlicher, kinetischer, zeitlicher Beobachtung, in der entwerfenden Veranschaulichung von Zusammenhängen, ja auch in der Imagination läge das Potential, diese ungeübte Annäherung von Text und Sichtbarkeit wissenschaftlich zu erklären und zu verstehen. Übrigens ein Gedanke, den der Kunstgeschichtler Wolfgang Iser (1993) in seiner Arbeit über Fiktionales und Imaginäres ähnlich niederschrieb.

Der Schritt, den Breidbach und einige seiner Kollegen einforderte, war, sich von den Ergebnissen zu lösen, zu den Formen auf Distanz zu gehen und entschiedener nach deren Entstehungslogiken zu fragen, nach der Körperlichkeit des Lesens und Sehens, nach den Lebensfunktionen der Abstraktion und Modellierung.

Die Aufforderung hatte es in sich und ist bis heute nicht erfüllt.

Die sture Beharrlichkeit, mit der die grammatische oder ästhetische Formen-Zucht verteidigt wurden, hat damit zu tun, dass mit der lange zurückliegenden Scheidung der textlichen von den visuellen Wahrnehmungsarealen, Bedeutungsarchitekturen verbunden sind, die von sich selbst behaupten, unüberwindbar oder unhintergehbar zu sein. Ich möchte nur an "Wahrheit" und "Schönheit" erinnern.

Was Olaf Breidbach, Wolf Singer, Humberto Maturana, Gerhard Roth, Francesco Varela und andere einfordern, ist nicht weniger, als *Bedeutung und Sinn an das Ende der Warteschlange der Wahrnehmung* zu stellen, – oder sogar auf sie, sofern als Petrifakte gehandelt, zu verzichten.

Für ordinierte Wahrheits- und Schönheitsrepräsentanten war dies eine ungeheuerliche Beleidigung, da sie daran gewöhnt waren und sind, sich immer vorzudrängeln. Und dennoch war es nicht nur der Stachel einer anderen Meinung. Neurophysiologie, Informatik, Kognitionswissenschaften, – aber auch Genetik und Zellforschungen –, waren daran beteiligt, Leben über digitale und informationelle Entstehungs- und Erhaltungslogiken neu zu beschreiben.

Es sind dies *Einstiege in die Erforschung von Leben vor der Bedeutung.*

Oder anders gesagt: es sind Forschungen über menschliches Leben, dessen Biologie ständig dabei ist, neue Umwelten seiner indirekten Selbsteinwirkung zu erfinden, d.h. über das *Lebensprinzip des Künstlichen*, das dem Homo sapiens eigen ist. Damit spreche ich an, dass kein sinnlicher Informationsstrom unverändert im Gehirn ankommt und das Gehirn eigenlogische, also abstrahierende Modelle aus hereinkommendem Rohmaterial der Daten 'macht'. Nun wissen wir, dass das alles nicht ohne Emotionen, Affekte, Häufigkeiten abläuft. Wichtig ist zunächst: dies alles ist näher an stiller Bedeutungsfreiheit, als an lauten Bedeutungsbefehlen, näher an Möglichkeiten, Kalkül und Uneinsehbarem, als an Sicherheit und Kontrolle. Warum kommen nun Kapitale diesen Prozessen so nahe? Warum entstehen kognitiv-ökonomische Fusionen?

8. Alles auf Kognition setzen!

Nimmt man das an, stellt sich die Frage: "Wie formt Mensch Materie?" Also: "Wie formt Materie Materie?". Woher kommt diese Kunst des Künstlichen?

Die Antworten sind nicht schnell zu geben. Sie hängen von drei Grundsätzen ab:

1. "Es gibt keine physikalischen oder chemischen Gesetze, aus denen der genetische Code folgt." (Mérö 2009, S. 294)
2. Es gibt keinen genetischen Code, aus dem das offene Universum von Gedanken als autologische Aktivität des Gehirns folgt.
3. Es gibt keine neurophysiologische Struktur, die von sich aus, also ohne exogene Information, bio-technische, sozio-technische, mediale oder sonstige Systeme erfindet und erzeugt.

Stellt der

1a. erste Grundsatz das einzigartige "Prinzip Leben" (D. Deutsch) in das Zentrum der Antwort, so betont der
2a. zweite Grundsatz die biologische Verschiedenheit von Genen, Genome und Gehirn. In dem
3a. dritten Grundsatz geht es um nach-genetische, exo-somatische, mögliche künstliche Prozesse, die Menschen erfinden und in Bewegung setzen.

Menschen erzeugen eine indirekte Biologie, ob in Denk-, Erinnerungs-, Druck-Speicher- oder Kommunikationstechnik. Diese verlässt nie die Gesetze der Natur. Sie probiert an sich selbst die Formenvariation lebender Natur aus.

Inzwischen ist durch Hirn-, Kognitions-, Zell- und Genforschung belegt, dass bei jeder logischen Operation der gesamte Körper beteiligt ist. Von "somatischen, affektiven Markern" (Antonio Damasio) über sozio-kulturellen Zellstress (McClintock siehe J. Bauer) bis zur Neuronal Aesthetics (B. M. Stafford), Neuroeconomies, der Erfindung von Künstlichen Körpern, die nicht als Prothesen, sondern als "nächste Verwandte" entworfen werden, geht es um Selbstorganisation der menschlichen Körper und deren Reichweiten. Und, da dies nicht ohne Ökonomie abläuft, wird es zunehmend interessanter, sich die informationshungrigen Ökonomien sehr genau anzuschauen, die zugleich auf die Produktivkraft der Digitalisierung setzen und auf die scheinbare Endlosressource des gesamten, vor allem kognitiv-emotionalen Körpers.

Entgegen der Rede von 'Wissen als Ressource' setzen diese Kapitalformen auf Körper, oder genauer: auf kooperative, massiv parallel vernetzte, selektive, entwerfende, erfindende Wahrnehmungen. Damit werden Wahrnehmungen und deren ausdrückliche Erzeugnisse zum Markt der Zukunft. Seit wenigen Jahren erleben wir die Entstehung neuer (fließender, informationeller) Kapitalformate, die im Zusammenwirken von

-   "digitalem Kapitalismus" (Peter Glotz vor geraumer Zeit),
-   "kognitivem Kapitalismus" (Hanno Pahl, Lars Meyer, vor kurzem) und
-   "topologischem Kapitalismus"(Maristella Scampa u.a.)
-   "bio-politische Kapitale" (Toni Negri et.al.)

entstehen.

Nun ist hier nicht die ökonomietheoretische Durchformulierung wichtig. Interessant ist, dass in allen Kapitalformen gerade das geschieht, was User so gerne für sich in Anspruch nehmen: sie setzen alles auf Kognition, auf interaktive Unterscheidungsfähigkeit und zufälligen Nutzen, der durch die hochgradige Vernetzung zu einem globalen Gewinn führen kann.

Ökonomisch, d.h. marktbezogen ausgedrückt: Informationen tragen komparative Vorteile, sind verkaufbar und anwendbar. Jeder, der sie nutzt, hat eine warme Mahlzeit. Insofern ist das Gerede über Informationsfluten sowohl im Markt, als auch in der Wahrnehmung hilflos.

Interessant daran ist, dass niemand vorhersagen kann, welche Informationen aus Daten gewonnen werden, wann und wofür Informationen in Erkennen und Entscheiden transformiert werden. Das führt zu dem vierten Grundsatz:

4. Es gibt keine medientechnische und keine neurophysiologische Gesetzmäßigkeit, die spezifische Unterscheidungsleistungen (unsortiert als Daten, vorsortiert als Informationen) vorherbestimmt.

Dieser Grundsatz fordert geradezu Forschungen über selektive Interaktivität, Kooperation, Koevolution heraus. Auswählende Kooperation, in der Informationen als anwendbare Unterschiede erst entstehen, wird zum Kernbereich

- globaler Vernetzung,
- individueller Lernkurven und
- neuer Kapitalformen.

9. Kognitions-Informations-Ökonomie

Eines der interessantesten Phänomene in den digitalen Informationsnetzwerken lässt sich so fassen: Informationsströme bilden machtvolle Alternativen zu den institutionellen Gefügen von Wissen und Erkennen. Dies besiegelt das Ende des industriell-administrativen Betriebsystems Gesellschaft, was Daniel Bell bereits 1986 als 'post-industrielle Gesellschaft' ankündigte. Toni Negri sprach von 'Post-Fordismus', und seit kurzem: vom digitalen 'Empire', andere vom Ende der Massenproduktion.

Mit den globalen Informationsnetzwerken ist das Ende der Konzeption lokaler Gesellschaften eingeleitet. Die Gesellschafts-Diaspora, mit der neusteinzeitlichen Sesshaftigkeit und einkapselnden Regionalisierung vor gut 12.000 Jahren begonnen, wie sie Michio Kaku 1999 in "VISIONS" nennt, ist evolutionär, d.h. vor allem ökonomisch nicht mehr erforderlich.

Wir sind Zeitzeugen und Mitakteure einer gleichzeitigen informationellen Globalisierung und radikalen Individualisierung reproduktions-ökonomischer Prozesse. In ihnen werden Debatten um die Chancen und Bedingungen von Selbstorganisation, Strukturen des aktuellen Imaginären (von Kultur, Gesellschaft, Leben etc.) und biopolitischen Programmen geführt (Rajan 2006). Und sie werden jeden Tag umgesetzt, entschieden, neu eröffnet. Transformiert werden territoriale, typografische Gesellschaftsformate ebenso wie Gesellschaft des Spektakels oder die Ökonomie der Logos und Brandings.

Mit dieser Individualisierung ist die Anforderung verbunden, rasch, zeitnah, entscheidungsfähig, entwurfsbereit und partizipationsfähig an den multisensorischen und abstrakt-(un-)sinnlichen Transformationen von Wissenssozialisation in Wissensgenerierung teilzunehmen.

In den sich ökonomisierenden digitalen Netzwerken entsteht ein massiver finanzieller Druck auf die überlieferten institutionellen Erhaltungs- und Vermittlungsordnungen. Ihre Transfer- und Transaktionskosten geraten unter Rechtfertigungsdruck. Zudem sind die Transaktionszeiten, die mit diesen Institutionen verbunden sind, ökonomisch nicht mehr darstellbar. Klassisch-moderne institutionelle Aufgaben werden von den digitalen Betriebsystemen globaler Netzwerke übernommen. Eine dauerhafte Symbolisierung gelingt nicht mehr. *Symbolische Macht ist selbst zum informationellen, also flüchtigen Netzstatus geworden.*

Die propagierte Aufwertung und Sonderstellung einer computerkompetenten Individualität verändert so zwar die Souveränitätsvorstellungen zugunsten des einzelnen Menschen, führt allerdings die *Zeitsouveränität* des sich beteiligenden Individuums zurück auf Null. Statt der Richtgröße 'Just-in-time', die die Infrastrukturen des produzierenden Kapitals der 1980er und 1990er bestimmte, gilt 'Instantaneität', Sofortigkeit als Maßstab hoher Profitabilität. Im Format online-Broker deutlich ausgeprägt. Es entsteht ein *Momentkapitalismus*, losgelöst von der dinglich-materiellen Struktur der Gegenstände und Maschinen.

Parallel geschieht etliches.

- Die langfristigen berufstypischen Qualifikationsprofile verschwinden ebenso, wie die langfristigen Arbeitsverträge.
- Tarifliche Flächenverträge werden ausgedörrt.
- Die Belebung der Netze durch selektive Netzwerke, durch Gruppen, e-commerce, b2b, 24 Stunden wache Unternehmen, die sich über Zeitzonen rund um den Globus bewegen, ökonomisiert zusehends Verbunden die Informationsströme;
- die spielerischen und kooperativen Späße, online zu leben, zu entwerfen, zu kaufen und zu verkaufen treiben auf der Ebene des Individualkonsums die Dynamiken der Simultan-Präsenz ebenso voran.

Dabei geht es nicht mehr um digitale Infrastrukturen des Kapitalismus, in dem die Transport- und Lagerzeiten als Kostenfaktoren für das produzierende und als Gewinnfaktoren für das Logistische Kapital wirken. Diese bleiben bestehen, und verlieren an Dominanz.

Elektronisch-informationeller Kapitalismus weitet sich aus; er hat keine Zeit mehr, benötigt diese auch nicht für seine Märkte.

Der ökonomisch-informationelle Moment wird als (exklusiv), (heilig), (magisch) inszeniert, und das unsichtbar-mächtige Datenkapital spielt Transzendenz als Burleske. In dem Maße, wie die Zeitzonen und Kartographien für die Vernetzungsdynamiken unbedeutend werden, von Topologien und Cybernetic Localisms (M. Faßler 2008) beerbt, entsteht ein herkunftsfreier, magischer, betrügerischer, produktiver Moment, dessen Referenz seine Unsichtbarkeit ist, planetarisch. Die Folge ist:

10. Nicht Ausnahmezustand, sondern Crash-Prinzip

Zu beobachten, worauf Manuel Castels verweist, sind erhöhte Investitionen in depersonalisierte Partizipations- und Kontaktstrukturen, also in Mensch-Netzwerk-Interaktivität und Interfaces. Durch sie vervielfältigen sich nicht nur die Situationen möglicher Produktentscheidungen. Vielmehr weitet sich die Zone der *weightless economy* aus.

Diese Investitionen in Mensch-Netz-Interaktivität erzeugen weltweit vermehrte Substitution zwischenmenschlicher Kontakte durch Objekt-, Ding- und Netzbeziehungen. Digitale Gebilde sind längst die nächsten Verwandten des Menschen (Thomas Christaller, Christa Maar). Things that think werden zu den realen global players der digitalen Netzwerke.

Yann Moulier-Boutang sprach 2001 von einem entstehenden "kognitiven Kapitalismus". Hanno Pahl und Lars Meyer nahmen diesen Terminus in ihrem Buch gleichen Titels 2007 auf. Angesprochen ist damit, dass Wahrnehmung, Denken, Computerliteracy und informationelle Erfindungen zum Zentrum eines historisch beispiellosen Kapitalismus geworden sind, eines Kapitalismus aus Sofort-Profiten und Sofort-Katastrophen.

Nicht der Ausnahmezustand herrscht, sondern das Crash-Prinzip.

Hierdurch verändern sich nicht nur Märkte. Es entstehen völlig neue Marktformate. Es ist ein Markt der interaktiv ausgewählten und konsumierten Informationsgüter.

- Diese sind auf die momentane Fusion von Kompetenz und Erfahrung bezogen,
- haben eine 'ungewöhnliche' Kostenstruktur,
  o die sich zusammensetzt aus hohen Anteilen aus individuellen Konsumptionshaushalten,
  o wirtschaftlichen Entwicklungskosten von digitalen Programmen,
  o unbezahlten Beta-Testings durch Konsumenten,
  o open-source Entwicklungen,
  o Investitionen in Serverstrukturen und
  o (immer noch) öffentlichen Ausbildungskosten. [Carl Shapiro und Hal Varian nennen dies 1998 "rather unusual structure of costs".]
- und der selektive Informationskonsum erzeugt den Markt für die nächste Runde des selektiven Konsums; es ist also eine Art netzintegrierter Fortsetzungsmarkt.

Diese Strukturen erhalten sich aufrecht durch die Vernetzungsüberschüsse, die in der Realisierung von Projekten entstehen. Nicht verwendete Differenzierungen werden zu neuen wertschöpfenden Tätigkeiten und Produktoptionen.

Y. Moulier-Boutang stellt vier Komponenten für Wissens-Werte-Produktion heraus: Hardware – Software – Wetware – Netware (2001/2007). Damit benennt er wichtige Bedingungen für die Strukturen des "kognitiven Kapitalismus". Dessen Entfaltungsdynamiken und ständigen Veränderungen haben aber weniger mit diesen vier Komponenten zu tun, als mit der globalen Einführung der Visualisierung als Produktivkraft und der infogenen / technogenen (M. Faßler, S. Beck) Sichtbarkeit als Heimat des Wissens.

Die Produktivität der programmierten und kognitiv-sensiblen Sichtbarkeit wird immer deutlicher und immer dringlicher. Keine kognitive und kommunikative Leistungsebene des Menschen kann so in den komplexen Daten- und Informationsfluss eingebaut werden, wie die visuelle Kognition. Die 'visuelle Intelligenz' (Donald Hoffman) wird herausgefordert, und zwar als epistemische visuelle Intelligenz.

Weltweit müssen Menschen aus ökonomischen Gründen lernen, epistemische visuelle Intelligenz zu entwickeln, und sie lernen es nicht in Schulen, sondern durch ihre Lebensaktivitäten in digitalen Netzwerken. Um dieses lernende Leben nicht den ökonomisierten Unterscheidungsleistungen zu überlassen, werden wir uns über globale, zivilisatorische Praxen kooperativer Visualisierung verständigen müssen. In ihnen sollten

- Lebens- und Inhaltserwartungen,
- Beteiligungs- und Kooperationsversprechen,
- Egoismus und Altruismus als sich wiederholende Dimensionen möglich werden.

Die Kritik an der Ökonomie des "kognitiven Kapitalismus" kann aus meiner Sicht nur in der Entwicklung globaler Ideen einer ICONO-CRACY / ICONO-KRATIE liegen (Derzeit arbeite ich an einer größeren Studie zu diesem Thema).

11. Bildprogramme, keine Bildungsprogramme

Bedenken wir:

-   die illustrierenden wissenschaftlichen Bilder des 18. –20. Jahrhunderts wurden überlagert
-   von dokumentierenden, fotographischen, elektromikroskopischen Bildern. Sie zeigten, waren eindeutig und eindeutig dem Text untergeordnet.
-   Sie waren und sind deiktisch. Insofern stimme ich Gottfried Boehm zu.
-   Die techno- und infogenen Bilder lösen sich nicht radikal von diesem Gestus, sind aber in vielen Bereichen z.B. der in vivo-Darstellung, der programmierten bildgebenden Verfahren schon referenzielle, interpretierbare Sichtbarkeit.
-   Sie bereiten zweierlei Entwicklungen vor:
    Die eine besteht darin, dass Bilder zum primären Erkenntnisträger werden, da sie Prozesse erkennbar machen, die wir Menschen *mit bloßem Augen nicht erkennen können*. – Eine Entwicklung, die mit Fotografie und den Röntgen-Bildern begann. – Bild wird zum Erkenntnisverfahren, zu einem epistemischen Gegenstand.
    Die andere besteht darin, dass Sichtbarkeit direkt in den kommunikativen Erkenntnisprozess integriert wird. Es entstehen starke Bilder, die wissenschaftliche und kommunikative Anspielungs- und Assoziationsreichtum auf sich ziehen.

Und gerade das ist in den letzten beiden Jahrzehnten geschehen: Wahrnehmung und Wirtschaft sind zu einer neuen Produktionsstruktur zusammengewachsen.

Gleichzeitige Phänomene lassen sich beobachten:

-   Milliarden von Displays, screens, digitaler Bildwände, annähernd 90 Milliarden Web-Sites, zeigen den Status informationeller, visueller Organisation von Blödsinn und Sinn, Wissen und Schlampigkeit. Berufs- und Forschungszweige wie Chirurgie, Astrologie, Neurophysiologie, Atomforschung sind in kluger Sichtbarkeit ebenso begründet, wie Materialforschung oder online-Banking.
-   Wir nutzen zunehmend mehr vernetzte Informationsströme, entstehende Ökonomisierungen von Aufmerksamkeit, Präsenz, Informationen, Interfaces, Interaktionen und wählen in sekündlichen Mensch-Computer-Interaktivitäten aus, was wir benötigen.
-   Oder: In zwei Jahrzehnten haben Menschen über 40.000 Informations-Netzwerke entwickelt, etabliert, belebt, neu erfunden, verlassen, letztlich aber zu ihrer Lebenswirklichkeit gemacht.
-   Innerhalb der programmierten Vernetzungsdynamiken werden Informationsflüsse reguliert, Zugriffe verweigert, firewalls umgangen, und es entstehen Gratiskooperationen, Projektzusammenhänge und innovativer Gebrauch dieser neuen graphischen, komplex-visuellen, informationsreichen Weltoptionen.
-   Sie bekräftigen die Konvergenz von bio-kulturellem Individuum und sozio-technischen Systemen. Menschen treffen sekündlich auf ihre künstlichen Verwandten.
-   Diese bio-technischen Konvergenzen sind keine Anomalien. Alles, was die Biologie des Menschen erfindet, weist auf sie zurück. Allerdings: der Daten- und Informationsstatus von Körpern und Geräten, Interaktionen und Vernetzungen, führt zu völlig neuen Anwe-

senheitsmustern von Menschen über Cursor, Mouse, Avatar, Spaceball, Second Life und zu einer Neufassung der Wahrnehmung und geistigen Beteiligung: der Integration aller Gehirne in die Güterproduktion und Wertschöpfungsketten.
-   Die institutionelle Spezialisierung von arbeitsteiligem Kollektiv-Wissen, die als Klasse oder Schicht mit den Angestellten Ende des 19. Jahrhunderts auftrat, begleitet von fortschreitender Verwissenschaftlichung, wird erweitert: Milliarden von Nutzern, in der globalen Funktion der Beta-Tester, und Billionen von Nutzungsweisen erzeugen neue Wissens-Kohorten.
-   Wir erleben eine weltweite Monetarisierung, die als vollkommener Finanzmarkt (Y. Moulier-Boutang) beschrieben werden kann, – als vollkommene Katastrophe erlebt wird. Markt und Katastrophe finden sichtbar in Millionen von Börsenindices statt, durch sekündlich sich ändernde Preise, auf der Basis derselben Software.

Dies alles macht das Gehirn zur hauptsächlichen Arbeitskraft gegenwärtiger Produktionsstrukturen (Individualisierung, Ungleichheit, biologische Individualität, Variabilität, kulturelle Evolution von Programmen, Patente, Plagiate).

Es steht im Zentrum vernetzter, globaler Informationsströme. Zunehmend intensive Beziehungen sind entstanden zwischen verschiedensten Gruppen der 'global creative classes', durch die das Konfliktmuster von *kognitiver* versus *prekärer Arbeit*, von *brainworkers* und *chainworkers* gefestigt wird. Die Möglichkeiten, Vorstellungen, Anschauungen, Entwürfe zu entwickeln, werden eingekauft und verwertet.

Imaginäres produzieren zu können wird zum Informationsformat des Wissens. Reproduzierbares Archiv- und Körper-Wissen, zwar immer noch auf dem Markt, weicht der Macht des entwurfsfähigen, adaptiven, absorptionsfähigen Gehirns, der Wissensfähigkeit. Mediale Intelligenz, weltweit erzeugt unter völlig disparaten Bedingungen, aber dennoch gleich konkurrenzfähig, wird umgestellt von Typografie auf Audiovisualität, vom Graphical User Interface auf räumliche Immersion und Präsenz.

Kognitiv-informationeller Kapitalismus ist eine neue direkte Verwertungsstruktur menschlicher Fähigkeiten. Vorläufer sind seit dem 19. Jahrhundert Aktien- und Finanzkapital, der körperliche Kollektivspeicher von Verwaltungswissen, – also die Klasse / Schicht der Angestellten –, und im 20. Jh. elektronisches Kapital, das über *data-mining, content portals, online-brokerage* oder *serious games* die Verwertbarkeit von ungegenständlichen Produkten flächendeckend durchsetzte.

Muss, folglich, Kapitalkritik zunehmend als Kognitions-, also als Denkkritik erfolgen? Dies liegt nahe, reicht aber nicht. Die Phänomenologie dieser Prozesse 'zeigt sich' in ständig neu zusammengesetzten informationsreichen Sichtbarkeiten.

12. (Selbst-) Organisierende Nichtwelten?

Ungegenständliches Kapital macht sich 'kenntlich' durch komplexe visuelle Areale. Sie sind das billionenfache Sekundenangebot, das visuell-interaktive Versprechen, durch das die Beteiligung des Gehirns angesprochen, aktiviert und eingekauft wird.

Bildgebende Verfahren werden als Programme, Patente und Plagiate angeboten.

Diese bildliche Sichtbarkeit entsteht aus all jenen Informationen, die in sinnlich-externen und abstrahierend-internen Strömen enthalten sind. Sie werden zusammengeführt, werden zum Profitbereich des kognitiven Kapitals. Zugleich ist diese aktive Sichtbarkeit der Informationsverarbeitung, des Ausdruckes und der vernetzten Kooperation das Interface des globalen Intellekts.

Also wird investiert in weltweite Anstrengungen,

- die kognitive Entstehung und Verarbeitung von Unterschieden zu erklären und verwenden zu können,
- Wahrnehmung als das wichtigste Areal global vernetzter Selbstorganisation zu erkennen,
- und maschinencodierbare Module von Wahrnehmung, Interaktion, Erfindung, Entwurf in ökonomische Verbindungen zu übersetzen.

Die Erforschung von Unterscheidungsprozessen ist ein Thema, das bereits mit der Kybernetik der 1940er Jahre auftauchte und als Steuerungs- und Kontrollforschung durchformuliert wurde. In den zurückliegenden sechs Jahrzehnten ist dies noch wichtiger geworden. Konvergierende Körper- und Bio-Konzepte zu entwickeln, die die Interaktions- und Selektionszeiten im Kontaktfeld von biotischen und abiotischen Informationsnutzungen verringern könnten, stehen im Zentrum.

Die Forschungen zu biologischer, visueller, informationeller Intelligenz beerben sozusagen die frühen Phasen Künstlicher Intelligenz. Dies betrifft auch Vorstellungen von Sichtbarkeit. Barbara Stafford formulierte zu Recht eine "Cognitive Image History", mit der sie "from Iconic Turn to Neuronal Aesthetics" übergehen wollte. Dies alles zeigt, dass die Entwicklungsbremsen für digitale Sphären nicht in Transferleistungen, Speicherkapazitäten, Automatisierungsmodellen u. ä. liegen. Sie liegen in der Unkenntnis über die unbegrenzten Unterscheidungsreserven, oder richtiger: Unterscheidungsmöglichkeiten des menschlichen Gehirns. Dieses, ständig dabei, extern angestoßene und eigenlogische Informationen zu Unterschieden zu machen, ist zum Interessenfeld vieler Wissenschaftler und Ökonomen geworden.

Wie aber soll Unkenntnis in Kenntnis verändert werden?

Die vorherrschenden Erwartungen sind immer noch Kontrollerwartungen. Es werden Modelle direkter Steuerung gesucht. Übersehen wird, dass die unbegrenzten Unterscheidungsreserven des Menschen sich allein aus Interaktivitäten, Selektionen, Variationen, angestoßenen Erfindungen ergeben. (s. o.)

Gleichwohl wird die Erforschung von Wahrnehmungs- und Denkstrukturen verstärkt. Einer der Gründe liegt in der Erkenntnis, dass auch komplex schaltbare digitale Mikrozustände nicht Innovation bedeuten. Innovation ist eine Feststellung von Menschen über gegenständliches und nichtgegenständliches Etwas.

Erst wenn Menschen die "strukturierten Nichtwelten", wie Karl Eibl die biopoetische Erfindung des Virtuellen nennt, zu ihrer Welt machen, wird Ökonomie, Kunst, Gerät aus ihr. Diese Einsicht scheint sich durchzusetzen.

Begründet ist dies in der Erkenntnis:
Alphanumerische Schaltungen sind nicht bildlich, nicht wissend.

Sie unterscheiden sich darin nicht von Buchstabenreihungen, die wir als Wörter, Texte, Schriften zu erkennen glauben. Es sind bereits geformte, und durch z.B. Lesen aktivierbare Modellangebote für Verstehen, mehr nicht (siehe oben: Programm). Digital wird nun vor die Aktivierung die Generierung gesetzt, – Schaltung und vernetzte Selektion. Also eine Menge zeitkritischer Akte, d.h. auswählendes Feedback.

Nun kann der Unterschied zwischen körperlicher Wahrnehmung und mathematischer Topologie weder ungesehen gemacht werden, noch ist dies das Ziel von Nutzungsprozessen. Die rasende Unsichtbarkeit und das rasende Unwissen der Datenströme, wenn sie fehlerlos erfolgen, sind hilfreich. Aber der Mensch benötigt für sich (!) eine sinnliche, informationssensible Maske, irgendein Interface-Format, das dem mathematischen Raum, der programmierten Unsinnlichkeit eine Figur gibt, eine Konfiguration ermöglicht.

Dieser Moment des Sehens, Hörens, Lesens erzeugt keinerlei Einheit von Mensch und Computer. Digitale Programme und menschliche Wahrnehmung sind nicht auf einer Art Moebiusband verschmolzen, für die der Bildschirm als durchlässige Membran funktioniert. Somit widerspreche ich Douglas Hofstadter, zumindest auf dieser Ebene. So logisch aufregend das Realitäts-Möbiusband ist, so sehr ist es ein auswegsloses, Ordnung verteidigendes Phantasma.

Ich halte demgegenüber an dem Gedanken offener, variierender ko-evolutionärer Prozesse fest, – an indirekter, entwerfender, erfindender Biologie.

13. Ende, vorläufig, unbesehen

Die globale Präsenz der kognitiven Kapitale erfolgt über *Sichtbarkeits-Ökonomien*.

Damit stellt sich zunehmend die Frage danach, wie die Konzepte von Beteiligung, Individualisierung, Wissensbefähigung und Demokratie nicht in Forschungen über eine Icono-Kratie (Icono-Cracy) übersetzt werden müssten. Kognitiven Kapitalen ist mit Industrie- oder Angestellten-Demokratie nicht mehr beizukommen.

Aber womit?
Wenn Wahrnehmung nicht nur

-    zum Bestandteil von Wertschöpfungsketten geworden ist,
      sondern
-    zum Markt der informationellen Möglichkeiten,

müsste Kritik gerade an der Konfigurierung von Wahrnehmung, an der medialen Kopplung ansetzen. Vordergründig mag dies an Marx / Engels Kritik der Heiligen Familie, der Deutschen

Ideologie erinnern. Nur geht es nicht um 'falsches Bewusstsein', dem richtig-revolutionäres Bewusstsein entgegengesetzt wird.

Es geht um die breite Palette von Wahrnehmung, Abstraktion, Programme, Entwurf, Erfindung, um die Optionen für weitere offene Entwicklungsrichtungen. Cultural Hacking oder Cultural Jaming genügen dafür ebenso wenig, wie die Frühformen des Digital Highjacking oder der Netzpiraterie.

Vielmehr bedarf es einer produktiven Debatte um die Entstehungs- und Erhaltungsbedingungen von Projekte-Demokratie, von Projekte-Zivilisation, die sich in Milliarden visuell-intelligenter Momente auf neue reproduktions- und informationsökonomische Wege begeben hat. Mit einem kleinen Zitat aus Olaf Breidbach "Das Anschauliche" möchte ich enden:

"Nicht im Denken, sondern im Bild (auch des Denkens) sichern wir die Realität."
(2000, S. 117)

Literatur

Bauer, Joachim (2008) *Das kooperative Gen. Abschied vom Darwinismus*. Hamburg.

Beck, Ulrich (1986) *Risikogesellschaft. Auf dem Weg in eine andere Moderne*. Frankfurt a. M.

Boehm, Gottfried (Hg.) (2001) *Homo Pictor*. München/Leipzig.

Boutang-Moulier, Yann (2007) *Cognitive Capitalism and Entrepreneurship*. Verfügbar unter: <http://www.economyandsociety.org/events/YMoulier_Boutang.pdf> [Stand 24.02.2010].

Breidbach, Olaf (2000) *Das Anschauliche oder über die Anschauung von Welt*. Wien/New York.

Callon, Michel (1991) Techno-Economic Networks and Irreversibility. In: *A Sociology of Monsters? Essay on Power, Technology and Dominatio*. Routledge. London.

Faßler, Manfred (2005) Communities of Projects. In: Chr. Reder (Hg.) *Projekt Lesebuch*. Wien/ New York.

Faßler, Manfred (2008) *Der Infogene Mensch. Entwurf einer Anthropologie*. München.

Faßler, Manfred (2008) Cybernetic Localism. In: J. Dörung & T. Thielmann (Hg.) *Spatial Turn. Das Raumparadigma in den Kultur- und Sozialwissenschaften*. Bielefeld.

Faßler, Manfred (2009) *Nach der Gesellschaft. Infogene Welten – anthropologische Zukünfte*. München.

Hüther, Gerald (2005) *Die Macht der inneren Bilder. Wie Visionen das Gehirn, den Menschen und die Welt verändern*. Göttingen.

Iser, Wolfgang (1993) *Das Fiktive und das Imaginäre*. Frankfurt a. M.

Johnson, Steven (2006) *Neue Intelligenz. Warum wir durch Computerspiele und TV klüger werden.* Köln.

Luhmann, Niklas (1987) *Soziale Systeme. Grundriss einer allgemeinen Theorie.* Frankfurt a. M.

Mérö, László (2009) *Die Biologie des Geldes. Darwin und der Ursprung der Ökonomie.* Reinbek b. Hamburg.

Monteiro, Eric (1997) *Scaling Information Infrastructure. The Case of Next-Generation-IP in Internet.* Verfügbar unter: <http://www.ifi.ntnu.no/~ericm/IP.final.ps> [Stand 24.02.2010].

Rajan, Kaushik Sunder (2009) *Biokapitalismus. Werte im postgenomischen Zeitalter.* Frankfurt a. M.

Spork, Peter (2010) *Der Zweite Code. Epigenetik – oder Wie wir unser Erbgut steuern können.* Reinbek b. Hamburg.

Tapscott, Don & Williams, Anthony D. (2009) *Wikinomics. Die Revolution im Netz.* München.

Winkler, Hartmut (2000) Über Rekursion. Eine Überlegung zu Programmierbarkeit, Wiederholung, Verdichtung und Schema. In: Jahrmann, M. & Schneebauer, Ch. (Hg.) *Intertwinedness. Überlegungen zur Netzkultur.* Klagenfurt/Wien.

Visual Collaboration and Learning Patterns in 3D Environments: Emergence, Elements, Examples

Martin J. Eppler & Andreas Schmeil

Abstract

While virtual worlds and 3D collaboration spaces are an at times hyped research and practice issue, it is still unclear how to benefit from meeting with colleagues and peers in a 3D multi-user virtual environment with the aim of working together. Making use of the potential of virtual embodiment, i.e. being immersed in a space as a personal avatar, allows for innovative new forms of collaboration. In this paper, we present a framework that serves as a systematic formalization of collaboration elements in virtual environments. We thus provide a virtual collaboration blueprint to guide users in designing and implementing virtual collaboration patterns tailored to their needs and constraints (for example in Second Life or OpenSim). We present four collaboration pattern examples as a result of the application of the framework, and point out future research directions for this emerging domain.

Introduction

An ideal online, three-dimensional virtual environment would provide a space in which users can move freely, interact intuitively with all kinds of objects, recognize familiar people, and communicate in a natural manner with them – all in the most realistic look-and-feel setting, evoking a feeling of really being part of the virtual world. In addition to that, it would allow displaying complex content or data in innovative and useful ways, neglecting the limitations imposed by physical reality. Such an environment holds the promise of moving remote collaboration and learning to another level of quality. But even if such platforms were available today (and it soon will be): without the right kind of dramaturgy, script or setup, users would not know how to best benefit from their infrastructure. We believe that today's available online virtual environments are already capable of adding significant value to collaborative work and collaborative learning. However, companies, institutions as well as educators may not know how to utilize the spatial characteristics of these environments to the fullest. Moreover, many of the virtual environments that are currently (early 2009) being advertised as offering great productivity boosts for collaborative work emphasize on the collaborative editing of text documents, spreadsheets and presentation slides that are mounted on big walls – a method of working together that would work just as well (or better) without gathering in a three-dimensional virtual space. Our premise, consequently, is that the fact of being embodied in an immersive environment that is configurable at will allows for new, innovative, and valuable forms of working and learning together. Our research aims at improving collaboration in these virtual environments or virtual worlds by first systemizing and formalizing the necessary elements for online graphic collaboration; secondly by developing and identifying novel and existing collaboration patterns that can be described in that formalism; and thirdly to evaluate their effectiveness experimentally and compare them (in terms of added value) to offline collaboration arrangements.

In this paper, we focus on steps one and two and present a framework for embodied collaboration in online 3D virtual environments, based on semiotics theory, as well as an overview on virtual collaboration patterns. Our framework represents a blueprint of how collaborative group interaction patterns in virtual environments can be described or generated. The framework is distinctive with regard to its two ways of use: collaboration patterns can be generated either starting with a goal, or starting with the infrastructure of objects and action available. We also present four examples of the application of the framework, resulting in four online collaboration patterns. We believe this framework to form a first important step in the process of formalizing collaboration in virtual environments – a task that is crucial in order to put forward the application of 3D virtual environments for serious and productive uses. The remainder of this paper is structured as follows: First, we define online virtual environments and present their advantages for collaboration. We then present a framework to formalize the design elements and necessary infrastructure of collaboration patterns in such environments. Based on this, we provide real-life examples of collaboration patterns based on virtual embodiment. Finally, we highlight future research avenues for this domain. We conclude the article with a review of our main contribution and its limitations.

Multi-User Virtual Environments and Collaboration

Virtual environments in general attempt to provide an environment where the user or spectator feels fully immersed and present. This presence is a psychological phenomenon that has been defined as the sense of "being there" in an environment, based on the technologically – if not physically – founded base of immersion (Slater et al. 1994). Especially when speaking of online virtual environments, the term virtual presence has also been established, putting extra emphasis on the absence of physical presence. Virtual presence in its original broad sense denotes the feeling of being present via intermediate technologies, such as television, radio, telephone, or the Internet. Hence, the term found application for virtual environments of which data is stored on online servers instead of in a local database. Immersion, on the other hand, describes the technology of the virtual environment and its user interface that aims to lead to the sense of presence. It can be achieved to varying degrees, stimulating a variable number of human senses. However, the expression of feeling immersed is often also used for online, desktop-based, virtual environments that are controlled only by keyboard and mouse and address only two sensory channels: the visual and auditory one. This kind of virtual environment, including the feature of allowing multiple users to be in the same shared virtual space at the same time, has been named Online 3D Multi-User Virtual Environment, or MUVE for short. While formal definitions are generally rare in this area, a MUVE is agreed to be a special type of a Collaborative Virtual Environment (CVE). In the ongoing scientific discourse in the research community, a Virtual World, commonly understood as a special type of MUVE, has recently been defined as "a synchronous, persistent network off people, represented as avatars, facilitated by networked computers" (Bell 2008). All these types of virtual environments, however, differ substantially from what is called Immersive Virtual Environments or Virtual Reality centers, which are locally installed, costly, high-tech VR systems, with its most sophisticated form being the CAVE (Cave Automatic Virtual Environment). These systems also address the haptic sense, and immerse their users in a virtual reality where even motion sickness becomes an issue. Naturally, there are hybrid systems, but the two extremes are the most prevalent types. Our research only regards MUVE and Virtual Worlds, for the following two reasons: First, the major benefit of utilizing 3D virtual environments is widely believed to be the possibility to have instant team or group meetings without travel. Second, serious collaboration in and between companies is not likely to take place in Immersive Virtual Reality centers (due to availability, accessibility, costs, complexity, and constant need for technical staff). To date, there is an abundance of MUVE and Virtual Worlds available, for all age groups and for many different areas of interest. The Virtual Worlds consultancy K Zero keeps informative graphs up-to-date on their company website (http://www.kzero.co.uk/ [last access 16/01/2009]). Most of the available MUVE are held online by the operators on their proprietary servers, but some can be installed on one's own servers on the Internet, or own an intranet. While systems like Second Life, OpenSim and Activeworlds enable users to design their worlds and to create static and interactive content themselves, others like Sun's Wonderland and Qwaq Forums focus on productivity in conventional tasks like the editing of text documents, spreadsheets and presentation slides. Only the up- and download of documents and the repositioning of furniture is possible in these latter worlds. Still others like Forterra's Olive focus on providing training scenarios. New MUVE and Virtual Worlds are launched almost monthly, and it seems like each new one tries to fill another niche. The Second Life Education Wiki keeps an up-to-date link list to available Virtual Worlds and similar systems (http://sleducation.wikispaces.com/virtualworlds [last access 16/01/2009]. Nevertheless, for most application domains, it is still unclear what value MUVE might add to the existing modes of communication and collaboration, just as it remains unclear which features and enhancements are needed to maximize the benefit of using virtual worlds (Bainbridge 2007). In a previous paper, we have discussed the advantages (and potential risks) that collaborative virtual worlds bring for knowledge work and education – which are by definition also valid for MUVE (Schmeil & Eppler, in print). In this paper, we try to define more specifically how these advantages can come about.

A Blueprint for Visual Collaboration Patterns in 3D Environments

As already stated as our premise, we believe that the fact of being embodied in a three-dimensional virtual environment that is configurable allows for innovative, valuable new forms of working and learning (as well as playing) together.

Embodiment terms the coalescence of recent trends that have emerged in the area of Human-Computer Interaction (HCI) and reflects both a physical presence in the environment and a social embedding in a web of practices and purposes (Dourish 2001). It is in the same manner applicable to group interaction in virtual environments, as users feel immersed in the virtual environment and present in the same setting with their colleagues or peers (co-presence). While there has been research on the feasibility and usability of embodied conversational agents in Virtual Reality (VR) and Augmented Reality (AR) applications (Rickel & Johnson 2000; Kopp et al. 2003; Schmeil & Broll 2007), and also on presence and co-presence in VR (Schubert et al. 1999; Gamberini et al. 2004), it is yet to be investigated how embodiment in online virtual environments affects group interaction and collaborative tasks. An attempt of following an interdisciplinary approach has been conducted by Manninen, who used elements from communication theory to formalize interaction in 3D computer games. He states that "the successful application of a social theory framework as a tool to analyze interaction indicates the importance of joining the research effort of various disciplines in order to achieve better results in the area of networked virtual environment interactions." (Manninen 2000). This work and its results will be discussed in more detail below.

The approach we are presenting in this paper is also of interdisciplinary nature – in particular, we combine communication theory and insights from the field of HCI. The resulting framework presents a systematic view on the field of Multi-User Virtual Environments (MUVE) and their utilization for collaborative tasks. As such it represents a blueprint on which diverse collaboration tasks, such as planning, evaluation, decision making or debriefing can be designed and executed. It is based on the underlying distinctions of semiotics (i.e. the syntactic, semantic, and pragmatic levels) and employs concepts from the HCI research field (e.g. interaction typology). We discuss its use in more detail when presenting it further below. In the following subsections, we first describe the various steps that we have taken in developing the framework.

We have noticed the need for a solid formal framework that is capable of describing collaboration in MUVE in all its aspects, while identifying group interaction patterns of collaborative work and learning in the virtual world Second Life (Schmeil & Eppler, in print). The pattern approach is a useful and concise approach to classify and describe different forms of online collaboration. Manninen states that the utilization of real-world social patterns as basis for virtual environment interactions might result in more usable and acceptable solutions, after having successfully applied a social theory framework for categorizing interactions in virtual environments (Manninen 2000).

An alternative approach to using patterns would be to describe collaborative situations as scenarios. A scenario is an "informal narrative description" (Carroll 2000). However, comparing this with the definition of patterns, a "description of a solution to a specific type of problem" (Gottesdiener 2001), reveals that the pattern concept has been conceived with more focus to solve a problem or to reach a goal. In addition to that, a look at the work of Smith and Willans, who implement the concept of scenarios for a requirements analysis of virtual objects (Smith & Willans 2006), makes it clear that the scenario-based approach would be too fine-grained and at a low, functional level to describe whole collaborative tasks in flexible multi-user settings.

Hence, we have decided to use the pattern approach. We adapt the collaboration pattern definition from (Gottesdiener 2001) by adding the notions of tools and a shared meeting location, to give us the following definition: A collaboration pattern is a set of tools, techniques, behaviors, and activities for people who meet at a place to work on a common goal, together in a group or community". How exactly this definition fits with the resulting framework will be explained by means of an illustration further below.

From a theoretical point of view, one can conceive of collaboration activities as interpretive actions and of collaboration spaces as sign systems in need of joint interpretation. Visual, spatialized on-screen events have to be interpreted by users of a virtual environment as relevant, meaningful, context-dependent signs that contribute towards joint sense making and purposeful co-ordination. As in any sign interpretation system or (visual) language, semiotic theory informs us that three different levels can be fruitfully distinguished, namely the syntactic, semantic and pragmatic ones (Morris 1938; Eco 1978). This threefold distinction has already been applied effectively to various forms of information systems or social online media (see, for example, Shanks 1999, or Schmid & Lindemann 1998). These three distinct interpretive layers can be applied as follows to immersive virtual worlds:

The *syntactic* dimension contains the main visible components of a collaboration pattern and its configuration possibilities. The syntactic dimension ensures the visibility and readability of a collaboration pattern. It provides the necessary elements as well mechanisms to use elements (digital artifacts and actions) in combination.

The *semantic* dimension refers to the acquired meaning of elements and to the conventions used in a collaboration pattern. It outlines which operations or artifacts assume which kind of meaning within a collaboration pattern. While the syntactic dimension tells the user *how* to use a collaboration pattern (and with which elements or actions), the semantic dimension aligns the available visual vocabulary to the desired objectives or contexts. In this sense the semantic level is a liaison layer between the virtual world and the participants' objectives.

The *pragmatic* dimension reflects the social context of the participants, and their practices, goals and expectations. It is these actions that need to be supported through the dramaturgy (semantic dimension) and the infrastructure (syntactic dimension). This dimension clarifies in which situations which type of dramaturgy and infrastructure use makes sense.

In our understanding, the support of action and interaction forms a major part of a virtual environment's infrastructure. It determines how users can act and affects their behavior in both lonely jaunts and in group settings. Moreover, the way users can control their avatars and perform actions heavily influences the level of satisfaction of the user and thus in the end determines whether or not collaborative work or other planned tasks in the virtual environment succeed or fail, continue or are abandoned.

In the area of group support systems, the level of interactivity is understood as a function of the speed of response, the range of possible user interactions and the mapping of controls. We believe that a further formalization of action and interaction in virtual environments on a higher abstraction level is required. Manninen successfully applied a social theory framework to create a taxonomy of interaction, resulting in a classification consisting of eight categories: *Language-based Communication, Control & Coordination, Object-based Interactions, World Modifications, Autonomous Interactions, Gestures, Avatar Appearance*, and *Physical Contacts* (Manninen 2000). While this is a useful and accurate description of the expressive repertoire available in virtual worlds, this classification is only based on studies in multi-player online action and role-playing games, where different requirements regarding interaction must be assumed than for serious collaborative tasks. Also, as the author also concedes himself, the social theory framework might have put the study too much in a language-centered perspective and might have neglected some of the genuinely visual aspects of virtual worlds. Furthermore, the end result (i.e., the classification) lacks a formal rationale and does not really meet the criteria of a taxonomy (i.e., empirically derived, disjunctive and exhaustive groups, single classification principle per level, etc.).

In the field of Human Computer Interaction there is a generally accepted distinction among *navigation* and *manipulation* techniques. Navigation techniques consist of techniques for moving one's position and for changing one's view. *Manipulation* techniques designate all interaction methods that select and manipulate objects in a virtual space. In some cases, the side category *System Control* is used, consisting of all actions that serve to change a mode and modify parameters, as well as other functions that alter the virtual experience itself. 3D user interface expert Doug Bowman and colleagues refine this classification by adding the category *Symbolic Input*, describing the communication of symbolic information (text, numbers, and other symbols or marks) to the system (Bowman et al. 2005).

For our purpose of formalizing (inter)actions for collaboration, we build on this classification and make the following adjustments to align it with the requirements of the area of Online 3D Multi-User Virtual Environments:

The importance of communicating text, numbers, symbols, and nowadays also speech to the system (and thus to other avatars or users, interactive objects, or the environment itself) has increased significantly. We call this first category *Communicative Actions*. A sub-division differentiates between verbal (i.e., chatting) and non-verbal communication (i.e., waving).

Having both navigation techniques and methods for changing the view in one shared category, results from the fact that HCI and VR systems do not necessarily assume the existence of an avatar as a personalization device in the virtual environment; without this embodiment, navigating and changing the viewpoint can be considered as one and the same action. In our classification, changing one's view falls into the communicative actions category, as a non-verbal form of letting others know where the user's current focus of attention is, or to communicate a point or object of interest to others in the virtual environment. As a result, our second category, *Navigation*, comprises only walking, flying and swimming, and teleporting (in the nomenclature of Second Life).

We rename the manipulation techniques category as *Object-related Actions*. Actions referring to the creation or insertion of virtual objects also belong to this category, along with selection and modification techniques. By insertion we mean the result of uploading or purchasing virtual objects, for instance.

All interactions concerning system control are much less important in MUVE than they are in classic Virtual Reality systems. Due to the often customized or prototype forms of VR applications, system control is in many cases developed and tailored to only one application. In MUVE, by contrast, the viewer software (i.e. the client application to enter the virtual environment) is usually standardized and provides a predefined set of system control options. Hence, we dispense with a system control category.

If one were to put these actions on a continuous spectrum, they could also be distinguished in terms of their virtual world *effects* or their level of invasiveness or (space) intrusion. Chatting or changing one's position, avatar appearance, or point of view is far less intruding than moving an object, triggering a rocket, or blocking a door.

Is has to be noted that these distinctions and the resulting classification do not include virtual objects. These digital objects, in our view, require a separate classification that takes their manifold types and functions into account. In the following subsection, we discuss this important element of virtual environments.

In his influential book *The Design of Everyday Things*, Donald Norman postulates that people's actions and human behavior in general profits from everyday objects being designed as to provide straight forward affordances, i.e., they should communicate how they should be used (Norman 1988). He argues that less knowledge in the head is required (to perform well) when there is, what he calls, knowledge in the world. This insight can be fruitfully applied to virtual worlds by building on latent knowledge that users have and by providing cues that reuse appropriate representations (Smith & Harrison 2001). This not only gives motivation for practitioners to utilize virtual environments for collaborative tasks, but implies that objects in virtual environments and their design are of great importance. Hence, we understand virtual objects as to form another major part of a virtual environment's infrastructure, along with the support of action and interaction. Affordances can (and should) be used to signal users how to interact with a particular object, or how objects with built-in behaviors may act without any direct influence from the user's side.

One problem that arises is that those mental representations – or mental models, as Norman calls them – may trigger more expectations as to how objects and the environment may behave, than current virtual worlds may be able to provide. In other cases users don't anticipate any functionality when acting in a virtual environment, and may get easily confused or disoriented when things happen without a direct command from them. As a result, for the time being, two extreme types of users of virtual environments are possible: underestimating and overestimating ones. This might in fact be part of an explanation to why it takes (or took) so long for 3D virtual environments to become accepted and be viewed as being more than just games, although they have debated in research and practice for so many years.

But that left aside, the fact is that for a long time researchers active in virtual environments have focused largely on graphical representation and rendering issues. With the launch (and most of all with the hype) of Second Life, a new era of accessible online virtual environments has begun. Following the trend of enabling users to create content, which is also an essential element of the definition of Web 2.0, Second Life users could for the first time create and edit objects, and also customize the appearance of their avatars, in a persistent virtual world (if we ignore Activeworlds, which provided content creation features long before, but unfortunately was never widely used).

With the possibility of scripting objects, i.e. programming them in order to make them react to user actions, execute animations or follow behaviors, or simply update their own states continuously, virtual objects have become a powerful instrument in designing memorable user experiences in MUVE. In fact, interactive virtual objects represent technology in virtual environments; without active and interactive objects, any virtual environment would be nothing more than a virtual version of a world without technology. This comparison might illustrate the need for a formalization regarding virtual objects.

In spite of their crucial functional importance, little research has been conducted on classifying virtual objects so far. More work has been done on the technical side; for instance, an approach of including detailed solutions for all possible interactions with an object into its definition has been proposed (Kallmann & Thalmann 1998). These so-called *smart objects* integrate descriptions for sub-objects on how to behave, on positions for avatars or agents to interact with, and provide gestures up to the precision of finger splay. Another later presented framework takes up on this idea and adds inter-object interaction definitions (Jorissen & Lamotte 2004). Currently – to the authors' knowledge – at least the two MUVEs Second Life and OpenSim support defining avatar positions for interaction within an object definition, as well as inter-object communication.

A first informal classification of virtual objects was proposed by Smith and Willans while investigating the requirements of virtual objects in relation to interaction needs: the authors state that the task requirements of the user define the behavioral requirements of any object. Consequently, they distinguish between *background objects*, which are not critical to the scenario, *contextual objects*, being part of the scenario but not in the focus, and *task objects*, which are central to the scenario and the actions of the user (Smith & Willans 2006). While this distinction may be useful for determining the level of importance of virtual objects, i.e. in requirements analysis phase, it does not distinguish objects based on their functional characteristics. Hence, we present a classification of virtual objects according to their *activeness* and their reaction to user actions:

Static Objects just exist; they do not follow any type of behavior and do not respond to any of the user's actions. There are static objects that are open and can be entered (such as buildings) and objects that are closed (such as rocks or statues). But this quality can change rapidly and is thus not persistent.

Automated Objects either execute animations repeatedly or by being triggered. Alternatively they follow a behavior (ranging from simple behaving schemes such as e.g. following an avatar, through highly complex autonomous, intelligent behaviors). We further separate the most rudimentary of all object behavior forms into an extra sub-category – the behavior of merely constantly updating its state or contents.

Interactive Objects represent generally the notion of a tool or instrument; either they produce an output as a response to a given input, or they execute actions on direct user commands (like e.g. a remote control), or they act as vehicles, meaning that the user directly controls their movement (with or without the user's avatar on it), using his primary navigation controls.

The border between automated and interactive objects may seem fuzzy at first, but it is clearly delineated by the differentiation whether a user triggers an object to act deliberately or not.

Considering alternative classification properties, for example the distinction of whether virtual objects are fixed in their position or not, whether they can be moved or deformed, or follow physical laws, e.g. move in the wind, is in our belief of secondary importance – especially for the use cases we try to support with our contribution (professional collaboration tasks).

Figure 1 illustrates the framework for virtual collaboration based on the distinctions described in the previous sections. It is intended as a blueprint for virtual, embodied collaboration in virtual environments. As such, it can be used as a basis to develop or describe collaboration patterns in virtual worlds such as Second Life or OpenSim. Its three-tier architecture reflects the syntactic, semantic, and pragmatic level of a collaboration medium, as discussed earlier. In the following, we explain the parts of the framework, following a top-down order.

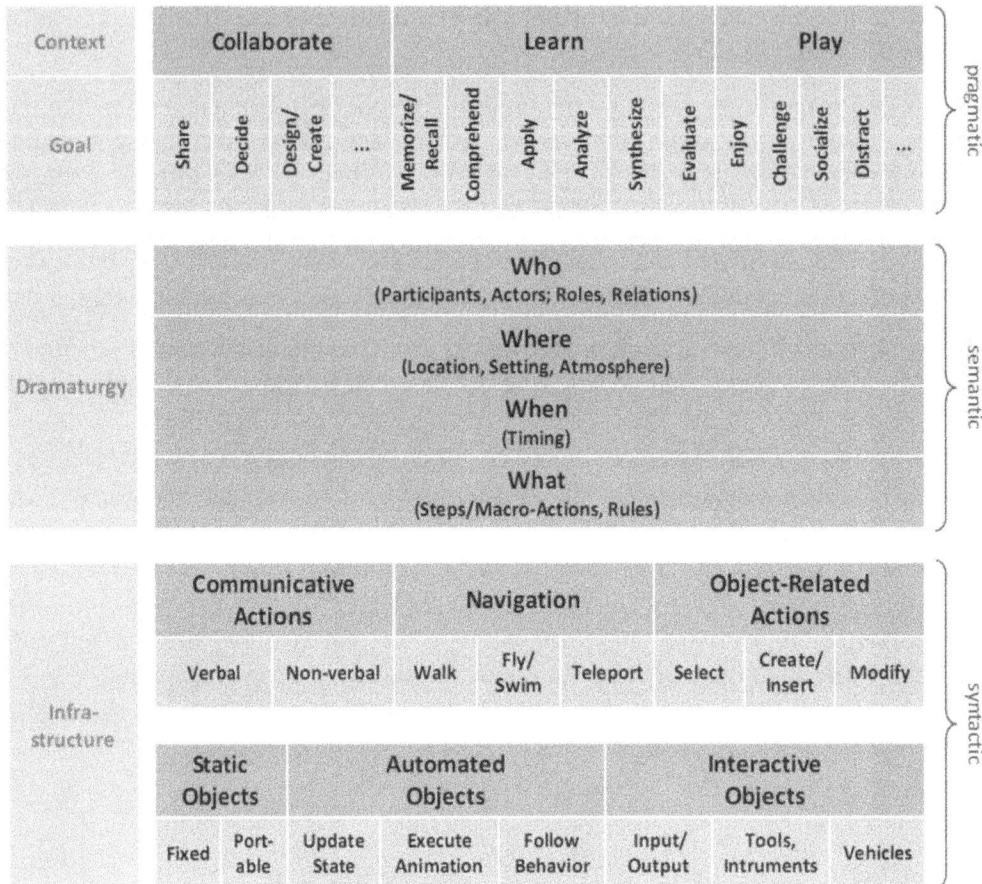

Fig. 1: A Blueprint for Embodied Virtual Collaboration

Context and Goal

The context describes the application domain of a collaboration pattern, while the goal defines more specifically what kind of activity a pattern aims to support. A first category comprises patterns that aim for collaborative work in the traditional sense, i.e. having main goals such as to *share* information or knowledge, collaboratively *design or create* a draft, a product, or a plan, *assess or evaluate* data or options, or make *decisions* etc. Since these goals do not necessarily have to be associated with work in the narrow sense of the word, we label the first context category *Collaborate*. The category *Learn* frames the domain of education. We assigned six goals to it, selected according to Bloom's Taxonomy of Educational Objectives (Bloom 1956). Bloom distinguishes between different levels of learning goals starting with simple memorizing or recalling information, to the more difficult tasks of comprehending something, being able to apply it, analyze it, being able to synthesize it or even evaluate new knowledge regarding its limitations or risks. In the domain of playing we do not strive for mutually exclusive and collectively exhaustive categories and simply allude to such usual game oriented goals as feeling challenged by competition, distracting oneself (losing oneself in a game), or social-izing with others in a playful manner.

Dramaturgy

The term dramaturgy in this context designates the way in which the infrastructure in virtual world is used to reach a specific collaboration goal or in other words support a group task. It consists of the necessary *participants* and their roles and relations (the 'who'), their interaction spaces and repertoire (the 'where'), as well as the timing and sequencing of their interactions (the 'when'). The dramaturgy also specifies the actions (the 'what') taken by the participants and the social norms and rules they should follow within a given collaboration pattern. While the goals and contexts specify the why of a collaboration pattern, and the infrastructure the how, this level consequently addresses the who, where, when and what of a purpose-driven online interactions. The dramaturgy defines in which ways the infrastructure of a virtual world can be used by the participants to achieve a common goal.

Infrastructure

The final, most basic level of the blueprint contains the previously discussed elements Actions and Objects. As explained above, we think it is useful (for the design of patterns) to distinguish among communicative, navigational, and object-related actions and among static, automated, and interactive virtual objects.

We provided a definition of a collaboration pattern earlier as being a set of tools, techniques, behaviors, and activities for people who meet at a place to work on a common goal, together in a group. Using the wording of the framework, this would translate to *a set of objects, actions, rules, and steps for participants with roles who meet at a location to collaborate on a common goal in a given context*. A specific collaboration pattern is then an instance of the framework and can be defined using the parameters positioned within the framework.

There are two distinct ways in which the above blueprint can be used for practical and research purposes: It can be used in a top-down manner from goal to infrastructure in order to specify how a given goal can be achieved using an online 3D virtual environment. Alternatively, the blueprint can be used bottom-up in order to explore how the existing virtual world infrastruc-ture can enable innovative dramaturgies that help achieve a certain collaboration (or learning) goal. In the next section, we are going to illustrate how the elements of the framework can help in the description of collaboration patterns. Some of these patterns have been developed using the framework in a top-down manner, while others were created from a bottom-up perspective.

Examples of Visual Collaboration Patterns

The theory of patterns, originally developed for architecture (Price 1999, p. 117), but in prac-tice more commonly used in software development (Gamma 1995), can be applied to the do-mains of collaboration, as outlined above. Collaboration patterns capture how users act pur-posefully in dialogues and in the usage of artifacts (Krange 2002). The documentation of collaboration patterns, however, needs to be adapted to the context of virtual environments. For this purpose, we have presented a collaboration framework which we will now use to present a series of online collaboration patterns.

We have collected a number of virtual collaboration scripts and formalized them into collaboration patterns using the blueprint presented earlier. The resulting patterns range from virtual team meeting, virtual town hall Q&A, virtual design studio, online scavenger hunt, virtual role playing, project timeline trail, project debriefing path, virtual workplace (see the Sun case at the beginning of our paper), knowledge map-co-construction, virtual knowledge fair, to spatial group configuration (for these and other scripts, see Schmeil & Eppler, in print). Below, we provide four examples of collaboration patterns that are based on our framework. The first two patterns support teams in their collaboration, while the patterns documented in the second table can be used by larger groups.

Pattern Name	Virtual Meeting	Virtual Design Studio
Collaboration Context (Problem)	project meeting, team meeting, management meeting	product development/design team, architectural design unit, design task force
Objective (why)	knowledge transfer and decision making	design of a physical (or virtual) object or building
# Participants (who)	< 15 team members	< 6 designers, product engineers
Location (where)	virtual team or meeting room	functional design room
Typical Duration / Timing (when)	up to approx. 1 hour	up to approx. 4 hours
Steps (what)	Define the agenda, discuss its items, screen options, reach decisions and document them incl. next steps, as well as responsibilities.	Prepare design room, agree on design scope, try out design alternatives, save approved versions.
Avatar Actions (how)	chatting (verbal communicative), showing (non verbal communicative), co-editing (modify, object related)	modeling, designing, sketching (all object-related modification activities), selection (object-related)

		chatting (verbal communicative), pointing (non-verbal communicative)
Required Artifacts (how)	places to sit (static), information displays (interactive)	Ideation and design tools, sketching tools (all interactive)
Screenshots		

Table 1: Two virtual team collaboration patterns in the structure of the blueprint

Pattern Name	Project Debriefing Path	Virtual Knowledge Fair
Collaboration Context **(Problem)**	experience sharing and improvement decisions in (multi-) project or program teams (lessons learned gathering & documentation)	knowledge sharing in a department or business unit (i.e., regarding ongoing R&D projects, project experiences, new products, etc.)
Objective **(why)**	Joint evaluation and cross-team knowledge sharing	Exchange experiences and project information within an organization
# Participants **(who)**	20-60 project or program members	> 40 specialists
Location (where)	Outdoor trail path with ups and downs and milestones	Convention like interior, pavilions

Typical Duration / Timing (when)	Up to 3 hours	Up to an entire day (synchronously) or week (asynchronously)
Steps (what)	Prepare the retrospective project or program mile-stones to revisit, have partici-pants place symbolic objects or posters along the project timeline, start joint or individual visit.	Prepare stands and hallways including information for departments or project teams and general presentation slots. Schedule presentation slots.
Avatar Actions (how)	Chatting (verbal communi-cation), showing (non verbal communication), walking (navigation), annotation (verbal/non-verbal commu-nication)	Chatting (verbal communi-cative), showing (non verbal communication), presenting (verbal/non-verbal communi-cation), walking (navigation)
Required Artifacts (how)	Trail (static), information displays (interactive or automatic)	Hallways and stands (static), information displays (automatic or interactive)
Screenshots		

Table 2: Two virtual community collaboration patterns in the structure of the blueprint

These four examples illustrate that the framework presented can be used to analyze or document the core requirements for virtual, embodied online collaboration in the form of patterns (although a complete pattern description should also contain pointers to related patterns). The framework cannot, however, predict the actual value delivered by such collaboration patterns. We will address this important issue in the next section.

Outlook and Conclusion

Having established a systematic map of the elements required to devise and implement virtual, immersive and embodied collaboration patterns, the question nevertheless remains which ones of these patterns are the *most effective* ones in terms of their benefit in supporting knowledge-intensive collaboration tasks in groups (and what drawbacks or risks they may contain). To this end, we are currently devising experimental settings in order to compare virtual collaboration patterns with real life collaboration settings. Our first experiment will take place in an especially prepared project setting implemented within the OpenSim environment. It will consist of a series of typical project management tasks, such as introducing project team members to each other, team building, conducting a stakeholder analysis, or agreeing on a joint timeline of project milestones. In a first set of experiments we will use students as participants, while in a second round managers. In addition to observing and recording the behavior and measuring the performance of the participants, we will also administer ex-post surveys on the participants' satisfaction with the task and communication support provided by the collaboration pattern and the virtual environment. This should give us additional insights into how the elements present in a virtual collaboration pattern work together. While these experiments will yield relatively reliable data, they nevertheless lack the real-life context in which collaboration usually takes place. Consequently, a further area of research consists of participatory observation (or alternatively online ethnographies) in real-life collaboration settings that take place in virtual worlds, such as the Sun case described at the beginning of this article. This will allow researchers to better assess the real advantages and disadvantages of this new form of working together.

In this contribution, we have developed and presented a systematic framework that organizes the necessary elements for the design and implementation of collaboration patterns in virtual worlds. This framework is based on three levels, namely the pragmatic or contextual level, including the goals of an online interaction, the semantic or dramaturgic level that defines how elements and actions are used (and interpreted) in time to achieve the collaboration goal, and the syntactic or infrastructure level consisting of the actual objects and online actions that are combined to implement a collaboration dramaturgy. We have presented two team-based virtual collaboration patterns, and two community-based collaboration patterns to illustrate the use of the framework. In terms of limitations and future research needs, we have pointed out that our framework does not provide indications as to the value added of collaboration patterns. This is thus an area of future concern that could be examined through the use of controlled on-line experiments and in-situ participatory observation within organizations.

References

Bainbridge, W.S. (2007) The Scientific Research Potential of Virtual Worlds. *Science*, 317 (5837), pp.472 – 476.

Bell, M. (2008) Toward a Definition of "Virtual Worlds". *Journal of Virtual Worlds Research*, 1(1). Available from: <http://www.jvwresearch.org/v1n1_bell.html> [Accessed 06 March 2010].

Bloom, B.S. (1956). *Taxonomy of Educational Objectives: The Classification of Educational Goals*. New York, McKay.

Bowman, D.A., & Hodges, L.F. (1999) Formalizing the Design, Evaluation, and Application of Interaction Techniques for Immersive Virtual Environments. *Journal of Visual Languages and Computing*, 10, pp.37–53.

Bowman, D.A., Kruijff, E., Poupyrev, I. & LaViola Jr., J.J. (2005) *3D User interfaces: Theory and Practice*. New York, Addison Wesley.

Carroll, J.M. (2000) Introduction to the special issue on "Scenario-Based Systems Development". *Interacting with Computers*, 13(1), pp.41–42.

Dourish, P. (2001) *Where the Action Is: The Foundations of Embodied Interaction*. Cambridge, USA, MIT Press.

Eco, U. (1978) *A Theory of Semiotics*. Indiana, USA, Indiana University Press.

Gamberini L., Spagnolli A., Bua L., Cottone P. & Martinelli M. (2004) The "presence of others" in a virtual environment: different collaborative modalities with hybrid resources. *Cognition, Technology and Work*, 6(1), pp.45–48.

Gottesdiener, E. (2001) Decide How to Decide: A Collaboration Pattern. *Software Development Magazine*, 9(1). Available from: <http://ebgconsulting.com/Pubs/Articles/DecideHowToDecide-Gottesdiener.pdf> [Accessed 06 March 2010].

Jorissen, P. & Lamotte, W. (2004) *A Framework Supporting General Object Interactions for Dynamic Virtual Worlds*. Smart Graphics, pp.154–158.

Kopp, S., Jung, B., Lessmann, N. & Wachsmuth, I. (2003) Max – A Multimodal Assistant in Virtual Reality Construction. *KI – Künstliche Intelligenz* 4/03, Issue on Embodied Conversational Agents, pp.11–17.

Manninen, T. (2000) Interaction in Networked Virtual Environments as Communicative Action – Social Theory and Multi-player Games. *Proceedings of CRIWG2000 Workshop*. Madeira, Portugal, IEEE Computer Society Press.

Morris, C. (1938) *Foundations of the Theory of Signs*. Chicago, University of Chicago Press.

Norman, D. (1988) *The Design of Everyday Things*. New York, Basic Books.

Price, J. (1999) Christopher Alexander's Pattern Language. *IEEE Transactions on Professional Communication*, 42 (2), pp.117–122.

Rickel, J. & Johnson, W.L. (2000) Task-Oriented Collaboration with Embodied Agents in Virtual Worlds. In: Cassell, J., Sullivan, J. & Prevost, S. eds. *Embodied Conversational Agents*. Boston, USA, MIT Press.

Schmeil, A. & Broll, W. (2007) MARA – A Mobile Augmented Reality-Based Virtual Assistant. *Proceedings of the IEEE Virtual Reality Conference 2007*. Charlotte, North Carolina, USA.

Schmeil, A. & Eppler, M.J. (in print) Knowledge Sharing and Collaborative Learning in Second Life: A Classification of Virtual 3D Group Interaction Scripts. *Journal of Universal Computer Science*.

Schmid, B.F. & Lindemann, M.A. (1998) Elements of a Reference Model for Electronic Markets. *Proceedings of the 31. Annual Hawaii International Conference on Systems Science (HICSS)*, 4, pp.193–201.

Schubert, T.W., Friedmann, F. & Regenbrecht, H.T. (1999) Embodied presence in virtual environments. In: Paton, R. & Neilson, I. eds. *Visual Representations and Interpretations*. Springer, pp.268–278.

Shanks, G. (1999) Semiotic Approach to Understanding Representation in Information Systems. *Proceedings of the information Systems Foundations Workshop, Ontology, Semiotics and Practice*.

Slater, M., Usoh, M. & Steed, A. (1994) Depth of Presence in Virtual Environments. *Presence: Teleoperators and Virtual Environments*, 3, pp.130–144.

Smith, S.P. & Harrison, M.D. (2001) Editorial: User centered design and implementation of virtual environments. *International Journal of Human-Computer Studies*, 55(2), pp.109–114.

Smith, S.P. & Willans, J.S. (2006) Virtual object specification for usable virtual environments. *Annual Conference of the Australian Computer-Human Interaction Special Interest Group (ACM OzCHI 2006)*.

Weidenhaupt, K., Pohl, K., Jarke, M. & Haumer, P. (1998) Scenarios in system development: current practice. *IEEE Software,* 15(2), pp.34–45.

Knowledge Relationship Discovery and Visually Enhanced Access for the Media Domain

Michael Granitzer, Wolfgang Kienreich, Vedran Sabol & Elisabeth Lex

Abstract

Technological advances and paradigmatic changes in the utilization of the World Wide Web have transformed the information seeking strategies of media consumers and invalidated traditional business models of media providers. We discuss relevant aspects of this development and present a knowledge relationship discovery pipeline to address the requirements of media providers and media consumers. We also propose visually enhanced access methods to bridge the gap between complex media services and the information needs of the general public. We conclude that a combination of advanced processing methods and visualizations will enable media providers to take the step from content-centered to service-centered business models and, at the same time, will help media consumers to better satisfy their personal information needs.

1. Introduction

Technological advances and paradigmatic changes in the utilization of the World Wide Web have significantly altered the personal digital universe of users over the past years. We consider two major trends:

- The quantity of information relevant to individuals has vastly increased. For instance, approximately 29 billion digital images were captured worldwide in 2004 (Infotrend 2004), and two billion images were available online through the photo sharing service Flickr in 2007 (Mashable FlickR 2007). A total of one Zetabyte of digital information will be available worldwide by the end of 2010, equaling six tons of books per human.

- The structure of individual information spaces has become increasingly complex. For instance, the microblogging service Twitter will have 18 million users by the end of 2009 in the USA (Mashable Twitter 2009). The social network service Facebook registered over 150 million users in early 2009 (Mashable Facebook 2009). As a geopolitical entity, Facebook would be the 5th largest country in the world, with a higher population growth than India (Business Insider 2009). Personal means of communication include, among others, mobile phones, short messaging services, email, instant messaging, feeds, blogs, microblogs, and social networks.

The majority of the factors which constitute these trends originate from the media domain. Both media providers and media consumers are significantly affected by the outlined increase in quantity and complexity. For instance, commercial and consumer-generated media have published an unprecedented million articles per week covering the US Presidential elections

2008 (People Press 2009). During the infamous 2008 Mumbai Bombing, the microblogging service Twitter provided firsthand information on the terrorist attacks, far in advance of any regular news coverage (Guardian 2008), and the most recent photos of the event were available on the Flickr platform.

The traditional business model of media providers like news agencies, encyclopedias or broadcast networks offers services to registered subscribers paying a per-media charge (which may be substituted by advertisement revenues). The content of an article or clip is considered the primary commodity which generates value. This business model limits the application of Web 2.0 concepts like the Long Tail or Mashups, which have been proposed specifically to address the trends described above, because once the content of an article has become available in the public domain, its value is greatly reduced. In the case of encyclopedias, which face massive consumer-generated competition in the form of Wikipedia, this has already lead to major restructuring of long-term market leaders, like the British Encyclopedia Britannica or the German Brockhaus Encyclopedia. The media industry is currently undergoing a transformation of its role from content provider to service provider, and faces massive technological and organizational challenges in this process.

Media consumers have traditionally been able to satisfy basic information needs using a comparably limited number of media products. The information required to participate in public discourse could easily be obtained from a small number of news sources complemented by a compendium of general knowledge, as for instance an encyclopedia. With the advent of consumer-generated media and social networks, the total amount of available information has vastly grown, but locating specific information and evaluating completeness and correctness has become harder. Many users of information and communication technology nowadays find themselves confronted with explorative and analytical tasks which would have challenged expert analysts some years ago. For instance, the conceptionally simple problem of identifying individuals interested in a certain issue ("locating peers") might well require the correlation of a large number of text messages with geospatial information and social network activity.

In this paper, we will outline a knowledge relationship discovery pipeline which is able to collect, enrich, transform, interrelate and present information. This pipeline enables media providers to offer sophisticated media services and implement appropriate business models, yet does not require the free release of content. Media consumers profit by gaining a single, unified point of access to relevant information which provides visually enhanced search and retrieval facilities supporting analytical tasks. Section 2 introduces the pipeline architecture and discusses relevant techniques for all pipeline components. Section 3 presents the augmentation of heterogeneous information sources as a first application scenario. Section 4 describes means to estimate the quality and credibility of information using cross-repository relationships as a second application scenario. Section 5 discusses visually enhanced access paradigms to entities and relationships identified in media elements as an application scenario. We conclude with an outlook on evaluation and future extension of the proposed pipeline and visualizations.

2. Knowledge Relationship Discovery Pipeline

The fundamental requirements facilitating knowledge relationship discovery are largely domain-independent. For a given application scenario, there exists repositories of knowledge which are insufficiently structured, enriched and interconnected to solve tasks specified by the scenario. Knowledge relationship discovery is then initially concerned with structuring and enriching the repositories in question to a degree which enables solving the scenario tasks. Subsequently, knowledge relationship discovery applies methods which exploit semantic and structural properties of the repositories to solve the tasks specified by the scenario, presents results to users and incorporates feedback and evaluation to form a closed knowledge discovery loop. The key components of the proposed knowledge relationship discovery pipeline are outlined in figure 1, and discussed in the remainder of this section.

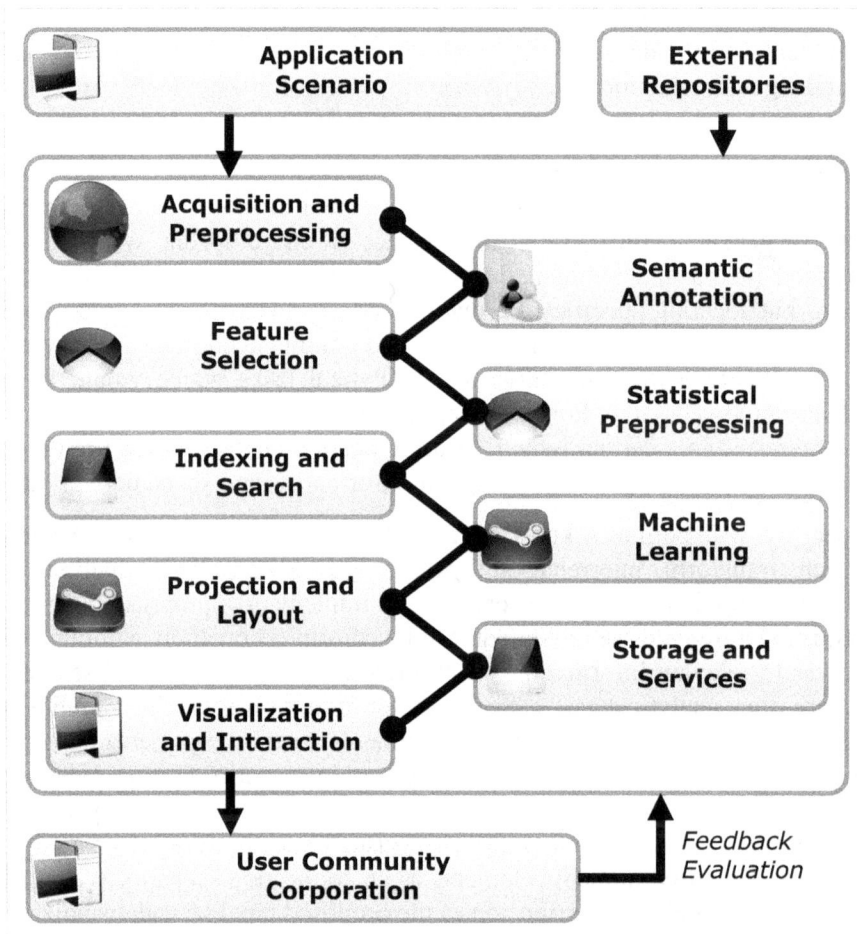

Figure 1: Knowledge Relationship Discovery Pipeline

Acquisition and Preprocessing

This component is concerned with importing knowledge artifacts, like for example documents or multimedia elements, from various sources, as for instance databases, web pages or blog feeds. Format normalization yields a single unified format per modality and content normalization yields unified representations of content structures like, for instance, paragraphs in text documents. Results of these processes are transformed into a generic metadata format used throughout the knowledge relationship discovery pipeline.

Semantic Annotation

This component is primarily based on information extraction algorithms. In the case of text documents, machine learning and shallow natural language processing techniques are employed to make implicit information present in the unstructured content explicit. Annotation yields named entities (i.e. persons, locations and organizations), structural information (i.e. sentences, phrases and tokens) and part-of-speech tags. External knowledge repositories may be used for entity recognition or disambiguation. For example, an external domain ontology can provide synonymous terms for identified named entities.

Feature Extraction

This component identifies features relevant for a given application context from metadata and semantic annotations. These features then comprise dimensions in a multidimensional space, and feature vectors can be assigned to knowledge artifacts accordingly. Multiple feature vectors may exist per knowledge artifact, with each feature vector expressing a different aspect of the artifact in a separate vector space. For example, in the case of text documents a person vector space could capture the presence of person names in the content while a title vector space may represent document titles. In the case of multimedia documents, common feature spaces include low-level features like color layout descriptor as well as manually annotated high-level features like regions of interest or semantic information.

Statistical Preprocessing

The vector spaces generated during feature extraction are statistically preprocessed to increase the performance and quality of subsequent processing steps. For example, TF/IDF or BM25 weightening schemes are applied to vector spaces in order to boost the weights of features with high discrimination power. Feature selection schemes are applied to altogether eliminate features with low information content from the feature vectors. During later steps in the pipeline, arbitrary weights can be assigned to feature spaces to represent the importance of certain feature types for certain queries and analytical processes.

Indexing and Searching

Once the initial processing steps have been executed, results have to be persistently stored and indexed to facilitate accessibility by subsequent components. The indexing component is comprised of updatable multifield search indices which may contain arbitrary combinations of content, metadata and semantic annotations, as required by the application scenario. Available query facilities include full text search, metadata search, range search, wildcard search, fuzzy search, Boolean queries, search by example and relevance feedback. In addition, associative indexing facilitates the association of terms between arbitrary pairs of index fields. For instance, associative indexing can be used to identify the association of persons with locations, or the association of terms with each other. This functionality can also be employed as a query expansion mechanism.

Machine Learning

This component provides a variety of supervised and unsupervised machine learning methods which can be freely combined depending on the application scenario. For instance, supervised classification algorithms facilitate learning of classes by example and subsequent classification of previously unseen knowledge artifacts. Unsupervised clustering methods are able to automatically identify groups of artifacts related in one or more feature dimensions. Inter-artifact similarity is computed from the vectorial distance of the feature vectors, whereby several metrics, as for example cosine coefficient or Euclidean distance, may be chosen. Results of machine learning methods are annotated with the knowledge artifact.

Projection and Layout

So far, the described components have yielded a detailed, abstract analysis of the underlying knowledge repositories. Results are available in the form of high-dimensional vector spaces which are not easily accessible to users. The projection and layout component performs dimensionality reduction by projecting feature vectors into a low-dimensional space (as, for instance, two-dimensional screen space or three-dimensional world space) while preserving relevant high-dimensional relationships. The resulting layouts place similar entities close to each other and account for design and usability consideration like, for example, label placement.

Storage and Services

The results of the processing steps executed by the pipeline components have to be stored and made accessible to end-user oriented applications. Storage is facilitated by a range of database and triple store formats, depending on application environment and performance requirements. Stored information can be queried and retrieved using predefined basic services, which in turn can be orchestrated into appropriate application-specific composite services.

Visualization and Interaction

End-user access to the results of the knowledge relationship discovery process is facilitated by dedicated client applications or rich internet applications. These employ the services provided by the architecture and display interactive graphical representations. Several integrated visualization components, as for instance Information Landscapes, Stream Views or Scatterplots, are available (Sabol et al. 2009). A framework for multiple coordinated views enables the integration of different, specialized visualization in order to simultaneously analyze orthogonal aspects of a repository. An example application for this feature would be the temporal-topical analysis of news articles using a Stream View and an Information Landscape.

Sample Implementation

The presented Knowledge Relationship Discovery pipeline has been condensed into a single, consistent framework named KnowMiner (Klieber et al. 2009), which will be made available on an open-source basis in the near future. Several pipeline instances have been employed in research and industry projects. In the context of this paper, we will use the Austrian Press Agency's APA Labs environment (Kienreich et al. 2008; Lex et al. 2008) as a sample implementation demonstrating the pipeline's capabilities in the media domain.

The archives of the Austrian Press Agency APA (APA 2009) contain approximately 50 million news articles in German language and grow by an average of 10.000 articles per day. The basic idea behind APA Labs is to give the general public access to novel retrieval and visualization services applied to news article repositories in the framework of a rich internet application. Visitors are invited to evaluate the services presented and to provide quantitative and qualitative feedback. The number of news articles available for evaluation purposes has been limited to avoid conflicts with the business model of APA. However, the imposed limitations have been carefully balanced to retain added value for visitors. Within the range of available articles, no further restrictions apply and the full article content can be accessed free of charge.

The expected benefits are manifold: APA Labs generates public awareness for the provided services and documents technological leadership. It enables the Austrian Press Agency to field-test new services early in the development cycle, in accordance with the concept of the perpetual beta proposed by the Web 2.0 paradigm. Services which have been evaluated as useful by visitors can rapidly be integrated into the business model, enabling the Austrian Press Agency to adequately respond to new trends in today's highly volatile media markets.

APA Labs has been implemented as a web application based on J2EE technology. A client-side rich internet application utilizes JavaScript and AJAX technology to communicate with a Web Server providing content through Java Servlets and Java Server Pages. The server employs a customized version of the Knowledge Discovery Pipeline outlined in this section. We will now present some application scenarios which have been implemented within this environment.

Augmenting Heterogeneous Repositories

The identification of relationships between heterogeneous knowledge repositories is facilitated by semantic repository enrichment and structuring. When ontological structures are available in two repositories, ontology mapping and alignment techniques can be employed to identify explicit relations (Lanzenberger & Sampson 2009). In the absence of ontological structures, semantic entities and entity types present in both repositories can be analyzed to identify implicit relations.

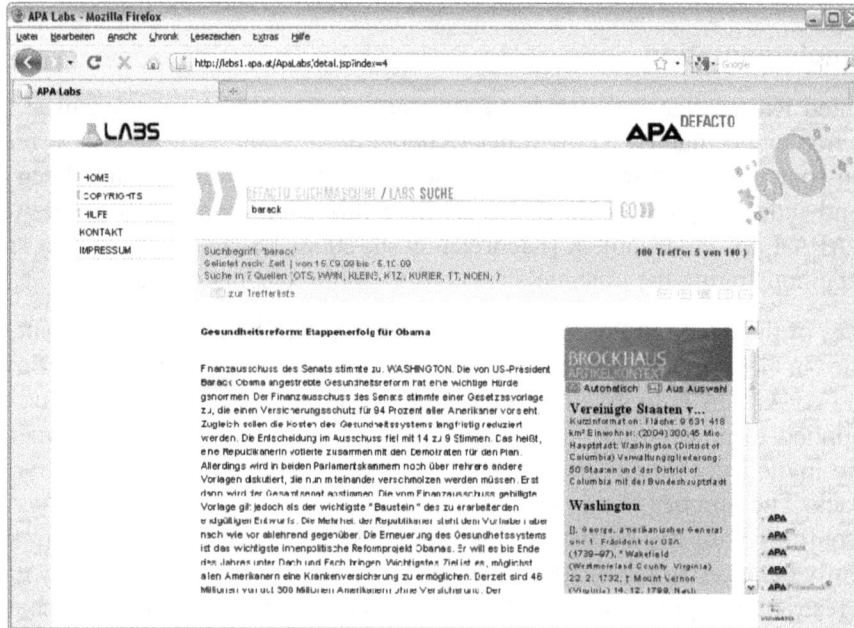

Figure 2: Encyclopedia lookup for news articles in APA Labs

A mashup combines data and services provided by two or more sources to create new functionality. We have created a mashup which combines news retrieval services provided by APA with encyclopedia retrieval services provided by Brockhaus. For a given news article, relevant encyclopedia articles are displayed in a sidebar along with the article content (see figure 2). This feature provides a context of general knowledge supporting readers in understanding news article. The set of relevant encyclopedia articles is constructed by querying semantic entities identified in the news article in the encyclopedia corpus. Entity type and entity instance occurrence context facilitates disambiguation of multiple hits. A ranking scheme which combines search result relevance and entity type statistics is applied to construct a priorized list, which is then displayed in the sidebar. The APA-Brockhaus-Mashup demonstrates how heterogeneous repositories can augment each other in the presence of semantically enriched information facilitating the identification of interrelationships.

3. Estimating Repository Quality and Credibility

A rapidly growing amount of consumer-generated media is available to the general public as a complement or alternative to media published by the media industry. This development has increased attention towards source quality and credibility. Traditional means of quality control in the media domain relied on professional ethics or brand perception reflected in market shares. These concepts do not easily translate to the domain of consumer-generated media. Appropriate methods for quality and credibility assessment are an active field of research, and in high demand by media consumers.

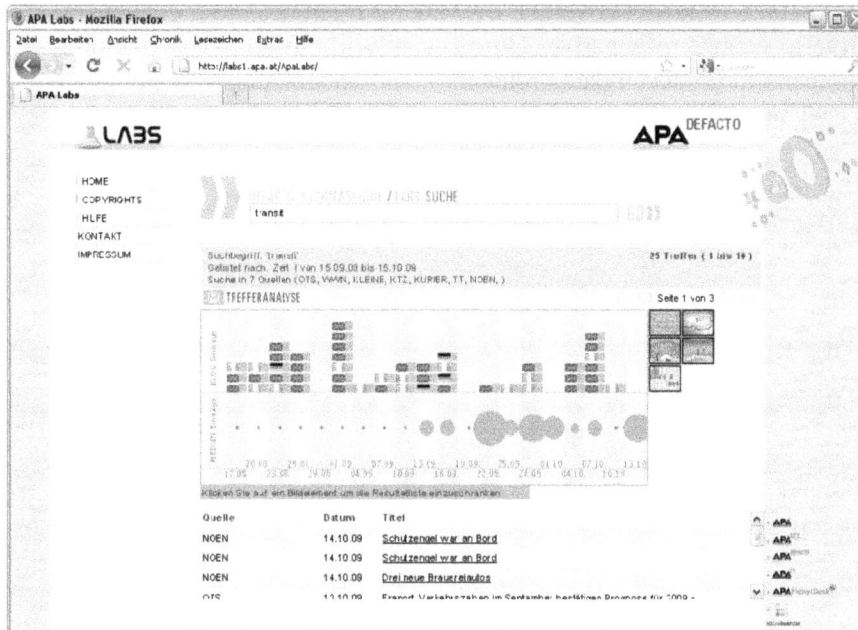

Figure 3: Comparative Blog Analysis in APA Labs

We have implemented a comparative, cross-language blog analysis tool which enables evaluation of the topical and temporal distribution of blog entries as compared to news articles (Juffinger & Lex 2009). Blog postings are retrieved using a semiautomatic parser based on XPath queries. Results are semantically enriched and indexed in language-specific repositories. The applied methodology for cross language retrieval is based on Wikipedia statistics. From the relevant news articles in German language, queries are constructed and searched in the German Wikipedia. Linked Wikipedia articles in the target languages (English, French, Spanish and Italian) are processed for the most relevant terms in the context of the query. Identified terms are then used to search the language-specific blog repositories.

Results are visualized in a timeline diagram which displays the amount of news articles published in comparison to the amount of blog articles published over time (see figure 3). By visualizing news and related blog articles along such a timeline, users may observe differences in trends and correlations of topics in different media types. Such correlations indicate parts of user generated content following the line of traditional publishing and may serve as an indicator for the user generated content quality.

4. Visually Enhanced Access to Media Repositories

Public discourse in the news media has been monitored by dedicated agencies since the end of the 19th century using various analytical methods. Attention analysis investigates the extent of media coverage allocated to specific concepts as, for instance individuals or products. Issue analysis extends this idea by investigating the context of media coverage. Sentiment analysis inspects the attitude of media coverage by ranking references to a concept on a scale ranging from positive to neutral to negative. Until recently, these analytical methods have been employed by experts to produce results relevant – and understandable – to customers from a narrow market segment (for instance, public relation, politics and marketing).

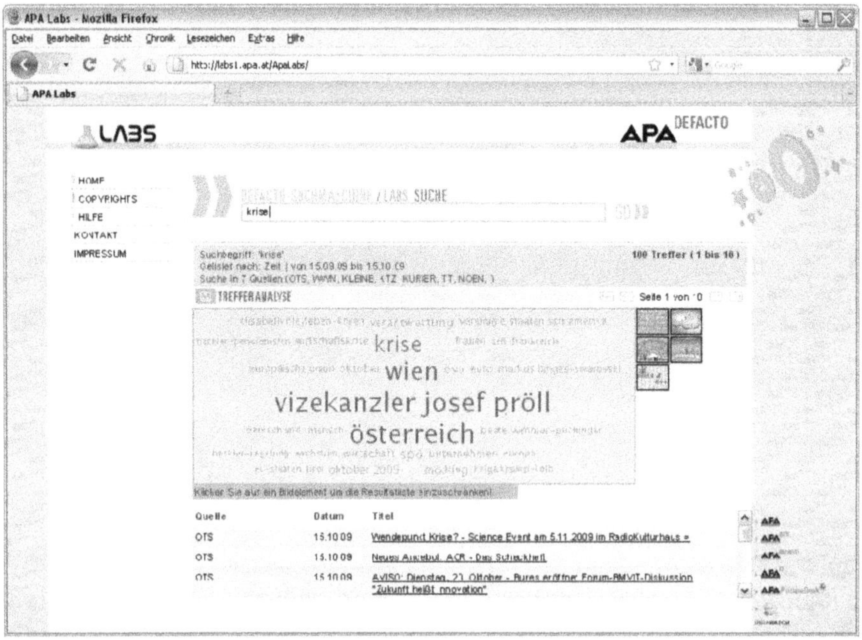

Figure 4: Tag Cloud Visualization in APA Labs

With the advent of consumer-generated media, monitoring and analysis has become relevant for the general public. However, analysis results have to be communicated through carefully designed, simple visual interfaces to match the visual literacy and skill level of the target user group. Figure 4 illustrates tag cloud visualization of a result set obtained in APA Labs. Tags have been derived from extracted entities. A novel layout algorithm (Seifert et al. 2008) guarantees that the most relevant tags are laid out first and are placed close to the center of the available area. Tags never overlap and two tags featuring the comparable relevance are drawn using the comparable font size. Clicking one of the tags instantly restricts the search result set to news articles containing the original search term and the selected tag.

Geospatial services and applications like Google Maps, Google Earth or NASA Worldwind have recently attracted significant public attention. The geographical location of an object or individual is one of the primary dimensions along which we consider the world surrounding us. This fact is reflected in the composition of knowledge artifacts. For instance, it is estimated that at least 20% of all web pages contain accessible geographic references (Delboni et al. 2005). We have found that more than 85% of the news articles published by the Austrian Press Agency contain at least one geographic reference. Consequentially, a geospatial display of news articles is a promising approach to visually accessing media repositories.

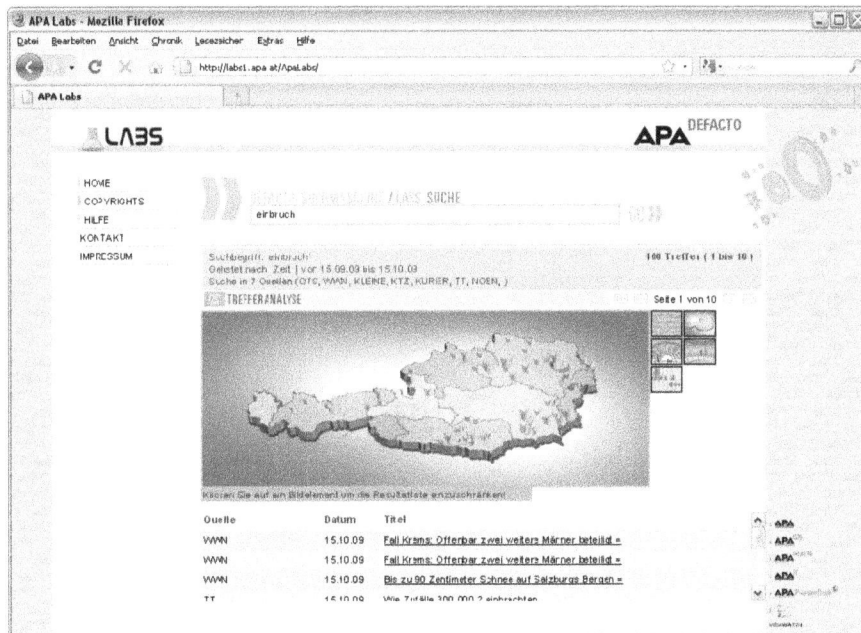

Figure 5: Geospatial Visualization in APA Labs

Figure 5 displays the geospatial visualization of a search result set obtained in APA Labs. Cones have been positioned on a map of Austria to denote locations referenced by one or more articles. The size of each cone encodes the number of references identified for its location. The cones have been rendered using a semi-transparent material to alleviate occlusion effects. Moving the mouse pointer over a cone displays the name of the location and the number of references identified for it in the form of a tool tip window. Clicking on a location instantly filters the search result set to contain only articles referencing the selected location. One benefit of the geospatial visualization is the ability to identify geographical hot spots for a particular topic at a glance. Another benefit is the ability to quickly restrict results by region. This enables users to identify news on cross-sectoral topics relevant for their immediate (geographical) environment.

Public discourse in the news media is often conducted by political representatives and comprises the exchange of ideas and criticism between topically or ideologically opposing points of view. The co-occurrence of key individuals in news articles is an important indicator for this process. Monitoring which individuals are mentioned in close proximity provides an insight into the state of ongoing opinion formation, even if no specific semantic information (in example, which statements are made by which individual) is available. The automated computation of this type of analysis has been possible for some time. However, results are of a complex, numerical nature and require careful filtering and visualization to be comprehensible for a general audience.

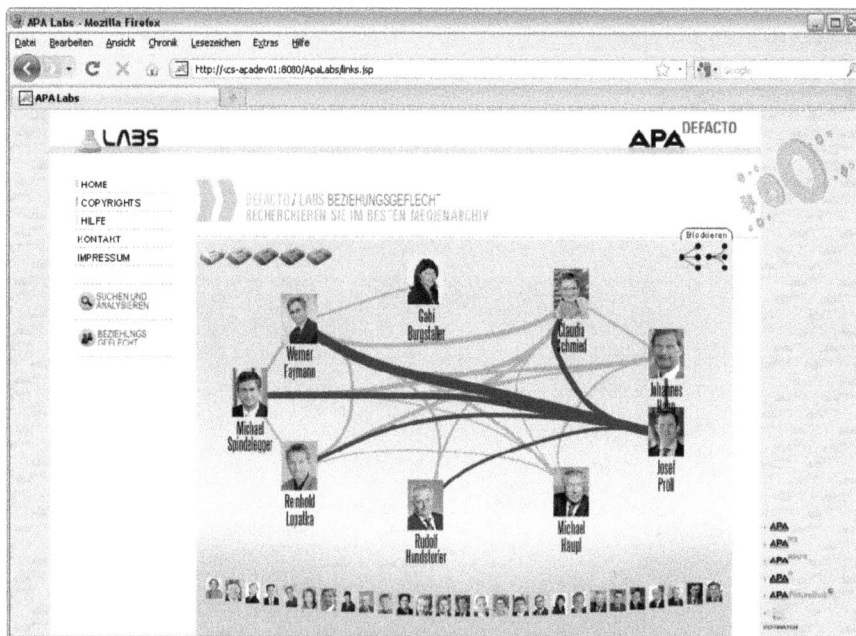

Figure 6: Visualization of co-occurrence relationships in APA Labs

The relationship analysis component of APA Labs constantly monitors media attention towards Austrian key politicians and computes co-occurrence statistics of the according named entities in news articles. For each politician, the set of politicians together with whom he or she is most often mentioned in the media is constructed. Set members are represented by portrait images and textual labels. Visual elements are arranged in a circular layout and connected by lines representing co-occurrence. Line width and shade encodes the relative number of co-occurrences. Force-directed edge bundling of graphs (Holten & van Wijk 2009) has been employed to simplify the resulting graphs. Color coding by news article sources can be employed to analyze source bias effects. The politician for whom to display the visualization can be chosen from a row of portraits at the bottom of the visualization (see figure 6).

5. Conclusions

In this paper, we have discussed the impact of technological advances and paradigmatic changes in the utilization of the World Wide Web on the business models of media providers and on the information seeking strategies of media consumers. We have outlined a knowledge relationship discovery pipeline designed to address the resulting challenges and discussed several application scenarios in the media domain.

We consider evaluation and optimization to be the most important future task in the context of our work. Individual pipeline components and configurations have already been comparatively evaluated by participating in challenges like PAN (Muhr et al. 2009) or INEX (Granitzer, Seifert & Zechner 2009). The main visualization components have also been evaluated using both heuristic evaluation techniques and formal experiments. A full-scale evaluation of an application like APA Labs with comparable systems remains to be done. Another important future task is to tighten integration with external repositories, as for example linked open data.

Both pipeline and visual access components have been deployed in several industry scenarios, including the media scenario described in this paper, patent analysis and plagiarism detection. The Austrian Press Agency has already integrated several new components into its products which have initially been implemented and evaluated within the APA Labs framework. We conclude that a combination of advanced knowledge processing methods and visualizations will enable media providers to take the step from content-centered to service-centered business models and, at the same time, will help media consumers to better satisfy their personal information needs.

References

Austrian Press Agency (2009) *http://www.apa.at* [Accessed 06 March 2010].

Business Insider (2009) *http://www.businessinsider.com/facebook-now-the-fifth-largest-country-in-the-world-2009-4* [Accessed 06 March 2010].

Delboni, T.M., Borges, K.A.V. & Laender, A.H.F. (2005) Geographic Web Search based on Positioning Expressions. *Proceedings of the 2005 Workshop On Geographic Information Retrieval*, ACM, pp.61.

Granitzer, M., Seifert C. & Zechner, M. (2009) Context based Wikipedia Linking. In: Geva S., Kamps, J. & Trotman, A. eds. *Advances in Focused Retrieval 7th International Workshop of the Initiative for the Evaluation of XML Retrieval (INEX 2008)*, LNCS 5631, Springer, pp.354–365.

Guardian (2008) *http://www.guardian.co.uk/world/2008/nov/28/mumbai-terror-attacks-india-internet-technology-twitter* [Accessed 06 March 2010].

Holten, D. & van Wijk, Jarke J. (2009) Force-Directed Edge Bundling for Graph Visualization. *Computer Graphics Forum*,Volume 28, Issue 3, pp.983–990.

Infotrend   (2004)   *http://www.infotrends.com/public/Content/Press/2004/03.11.2004.c.html* [Accessed 06 March 2010].

Juffinger, A. & Lex, E. (2009) Crosslanguage Blog Mining and Trend Visualization. *Proceedings of the 18th World Wide Web Conference (WWW'09)*, ACM, pp.1149–1150

Kienreich, W., Lex, E. & Seifert, C. (2008) APA Labs: An Experimental Web-Based Platform for the Retrieval and Analysis of News Articles. *Proceedings of the 1st International Conference on the Applications and Digital Information and Web Technologies (ICADIWT'08)*, pp.58–62.

Klieber, W., Sabol, V., Muhr, M., Kern, R., Öttl, G. & Granitzer, M. (2009) Knowledge Discovery using the KnowMiner Framework. *Proceedings of the IADIS International Conference Information Systems*, IADIS, pp.307–314.

Lanzenberger, M. & Sampson, J. eds. 2008. Ontology Alignment and Visualization. OnAV *IEEE Intelligent Systems OnAV/CISIS-08 essays*.

Lex, E., Seifert, C., Kienreich, W. & Granitzer, M. (2008) A generic framework for visualizing the news article domain and its application to real-world data. *Journal of Digital Information Management (JDIM),* Volume 6, Issue 6, pp.434–442.

Mashable Twitter Stats (2009) *http://mashable.com/2009/09/14/twitter-2009-stats/* [Accessed 06 March 2010].

Mashable Facebook Stats (2009) *http://mashable.com/2009/04/08/facebook-from-100-to-200-million-users-in-8-months/* [Accessed 06 March 2010].

Mashable Flicker Stats (2007) *http://mashable.com/2007/11/13/flickr-2-billion-uploads/* [Accessed 06 March 2010].

Muhr, M., Zechner, M., Kern, R. & Granitzer, M. (2009) External and Intrinsic Plagiarism Detection Using Vector Space Models. *Proceedings of the SEPLN'09 Workshop on Uncovering Plagiarism, Authorship and Social Software Misuse,* pp.47–55.

People Press (2009) *http://people-press.org/report/384/internets-broader-role-in-campaign-2008* [Accessed 06 March 2010].

Sabol, V., Kienreich, W., Muhr, M., Klieber, W. & Granitzer, M. (2009) Visual Knowledge Discovery in Dynamic Enterprise Text Repositories. *Proceedings of the 13th International Conference on Information Visualization (IV'09)*, IEEE, pp.361–368.

Seifert, C., Kump, B., Kienreich, W., Granitzer, G. & Granitzer, M. (2008) On the beauty and usability of tag clouds. *Proceedings of the 12th International Conference on Information Visualization (IV'08)*, IEEE, pp.17–25.

The visual in teaching – from Bologna to YouTubiversity

Yngve Troye Nordkvelle, Yvonne Fritze & Geir Haugsbakk

Abstract

The visual in teaching has an important historical background, which needs to be taken into account when teaching in the university is offered as "Open courseware", "UTube" or made publicly available in distance education contexts. Gradually, teaching has been remediated – from texts and actual teaching in the classrooms, to the Internet. Videos both remediate the images of the taught, as well as the event of teaching. The paper aims at depicting the various genres that now are discernable and used in distance education, and ask if they manage to remediate the presence of the "teacher" of the "taught". Videos and text merge – or interlace – in new educational media, such as websites, which are exponents of the new multimodality of open education projects. The remediation to the video has taken up genre elements from talk-shows and the documentary. How do didactical narratives survive in this context?

Precursor: The lecture as learning object

The "digital turn" in higher education practices, is accompanied by an "iconic turn". The logic of the image as it emerges on screens is increasingly influencing our modes of meaning-making (Kress 2003, Jewitt 2005, Bayne 2008). Influential thinkers such as Mirzoeff (2009) remind us of the importance of visual culture, and of the all the screens, pictures and objects that demand our visual capacity. Traditionally, higher education offered lectures, demonstrations, lab-exercises, – and textbooks – as visual expressions of teaching. For a large number of institutions, students now carry screens on computers, cellular phones, music players with them around in the university, displaying the very same lectures previously being exclusively performed in the lecture theatre. This means that the conventional visual landscape has been challenged. It has been suggested that the availability of visual representations of the "real" lecture is a significant factor if students choose not to visit the lecture theatre (Massingham & Herrington 2006; Moore, Armstrong & Pearson 2008). "The disappearing student" has become a expression of the worries teachers in higher education express about student absenteeism.

The lecture theatre was the conventional medium for conveying the performance of a lecturer, who to various degrees engaged visual aids (blackboards, tables, demonstrations etc.), and engaged the listeners in dialogue. For the purpose of making studies more flexible, a large number of higher education institutions are now engaged in a process of transforming these events to mediated lectures. A number of new technologies have been employed to make lectures available on the Internet and for consumption on personal computers, PDAs as well as cellular phones. Lectures are gradually transformed to "Learning objects". This is no trivial process, and a number of initiatives treat the function of a lecture with little respect. The lecture is a complex mediation, containing the spoken word, the bodily rhetoric used by the speaker,

the images used to support the oral presentation, as well as the use of the listeners as partici-
pators in the meaning making as well as the exposition. On the way to "the learning object" a
number of compromises are done to make this process possible.

Criticism of the lecture and the rise of writing

In a historical context, the lecture has been a target for much criticism. Hugo St.Victor's (1097-
1141), in his book "Didascalicon", uttered his complaints about fellow professors whose lack
of respect for rhetoric led them to betray the ideals of education: They were talking about
things outside the text, referred to many irrelevant topics, dwelling too long about details and
would anticipate the end of the text while they should be addressing the initial chapter only.
The much needed methodical and deliberate and concise presentations were neglected and
thereby they failed to provide students with an adequate understanding (Illich 1995, Grabmann
1998, pp. 43–44). While Hugo read from the canon, St.Thomas Aquinas wrote manuscripts on
paper, before reading them out. His main effort was to outline any topic clearly, aided with
contrasting, sequencing, evaluating and rephrasing elements from Aristotle in ways that, according to his contemporaries, refined the fundamental knowledge the Master had presented.
This basic form of presentation was called "exposition". He developed the style of rhetorical
questioning arguing for and against (sic et non) and performed it to its perfection (Durkheim
1977, pp. 134–35).

The development of writing technology allowed St.Thomas' students to take notes, which
raised the tempo of the teacher's reading/speaking as a new issue. Able students were now
taking dictates, and the argument about the ideal speed of presentation took off. The Senate of
the University of Paris ordered in the 14th century that lecturing should not be performed to
quickly, so that students would be able to hear and reason, but not to slow, so that dictates were
possible to make verbatim. In Spanish the expression for lecturing is still often called "pronun-
ciare ad pennam" (Illich 1995, pp. 91–92). The relation between what is spoken and what can
be read has been problematic since then. In late renaissance bookshops became cultural institutions and libraries eventually. For university students using libraries became ordinary during
the 18th century. The German poet and university teacher Johann Gottlieb Fichte (1762-1814)
cursed the lecture as a form of teaching. He claimed the students easily could read his works
(Apel 1999).

The bodily rhetoric was also a great concern. The eminent professor of Eloquence and Logic at
the University of Paris, Petrus Ramus (1515-1572), argued fiercely against Quintilian's version
of rhetoric because it was aimed at producing an immediate conviction of truth, and did not
consider sufficiently what was the function of the university: to produce lasting and uncondi-
tional truth. His teaching was humanist in one respect; he was the first to lecture in the mother
tongue of the students, he used practical examples taken from a future professional context of
the students. On the other hand he, and a number of his colleagues, would discipline the
students violently if their attention failed and started to disturb the talk of the professor.
Ramus' comfort for his students was that his logic aimed at identifying the "natural" way of
thinking and learning. Thereby he construed a new conception of a university curriculum

which took the logic and development of thinking as its point of departure, instead of the canon inherited from Aristotle.

The battle between text and image in teaching

Seeing the teachers has been considered vital in all teaching. The Greek term "Didaskein" means "pointing at" – meaning there is something to point at – either an oral phenomenon, such as a figure of speech – or a visual image, token, sketch or item which could serve as "something" to be pointed at in teaching. In various cultures, both historically and geographically, "text" and "image" have been seen as contradictory or competitive terms. To a large extent this has been the case regarding education, and "text" has kept its fundamental position in education. "Text" has been strongly associated with modernity. Images, on the other hand, have been seen as parts of both a traditional society and post-modern conditions. After the Renaissance, images were more and more associated with children's activities. However image and text are historically intertwined to such an extent, that historical changes can not affect one side without dire consequences for the other, to speak with Trond Berg Eriksen (1995). However, "image" has never really challenged the place of "text" in education, in spite of this. When "living images" arrived, many contemporary educationists predicted an immense influence on education (Diesen 1995). But the "text" has sustained as the prominent carrier of meaning and communication. Images – and video have taken roles as supplementary, but having different kinds of expressions and functions depending on the context.

Many critics of education claim that we still are on the very brink of a visual revolution, because the technology of the text and the technology of the visual are merging, or at least that the border is becoming blurred. The Art of Memory was first described by the event of Simonides, the artist who Castor and Pollux rescued from the faltering house. Simonides remembered who the victims were because of where they sat around the table. He had stored the memory as image. Remembering, an act it itself that plays an enormous role in higher education, is historically tied to the coding and decoding of images. Berg Eriksen reminds us that the text itself is a highly encoded image, and demands the same ability to decipher as the seeing of an image. The resistance towards acknowledging the image as intellectually equivalent to text is rooted in Religion. The only way Jahve showed his face was on the Ten Commandments. Images on the other hand became associated with the opposite of what the commandments combated: the sins, which became associated with seduction and sensibility. While St. Thomas took up the knowledge from Cicero that memory is greatly enhanced if stored in images and places, he also suggest that the use of grotesque, ridiculous and shocking, blood dripping images as an aid to memory. Horrendous images supports memory and strengthens the viewer in finding out what is commendable and what should be avoided. Images were ascribed power and ability to generate intellectual maturity, from the visible to the invisible. The seductive visualisation of the "eternal fire" combined the disgust Luther developed for the Pope, led the Northern Reformation into a pious abstaining from the visual rhetoric of symbols. The churches became cleansed for images, but on the other hand paved the way for spoken and written rhetoric. While the counter-reformation took imagery and visualisation to new heights, the northern Europeans refuted the images as something childish, deceptive and unreal. Berg Eriksen (ibid.) suggest that modernity's resentment of the image stems from the Lutherans and Calvinists, and that the fear of whatever visual media extra to the text from there on, stems from this critical time in history. He suggests that while the image was pronouncing the conscious in the Pre-Gutenberg time, and the text the subconscious, they swapped places through the Renaissance. Intellectual development became associated with the sensibility of text instead of the "imaginative" image.

Teaching in higher education and the image

Berg Eriksen (ibid.) points at five central elements of the image which made it unavoidable and kept a space in communication as well as learning:

1. Images were a guarantee for presence of what is portrayed – or as a token of the reality or powers they represent.

2. Images have been the site of voodoo. Manipulation of the image was thought to have consequences for the item represented.

3. Images have served of representations of memorable situations, persons, phenomena and places.

4. Images served as explanation or an illustration of a text, and thereby extend the potential of the text by offering elements of the void in the text.

5. Image as documentation as a capture of authentic situations or moments, and makes the viewer a spectator to what actually happened.

While St. Thomas greatly supported the potential for creating a sense of presence by the use of the image, the late Renaissance thinkers became obsessed with the structures and systems – the method of knowledge, and became fascinated by the idea of encoding knowledge for the purpose of easing the memory. Pierre de la Ramée introduced the tables and models in his teaching to visualize the inherent logic of his teaching, tables and models that were reproduced in his enormous production and distribution of textbooks, and thereby inducing another type of truth to the act of speaking, by converting it to writing (Ong 1958, Nash Smith 1999). Galenius (129-216), produced the illustrated book of medicine, which, thanks to Arab translations became the standard work of medicine until the 17th century. His dissections were performed on apes, but the book and its images was still conceived of the as the most accurate description of the human body. Medical teaching relied on this work until the Belgian Andreas Vesalius published the textbook in Paris in 1543 *De Humani Corporis Fabrica* (*Fabric of the Human Body*). It was first in 1623 the first dissection was performed at the University of Paris (Brockliss 1996, p. 610). Nine years later, Rembrandt produced the painting "Dr.Tulps Anatomy" – in which the participants consult the standard textbook by Vesalius in the far right end of the painting. Dr. Vesalius performed exactly the same dissection in 1542 on the left arm.

The picture suggest that teaching itself has become a complicated visual event, where students need to attend to the teachers voice and text, his bodily rhetoric as well as the demonstration of an event. The lecture is a performance in itself. While Ramus greatly acknowledged the importance of the teacher using the bodily rhetoric to produce an eventful lecture, he also wanted to release the lecture from the social context and hinge it on discourses about truth (Nash Smith 1999). One might say that he invented the table as an expression of a theoretical model – but using text as icons. The showing of hierarchies of terms, displaying the higher and lower order of phenomena in the logical system according to Ramus, was a precursor to the bullet points of PowerPoint.

The primary tool for lecturers in higher education is the use of PowerPoint-presentations, to a large degree using texts on bullet points. Using text as icons, which is one of the main criticisms raised by Tufte (2003), implies that it is questionable what the value of presentations is. Most teachers in higher education use PowerPoints or similar to convey a similar visual extra material to their teaching, – either to underline what is being said, animating or demonstrating a point, – or to introduce items to discuss or reason by. In fact PowerPoints can be used in a multiplicity of ways. Research on the effectiveness of using PowerPoint shows that students remember more from a series of slides using text, compared with a series using images and graphs in addition to text (Bartsch & Cobern 2003). However, in a critical review by Kjeldsen (2006) it is suggested that most teachers use the rhetorical options of PowerPoint poorly, and that the design of PowerPoint itself induces poor usage. This line of criticism, raised first and foremost by the professor in graphic design, Edward Tufte, is crucial, because in most subjects special and complex visual apparatus like microscopes, telescopes, etc. are not used. Power-Point seemingly is the only visual aide in use.

What does a lecturer bring to the lecture on campus?

The Norwegian educational philosopher Tone Kvernbekk interprets Erving Goffman's writing on the lecture in this way: A speaker has three roles simultaneously: He/She is an animator, who pronounces and reads out a text. The speaker is also the author who has written the manuscript and owns the text. Finally the speaker is a principal, who believes what he/she says, and implicitly guarantees what is being said. All this add to the intellectual authority that any lecturer exceeds. Goffman (1981) proposes three ways of animating the word: memorizing, reading out loud and through "fresh talk". The mastery of the lecture is demonstrated in the way the lecturer handles the shifting roles. In the theatre every person in the audience knows that the text has been memorized by the actors, while they are delivered as "fresh talk". In the lecture hall, students admire lecturers who can give similar performance, seemingly independent of the manuscript, speaking freshly from a stream of convictions and explanation that the lecturer produces underway. This is exactly what produces the sort of presence and attention that a lecture needs in order to maintain the suspension the listeners need in order to follow the manuscript. While the author is the role that maintains the logical presentation of the points in the lecture (or the logical text as Ramus sought), the animator can break away or the principal can enforce the message by ad-libing, or injecting "fresh talk" to increase or ease the suspension of the moment. At those junctures the logical presentation is somewhat threatened or deviated, and the established balance might tip in another direction, possibly as entertainment. Much of this "fresh talk" occurs as the lecturer's response to the audience (Kvernbekk 2009). Fritze and Nordkvelle suggest that what actually motivates those acts of ad-libing is the interest the animator has in checking out what the audience has understood (2003). The lecturer seeking out the response in the gestures and visible attention of the audience is a crucial act in the art of maintaining the attention of the audience. Checking the audience in their process towards understanding the topic is a part of the dramaturgy of the lecture.

Text, teaching and the image

Following Berg Eriksen and Kvernbekk here, the images used in lectures are parts of the "fresh talking", that the "animator" "performs" to make the students more attentive. When lecturing in "History of Art 100" in the movie "Mona Lisa smiles", the actor Julia Roberts demonstrate how the presentation of a text, into which a series of images are inserted, does not always follow the planned avenue (Newell 2003). While most often believed to fill informative functions in the lecture, the use of images can alter the direction of the lecture. In a direct comparison between three lecturers' performance in clinical medical training Saroyan and Snell (1997) distinguished between three styles used in three different lectures: the content-driven, the context-driven – and the pedagogy-driven lecture. Their interpretation is interesting, because they treat the lecture as interplay between these elements: the said text, the illustrations presented, and the engagement of the listener. The *content-driven* lecture had all the traditional elements: only rhetorical questions, no interaction with students, no outline of the topics provided, no summing up during the talk, numerous illustrations, and no evaluation or making connections to other lectures or areas of possible interest. The *context-driven* was rather more complex, with patients involved, fewer topics introduced and with strong interactivity between lecturer, students and patients. The *pedagogy-driven* had a clear outline of the lecture at the beginning, presented a sequence of topics, admitted strong student involvement, with a succinct handout that made students active listeners, and evaluated the student's learning in the end. Saroyan and Snell found the *pedagogy-driven lecture* to be the superior way of presenting a lecture. Such classifications vary according to discipline and subjects. In mathematics, what is often called a traditional lecture is content-driven, a one-way communication using the definition – theorem – proof format (DTP format) (Weber 2004), focussed on presentation in the DTP order of within mathematics content matter only (Bergsten 2007).

"Lost in translation" – the remediated lecture

Students living in the visual culture meet the lecture both "live" on campus and in various genres such as e-lectures. If students tend to drop-out from lectures, for various reasons, students should on one hand be aware of what they might miss out. On the other hand, teachers who know they – again for various reasons – will miss students in their live classes, might take interest in finding out how to minimize the loss of meaning when they remediate their teaching in other media. The ability to receive and process the two media will be part of their "digital bildung" as students (Kress 2003, Jewitt 2005, Bayne 2008) and teachers producing their lectures for multiple medias might take advantage of learning how to perform via media (Buhl 2008). The transformation of the visuality of the live-teaching to various media: the lecture to videotape, the seminar to a discussion forum on a VLE, tutoring videoconferencing and assessment in digital portfolios. Each one of these transformations can be seen as remediations.

Remediation is defined concisely in the glossary of Bolter and Grusin's seminal book (Bolter & Grusin 1999, p. 273):

> We define the term differently, using it to mean the formal logic by which new media refashion prior media forms

At its best, a live lecture can offer a strong type of emotional, social, cognitive and visual experience. Research on what invokes students' motivation and leads to cognitive and affective learning is focused on teacher immediacy (Frymier 1994). Teachers, who walk, make eye-contact, vary the voice, address students by their names, make students more attentive, motivated and positive to the learning situation, leading to higher cognitive and affective learning. Use of humour, self-disclosure and stories to make examples, ask about students opinions, use of gestures and mimics have all positive effects on student learning. All these acts are typical of "fresh talk" that makes the lecture vivid and "live". They are acts of producing presence via emotions, – a sense of being aroused, inspired, pleased or challenged emotions that are genuinely produced in interaction between student and teacher (Mottet & Beebe 2000). The use of images can be very closely tied to this production of presence.

Bligh (2000), identified one substantial difference between taped and live lectures, namely that a taped lecture took half the time of a live performed, while Carpenter (1995) suggested that 27 minutes in studio took two hours in the lecture theatre. Responding to questions, explaining and repeating, interpreting students responses, moderating brief discussions multiplies the average time with two, at least (ibid. Bligh, p. 225). In a PhD-thesis, Fritze (2005) studied how a variety of educational processes were influenced by the medium: the lecture, tutoring, examination, showing how the formal logic transformed the "prior media form" – the live exercise. Fritze (ibid) and Fritze and Nordkvelle (2003) analysed what happened with the lecture, when performed on the same manuscript, and taped in the studio. Bringing the lecturer into the studio implies that most of those elements that make a lecture interesting or fun to follow are weakened. In Fritze and Nordkvelle's study what disappear from the live lecture when translated to the studio, is exactly those elements that are vital for students' attention. The references to the personal become much more vague, the appeals to commonalities become blurred and unengaging, the examples less contrasting, "I" is replaced with "We", and if there still is humour involved, it lacks the timing or initiation of a "Frame of humour" that is vital for its success. In this way, not only humour, but also irony, sarcasms, absurd references disappear, and put immediacy in the teaching situation to an end.

Buhl suggests that teachers in higher education have gained a new function as a visually positioned actor, – in addition to be the person students see live, he/she is acting on the screen. Thereby they become actors performing in contexts viewers would most likely compare with media:

> [...] that information technology makes clear a reflexivity in the teaching profession, which appears in the way teachers carry out their profession and can be observed in educational contexts. The reflexivity is articulated aesthetically as performativity and assumes to an increasing degree forms that make refer-

ence to the paradigms of mass media. This plays a central role in the ways we read each other in educational communication and the functions connected to the teaching profession (Buhl 2008, p. 2).

The trouble is if teachers manage to stage these functions in the new media format. Apparently they have great problems in compensating what is "lost in translation" – or remediation.

Genres for remediation

Increasingly higher education institutions seek ways of making lectures publicly available using a variety of new media genres. In distance education, the UK Open University developed sophisticated video material for their courses. The media resources resembled those of a substantial TV-production unit and their media reference was to a great extent various documentary genres produced by the TV-industry. In Canada, the University of Athabasca used a series of programmes produced by the British Broadcasting Service: "The History of Popular Music" as learning material for an undergraduate course. Dutch television has recently opened up for the free use of a wide range of programmes produced for their public service broadcaster. Presently, the Dutch organisation SURF is working to make all teaching taking place in the Netherlands instantly streamed and accessible from the Internet. This confirms that the media genres typical of television are a reference for media production for education.

A particular series of seminars called "DIVERSE" – abbreviated for "Developing innovative visual educational resources for students everywhere" is one rare semi-organisation that follows the development and encourages research in the area. "DIVERSE" is now a Dutch registered foundation[1].

Videoconferencing, videotaped lectures streamed for websites, and podcasts (in various forms and shapes) are now prevailing and dominant genres. They represent (at least) three different ways of adapting to new media. The videoconference seeks to maintain the sense of presence that is genuine of the lecture hall and inserts various technological ways of maintaining the interactivity of the live lecture. The streamed lecture is a way of capturing the actual course of events, demonstrating that students accessing the course on-line will get "the same thing" as those in the theatre, except for the possibility of interrupting the teacher with questions. The podcast is most often produced in separate units outside of the lecture theatre and can contain a variety of media content: audiofile, a videofile, or can be produced in an multimedia package such as "Elluminate" (http://www.elluminate.com). There are multiple commercial solutions able to convey complex screenshots containing video of the lecturer, as well as a whiteboard for PowerPoint-presentations, and with options for collaboration with fellow students alongside.

The advantages of videoconferencing were already by 1991 viewed as the ability to share expert teaching with learners spread across vast distances and encouraging group interaction.

---

[1] http://www.aber.ac.uk/diverse/DIVERSE2009-Handbook.pdf

Armstrong Stassen et. al. (1998) investigated student's reactions toward videoconferencing. They identified that older female students reacted gradually more negative to videoconferencing and that technological problems, the lack of access to the teacher, a distracting and impersonal environment with few opportunities of participation, in general made students rather reserved. Similar experiences have been reported by Fillion et al (1999, p. 314). Technical components in distance education using videoconferencing can be very frustrating during breakdowns and defectiveness. They point at the problems of communicating properly as the main problem in videoconferencing, which resulted in dissatisfaction with the lecturing in their experiment.

Mottet (2000) investigated distance education teachers and their experiences with interactive videoconferencing. The focus was on how students' non-verbal response affected teacher behaviour. The study showed that teachers get insufficient non-verbal response, and that they are unable to interpret students' reactions adequately – if they have understood the topic or how they conceive the learning situation in general. Generally the teachers (n=157) preferred face-to-face teaching and interaction with students. Similar findings are reported by Gillies (2008).

The streamed video lecture

In the United States, using institutional websites for streaming video has become quite common. Massachusetts Institute of Technology has made a number of its courses available and publishes courses and lessons with rich media material. Other major universities like Stanford and UC Berkeley have tried out different formats. The majority of these lectures are taped in the lecture hall, with a single camera, and for more sophisticated use, a cameraperson who switches between document-camera, PowerPoint slides and the camera on the lecturer. One example from UC Berkeley, which in the period 2000-2006 pioneered the process of making lectures publicly available through streaming of video, and subsequently started to collaborate with YouTube for presenting their courses, can be found on: http://www.youtube.com/user/UCBerkeley#p/a/6879A8466C44A5D5/0/zmYqShvVDh4. Various commercially available set-ups are today available to capture lectures in such formats (Like Echo360). Typically, this format loses most of the student's voices from the classroom talk. YouTube hosts a large number of lectures in this format.

Podcasting

Portability has been an important issue, and downloading streamed lectures are often considered cumbersome and time consuming. One response to the demand for quicker distribution and more manageable files have been to alter the lengths of a lecture into shorter formats of "learning objects". The challenge of mediation has been to abbreviate the lecture and slice it up in smaller pieces. Managing large files is challenging to many commercial learning management Systems which are in the market. They handle stuff like this poorly. iTunesU now typically delivers shorter podcasts, where the full lesson is sliced into smaller portions.

Discussion

The lecture is a complicated type of mediation. From a historical perspective we have shown that the discussion about how a lecture should be presented is an everlasting one. The relation between the spoken text, the bodily rhetoric, the use of illustrations and the involvement of the listeners, directly or indirectly, is a complex one. When the lecture is understood as an object for learning, and subsequently transformed to new media, basic relations between the elements that make up a lecture is fundamentally altered. First of all it is changed into an event which has its main reference in Television, or Television in new digital formats. Ultimately the new media – as lectures are presented through YouTube or iTunesU, is the media format that the lectures will seek to be aligned with.

According to modern media theory, the elements previously associated with the lecture in the theatre is remediated, e.g. redefined and given a different task in the online context. We have reasons to believe that what gives a lecture credit as a performance is difficult to remediate. The immediacy which is produced by teachers interacting with the taught material, the text and illustrations, as well as the dialogue with students is hard to present in a new media format. The streamed lecture captures the visual as captured by an eye. Minimal editing and adjusting is the norm before publishing. The videoconference is to a great extent captured synchronously with the students watching it. The screen substitutes the visual experience of the live performance. The size and scale of the teachers acting, and the images used is adjusted to the size of the screen. This is not necessarily implying that less is visible. But in both instances students are practically impossible to engage by direct interaction. What remains is the engaging quality of the text the lecturer speaks out, of the "freshness" of the talk.

The question is what the listeners need to sense as compensated via other mediated functions. In large distance educations, such as the UK Open University a response is to produce teaching material which resembles TV-productions. Most teaching organisations need to develop more economically justifiable adaptations. What is "lost in remediation" is therefore a challenge to find compensations for.

One early study by Carpenter and McLuhan showed that lecturing via media that employed the dramatic potentials of the media led to more effective learning (Carpenter 1995). With small efforts it is possible to develop a manuscript and a dramaturgy to fit better with more contemporary media expectations. If students have expectations that refer to TV-production as their norm, they will, most likely, be disappointed. In stead, in the wake of the "iconic turn" students need to accommodate to educational media as a distinct new mixture of genres, based on a redefinition of what "the visual" in higher education means. They will need to identify a speakers' voice as a narration on one hand, and as an expression of an inherent text memorised and spoken out by a performing teacher.

Conclusion

The genres arising from the process of the "iconic turn" in higher education are in various ways trying to remediate the original lecture, but is modifying and altering the visual presentation in fundamental ways. What is reproduced as "the lecture" is undergoing changes deeply rooted in the perennial and never ending battle between the text and the image in Western cultural history. The accelerating number of lectures becoming available for common consumption, in various modes and contexts is a signal of a change in the relationship between the two. The vast remediation of the lecture should get more critical attention, and the focus on what is lost, and what might be gained needs to be focussed.

References

Apel, H.J. (1999) "Das Abenteuer auf dem Katheder". Zur Vorlesung als rhetorischen Lehrform. *Zeitschrift für Pädagogik*. 45 Jg. Nr.1, pp.61–79.

Armstrong-Stassen, M, Margaret Lundstrom & Ramona Lumpkin (1998) Student's Reactions to the Introduction of Videoconferencing for Classroom Instruction. *The Information Society,* Vol.14, pp.153–164.

Bartsch, R.A. & Cobern. K.M (2003) Effectiveness of PowerPoint presentations in lectures. *Computers & Education*, Vol. 41, pp.77–86.

Bayne, S. (2008) Higher education as a visual practice: seeing through the virtual learning environment. *Teaching in Higher Education*, Vol. 13 Issue 4, pp.395–410.

Bell, T., Cockburn, A., McKenzie, B., & Vargo, J. (2001) Digital Lectures: If you make them, will students use them? Constraints on effective delivery of flexible learning systems. *Interactive multimedia electronic journal of computer-enhanced learning*. Available from: <http://imej.wfu.edu/articles/2001/2/06/index.asp> [Accessed 29 May 2009].

Berg Eriksen, T. (1995) Om Bildets Plass I Historisk perspektiv [On the place of the image in a historical context]. In: Fritze, Yvonne (ed.) *Utdanning uten ord?* [Teaching without words?] Bilder og bildemedier I utdanning og forskning, Rapport fra Nordisk seminar i Lillehammer, Høgskolen i Lillehammer, pp.3–12.

Bergsten, C. (2007) Investigating Quality of Undergraduate Mathematics Lectures *Mathematics Education Research Journal*, Vol. 19, No. 3, pp.48–72.

Bligh, D.A. (2000) *What's the use of lectures?* San Francisco, Jossey Bass Publishers.

Bolter, J.D. & Grusin, R. (1999) Remediation. Understanding New Media. Cambridge, Mass., The MIT Press.

Brockliss, L. (1996) Curricula. In: Ridder-Symoens, Hilde de (ed.) *Universities in Early Modern Europe: (1500-1800)* [vol 2 of A history of the University in Europe, W. Ruegg, general editor, pp.563–620]. Cambridge, Cambridge University Press.

Buhl, M. (2008) New teacher functions in cyberspace – on technology, mass media and education *Seminar.net International journal of media, technology and lifelong learning.*Vol: 4 Issue: 1 (http://seminar.net)

Carpenter, E. (1995) The new languages. In: D. Crowley & P. Heyer (eds), *Communication in History. Technology, Culture, Socieyt.* White Plains, N.Y, Longman, pp.266–271.

Diesen, J.A. (1995) *Eit hugtakande læremiddel? : undervisningsfilmen i norsk skole.* Institutt for drama, film og teater, Universitetet i Trondheim, 1995. Avhandling (dr. art.)

Durkheim, E. (1977) *The evolution of educational thought : lectures on the formation and development of secondary education in France.* London, Routledge & Kegan Paul.

Fillion, G., Limayem, M. & Bouchard, L. (1999) Videoconferencing in Distance Education: A Study of Student Perceptions in the Lecture Context. *Innovations in education and training international,* 36, pp.302–319.

Fritze, Y. (2005) *Mediet gør en forskel. – en komparativ undersøgelse af kommunikation i nærundervisning og fjernundervisning.* Ph.D.-afhandling ved Institut for Filosofi, Pædagogik og Religionsstudier. Syddansk Universitet.

Fritze, Y & Nordkvelle, Y. (2003) Comparing Lectures: Effects of the Technological Context of the Studio *Education and Information Technologies*, Volume 8, Number 4 / December, pp.327–343

Frymier, A.B. (1994) A Model of Immediacy in the Classroom. *Communication Quarterly*, 42, pp.133–144.

Grabmann, M. (1998) Hugo St.Victors *Didascalicon* – en "høyskolepedagogikk" for det 12. århundre. *Agora* nr.1, pp.39–46.

Gillies, D. (2008) Student perspectives on videoconferencing in teacher education at a distance. *Distance Education* Vol. 29, No. 1, pp.107–118

Goffman, E. (2003) *Forms of talk.* University of Pennsylvania Press, Philadelphia.

Illich, I. (1995) *In the Vineyard of the text. A Commentary to Hugh's Didascalicon.* Chicago, The University of Chicago Press.

Jewitt, C. (2005) Multimodality, 'reading', and 'writing' for the 21st century. *Discourse* (2005) Vol. 26 Issue 3, pp.315–331.

Kjeldsen, J. (2006) The rhetoric of PowerPoint. *Seminar.net – International journal of media, technology and lifelong learning.* Vol. 2, No. 1, pp.1–17.

Kress, G. (2003) *Literacy in the new media age.* Routledge, London.

Kvernbekk, T. (2009) Til forelesningens forsvar. Unpublished paper, University of Oslo.

Massingham, P. & Herrington, T. (2006) Does Attendance Matter? An Examination of Student Attitudes, Participation, Performance and Attendance. *Journal of University Teaching and Learning Practice* – Vol 3/2, (pp.82–103).

Mirzoeff, N. (2009) *An introduction to visual culture*. Routledge, London.

Moore, S., Armstrong, C. & Pearson, J. (2008) Lecture absenteeism among students in higher education: a valuable route to understanding student motivation. *Journal of Higher Education Policy and Management* Vol. 30, No. 1 (pp.15–24)

Mottet, T.P. (2000) Interactive Television Instructor's Perceptions of Students' Nonverbal Responsiveness and Their Influence on Distance Teaching. *Communication Education*, 49, pp.146–164.

Mottet, T.P. & Beebe, S.A. (2000) *Emotional Contagion in the Classroom: An Examination of How Teacher and Student Emotions Are Related*. Paper presented at the Annual Meeting of the national Communication Association (86th, Seattle, WA, November 9-12, 2000). ERIC: ED 447 522.

Nash Smith, J. (1999) (Dis)membering Quntilian's Corpus: Ramus reads the Body Rhetoric *Exemplaria* Vol. 11, No. 2, pp.399–430.

Newell, M. (2003) *Mona Lisa smile*. Columbia Pictures Company.

Ong, W.J. (1958) *Ramus. Method and the Decay of Dialogue*. Cambridge, Harvard University Press.

Saroyan, A. & Snell, L.S. (1997) Variations in lecturing styles. *Higher Education*, 33, pp.85–104.

Tufte, E.R. (2003) *The Cognitive Style of PowerPoint*. Connecticut, Graphics Press.

Ware, J. & Williams, R.G. (1975) The Dr. Fox Effect: a study of lecturer effectiveness and rating of instruction. *Journal of Medical Instruction* Vol. 50 (pp.149–156).

Weber, K. (2004) Traditional instruction in advanced mathematics courses: a case study of one professor's lectures and proofs in an introductory real analysis course. *Journal of Mathematical Behavior, 23*(2), pp.115–133.

Teil 2: Bildung, Lernen und Virtualität

Bildung angesichts das Denken beherrschender, medialer Bilder

Hans-Martin Schönherr-Mann

Zusammenfassung

Die mediale Welt der universellen Bildproduktion realisiert Platons Ideenlehre, die durch die Welt der realen Dinge symbolisiert wird. Henri Bergson erkennt 1896 als einer der ersten, dass sich die Welt als universale Bilderflut präsentiert. Im Film – so Gilles Deleuze 1983 – setzt sich die Konzeption Bergsons zwischen Bewegungs- und Zeit-Bildern um: Es gibt nur noch Bilder, die die Realität präsentieren, die für Walter Benjamin 1936 noch einen aufklärerischen Charakter haben, den sie jedoch in der medialen Welt zunehmend verlieren, wenn man nicht mehr anders lernen und denken kann. Bildungsphilosophie muss sich daher zunächst um die Einsicht in diese Zusammenhänge bemühen, um den Umgang mit Bildern zu lernen, damit man sich von der Übermächtigkeit der Bilderflut emanzipieren kann. Dazu erhält die Bildung Hilfestellung durch die seit Platon ins Hintertreffen geratene Dimension des Hörens, die Nietzsche mit dem Dionysischen verbindet, also dem Rausch und dem Traum. Diese benötigt eine Bildung, die zur Emanzipation des Individuums beitragen will.

Vielleicht darf man angesichts einer Tendenz zur Verschulung des universitären Studiums und der Ausrichtung der wissenschaftlichen Forschung am ökonomischen Nutzen an Poppers verquerte Platon-Interpretation anschließen, an der etwas anderes dran sein könnte, als er selbst intendierte. Platon ist nicht der Wegbereiter des Totalitarismus, aber einer empirischen Forschung, die sich auf das Beobachtbare und Berechenbare konzentriert, und daher tendenziell das Lebendige, Individuelle, den Esprit ausschließt, der Raum und Zeit braucht; einer gymnasialen wie universitären Lehre, die somit den Menschen keine Bildungsmöglichkeiten anbietet, sondern nur noch eine schmale Ausbildung, die morgen zum Jobcenter und zur Umschulung führt; also von Forschung und Lehre, die somit nicht mehr Emanzipation, Entfaltung, Selbstverwirklichung und Selbstverantwortung fördern – alles Tendenzen, zu denen Poppers kritischer Rationalismus indirekt beigetragen haben könnte, und zwar in der hypothetischen Bemühung, Platon auszutreiben. Indes hat das – so meine These – diesen wiederkehren lassen.

1. Die Welt der Realien als Platons Himmel der Ideen

Aber ist Platon nicht der Idealist, derjenige, der den Himmel der Ideen erfunden hat, in dem es von stabilen, unveränderlichen Urbildern nur so wimmelt, von denen die Dinge in der Welt nicht nur blasse, veränderliche Abbilder sind, die sich vielmehr den Urbildern sogar kausal verdanken! Doch so einfach idealistisch lässt sich Platon nicht disqualifizieren, birgt er doch einige überraschende Merkwürdigkeiten, die ihn geradezu zum Vordenker einer wissenschaftlich medialen Welt und ihren positivistisch quantitativen Verengungen avancieren lassen.

Im Höhlengleichnis in der *Politeia* (514a – 517a) vergleicht Platon zwar die Welt der realen Dinge im Licht der Sonne mit der Welt der Ideen, während die Welt der Schatten an der Höhlenwand die Welt andeutet, in der die Zeitgenossen leben. Damit avanciert die Welt der Ideen zur eigentlichen wahren Wirklichkeit, während sich die Alltagswelt zur Welt eines falschen Lebens reduziert, in der ein richtiges Leben und die damit verbundenen notwendigen Einsichten unmöglich erscheinen.

Doch man drehe die Perspektive einmal um: Platon nimmt die Welt der Realien mit ihren konkreten Dingen unter dem Licht der Sonne nicht als Symbol, sondern als wahre Welt selbst, um diese als solche dann die Ideen symbolisieren zu lassen. "Zuletzt aber," schreibt Platon, "denke ich, wird er auch die Sonne selbst, nicht Bilder von ihr im Wasser oder anderwärts, sondern sie als sie selbst an ihrer eigenen Stelle anzusehen und zu betrachten imstande sein. (...) Und dann wird er schon herausbringen von ihr, dass sie es ist, die alle Zeiten und Jahre schafft und alles ordnet in dem sichtbaren Raume und auch von dem, was sie dort sahen, gewissermaßen die Ursache ist." (516 b-c). Platon kennt also durchaus eine wahre Welt der Realien, die er auf die Ideen als Urbilder überträgt. Er setzt diese damit gleich. Doch in jeder Gleichsetzung verbleibt eine Differenz: Zwar lautet die Gleichung: Welt der Realien = Welt der Ideen. Doch Realien und Ideen sind nicht dasselbe. Die Abbilder konstituieren vielmehr indirekt das Urbild, während das Urbild seinerseits in seltsamer Distanz zu den Abbildern verbleibt: es repräsentiert die Abbilder: Das Wort Pferd erzeugt und repräsentiert zugleich das Pferd auf der Wiese im Satz: Das Pferd steht auf der Wiese. Das Wort Pferd ist doch nicht dasselbe wie das Tier. Das Wort braucht das Tier, um seinen Sinn zu demonstrieren. Dann sind die Realien letztlich sogar wichtiger als die Ideen. Der platonische Ideenhimmel endet im Empirismus und nicht in der Dichtung, von der Platon interessanterweise auch wenig hielt, die er vielmehr politisch zensieren wollte. Dagegen hält er viel von der Mathematik, die er zwar mit der Welt der Schatten parallelisiert, sie der Welt der Ideen zu-, aber auch unterordnet. Mit der Nähe zu den Ideen ist die Mathematik letztlich der Welt der Realien nahe, die ja die Ideen symbolisieren. So heißt es kurz zuvor im Liniengleichnis Platons über diejenigen, die Mathematik und Geometrie betreiben: "dasjenige selbst, was sie nachbilden und abzeichnen, wovon es auch Schatten und Bilder im Wasser gibt, dessen bedienen sie sich zwar als Bilder, sie suchen aber immer jenes selbst zu erkennen, was man nicht anderes sehen kann als mit dem Verständnis." (510e – 511a). Bereits Platon glaubt also, dass man mit der Geometrie die realen Dinge erfassen kann.

2. Der sachliche Blick in die Welt der vielen Bilder

Aber Platon weist nicht nur derart den Weg in den quantifizierenden Empirismus oder Positivismus. Er ebnet auch den Weg in die Welt der medialen Bilder, in der sich Empirismus und Positivismus austoben. Dabei könnte man zunächst an das Höhlengleichnis denken, wo die Menschen nur die Schatten von Gegenständen sehen, die hinter ihnen vor einem Feuer vorbeigetragen werden: "Licht aber haben sie <die gefesselten Menschen, die sich nicht umdrehen können> von einem Feuer, welches von oben und von ferne her hinter ihnen brennt. Zwischen dem Feuer und den Gefangenen geht obenher ein Weg, längs diesem sich eine Mauer aufgeführt wie die Schranken, welche die Gaukler vor den Zuschauern sich erbauen, über welche herüber sie ihre Kunststücke zeigen. (...) Sieh nun längs dieser Mauer Menschen allerlei Geräte tragen, die über die Mauer herüberragen und Bildsäulen und andere steinerne und hölzerne Bilder und von allerlei Arbeit; einige, wie natürlich, reden dabei, andere schweigen." (514b – 515a). Diese Gleichnisanordnung ähnelt in der Tat der Filmprojektion. Dann könnte man den klassischen Platon als frühen Kritiker der medialen Welt taxieren, der schon vor der Scheinwelt der Bildschirme und Leinwände eindringlich gewarnt hätte. Doch das ist eine viel zu naive Perspektive.

Das Höhlengleichnis ergänzt nämlich das Sonnengleichnis (*Politeia* 508a – 509b). Die realen Dinge der Welt erfahren wir nur dann vollständig, wenn wir sie im Lichte betrachten. Das Licht der Sonne lässt sehen, lässt die Dinge, wie sie wirklich sind, sehen. Das Sehen hat für Platon also einen klaren Primat gegenüber allen Formen der inneren wie äußeren Wahrnehmung. Das deutet bereits der Vergleich der Ideen mit dem Blick in die wahre Welt der Dinge aus dem Höhlengleichnis an, wenn einer der Höhlenbewohner die Höhle verlässt und erkennt, dass die wahre Welt außerhalb der Höhle im Licht der Sonne liegt.

Doch im Sonnengleichnis zieht Platon noch einen weiteren wichtigen Vergleich. Die Sonne entspricht der Idee des Guten. Man erkennt die Gegenstände in der Welt nur richtig, wenn man sie im Licht des Guten betrachtet, man also fragt, wozu sie gut sind, und zwar sowohl im technischen wie im ethischen Sinn. "Die Sonne," schreibt Platon in der *Politeia*, "verleihe dem Sichtbaren nicht nur das Vermögen, gesehen zu werden, sondern auch das Werden und Wachstum und Nahrung, unerachtet sie selbst nicht Werden ist. (...) Ebenso nun sage auch, dass dem Erkennbaren nicht nur das Erkanntwerden von dem Guten komme, sondern auch das Sein und Wesen habe es von ihm, obwohl das Gute selbst nicht das Sein ist, sondern noch über das Sein an Würde und Kraft hinausragt." (509b).

Das Gute hat die Moderne zwar vom Wahren getrennt und den technischen Sinn betont, in dem selbst aber auch der Wert der Sachlichkeit enthalten ist, den ein christlicher Denker wie Max Scheler als Liebe zu den Dingen begreift (Scheler 1980, S. 275). Entscheidend ist jedoch auch für Platon, dass man durch das Licht der Güte die Dinge richtig sieht, sie sich richtig zeigen, das richtige Bild von ihnen vermitteln. Nur was man richtig sieht, das versteht man auch richtig: Genaues Hinschauen ist für Platon angesagt – der Weg in den Positivismus? Jedenfalls machen sich die Ideen die richtigen Bilder von der Welt, und zwar so, dass sie an der Konstitution der Realien als ihre Abbilder mitbasteln, bzw. verdeutlichen, dass die Welt der realen Dinge als Welt der realen Bilder dem Menschen gegenübertritt. Es kommt mit Platon folglich darauf an, sich von den realen Dingen die richtigen Bilder liefern zu lassen, wie auch umgekehrt diese richtig wahrzunehmen.

3. Henri Bergsons Universum der miteinander verschmelzenden Bilder

Man könnte meinen Platon hat damit Husserls Phänomenologie antizipiert. Doch so wurde Platon kaum gelesen. Zunächst liefert er damit das Modell für Galileis Begründung der Naturwissenschaften. Die mathematischen Ideen produzieren nicht nur die richtigen geometrisch exakten Bilder von den realen Gegenständen. Mittels Experiment kommt man derart sogar den

Naturgesetzen auf die Schliche (Galilei 1987, S. 179) – dass sich die Natur wie der Mensch an Gesetze halten soll, wird dabei unbefragt unterstellt. Weil sich die Bilder der Gegenstände wie die Schatten auf Formen projizieren lassen, weil die Geometrie aus Grundsätzen und Regeln besteht, liegt es nahe, Regeln in der Welt zu entdecken. Das ebnet den Weg in die verwaltete moderne Gesellschaft.

Darüber hinaus aber ebnet Galilei damit den Weg in die Welt der medialen Bilder, in der man alles zu sehen bekommt, selbst das Unsichtbare. So weist Hans Blumenberg darauf hin, dass bereits mit dem Fernrohr, also mit Galilei die Unterscheidung von Sichtbarem und Unsichtbaren ungültig wurde (Blumenberg 2009, S. 142). Die realen Gegenstände der Welt entbergen seither zunehmend bis dato unsichtbare Seiten, die nur als Bilder erscheinen und doch ihren wahren Kern darstellen. Seit dem Fernrohr und dem Mikroskop besteht die wahre Welt aus Bildern – gleichgültig zunächst, was dabei Abbild und Urbild sein soll. Die Wahrheit ist nicht anders denn als Bild zu sehen.

Das begreift Henri Bergson, wenn er 1896 in seiner frühen Schrift *Matière et mémoire – Essai sur la relation du corps à l'esprit* davon ausgeht, dass das Universum bzw. die Materie aus Bildern besteht, äußeren Bildern, die auf den Menschen zukommen, und inneren Bildern von sich selbst in sich selbst. Hinter den äußeren Bildern verbergen sich keine geheimen Kräfte oder Dinge an sich, fallen diese vielmehr gänzlich mit ihren wahrgenommenen Bildern in eins – hält hier Bergson an einer materialistischen Perspektive fest trotz seines Hanges zur Mystik. Die inneren Bilder des Leibes spielen mit den äußeren zusammen. "Da ist einmal ein System von Bildern," schreibt Bergson, "das nenne ich meine Wahrnehmung des Universums; in ihm ändert sich alles von Grund auf, wenn sich an einem bevorzugten Bilde, meinem Leib, leichte Veränderungen vollziehen. Dieses Bild befindet sich im Mittelpunkte; nach ihm richten sich alle anderen; bei jeder seiner Bewegungen verändert sich alles, wie wenn man ein Kaleidoskop dreht." (Bergson 1964, S. 58). Der Mensch bzw. dessen Wahrnehmung befindet sich in ständiger Bewegung, so dass innere wie äußere Bilder permanent aufeinander reagieren, sich gegenseitig immer anders abgleichen. Doch daraus folgt nie ein vollständiges Bild eines Gegenstandes. Immer bleiben Lücken, die sich aber durch Bildungsarbeit schließen lassen, durch ‚Erziehung der Sinne' (Bergson 1964, S. 78). Dabei braucht jede Wahrnehmung eines Bildes trotz ständiger Bewegung eine gewisse Zeit, die noch so unendlich klein sein mag: sie dauert. Das wiederum verlangt eine bestimmte geistige Leistung, genauer eine Leistung des Gedächtnisses, das die Bilder dehnt oder verengt, sie mit anderen verschmelzen lässt. Das Gedächtnis bildet einen fortlaufenden Faden ununterbrochener Bilder, die aber die Dinge selbst enthalten, bzw. von diesen ausgehen, und nicht etwa eine subjektive Repräsentation darstellen. Nach der Konzeption Bergsons besitzt "unser Bewusstsein bei der Wahrnehmung einzig die Funktion, an dem fortlaufenden Faden unseres Gedächtnisses eine ununterbrochene Kette momentaner Anschauungen aufzureihen, die vielmehr ein Bestandteil der Dinge selbst als Teil von uns wären." (Bergson 1964, S. 91).

4. Von der kinematographischen Bewegung zum Bewegungs-Bild

Damit hat Bergson, so Gilles Deleuze in seiner ersten Kino-Studie über *Das Bewegungs-Bild*, die kinematographische Bild- und Bewegungskonstruktion antizipiert, allerdings ohne es auch nur entfernt zu ahnen (Deleuze 1997a, S. 15). Denn 1907 in seiner nobelpreisgekrönten *L'evolution créatrice* beschreibt er die kinematographische Bewegung noch gemäß der Zenonschen Paradoxien: Die Bewegung lässt sich nur als Zwischenraum zwischen zwei Punkten bestimmen, wie sehr man diesen Zwischenraum auch verkleinert. Nach Zenon von Elea (490-430), einem Schüler des Parmenides, wird der schnelle Achille die langsame Schildkröte nie einholen; denn während er ihren Ort A erreicht, ist sie schon bei B. Der fliegende Pfeil ruht, da er an jedem Augenblick nur an einer Stelle ist. Nach diesem Muster funktioniert die Filmproduktion: Die Bewegung findet zwischen den Einzelbildern statt, die Punkten oder unbeweglichen Schnitten ähneln (Bergson 1921, S. 309).

Hat man also im Grunde immer schon gefilmt? Nein, wahrscheinlich hat man sich einigen Illusionen der Wahrnehmung hingegeben, die sich durch logische Paradoxien verschärfen ließen. Zenon möchte gemäß seines Lehrers Parmenides die Unbewegtheit des Seins dadurch bekräftigen, dass er nach logischen Widersprüchen in der Darstellung von Bewegung sucht. Und die Phänomenologie im Anschluss an Husserl wird wiederum dem Film vorwerfen, er erzeuge Illusionen der Wahrnehmung. Platon hat diese vermeintlich filmische Wahrnehmungsillusion antizipiert, wenn er die natürliche Wahrnehmung mit der bruchstückhaften Betrachtung von Schatten an der Höhlenwand gleichsetzt.

Dieser Bewegungsillusion von Zenon bis zum Filmprojektor setzt Deleuze im Anschluss an Bergsons These der universalen Bild- und Bewegungsproduktion eine andere Interpretation der Bewegung entgegen, die sich auf das Bild auswirkt: Anstatt die Bewegung zwischen den Punkten, Schnitten, Bildern zu situieren, produziert sie der Film als eine Dauer, die sich auf die Objekte derart auswirkt, dass sie diese durch Vertiefung, durch den Verlust von Konturen ineinander vereinigt. Die Objekte gehen ineinander auf, so dass sie ein Ganzes der Bewegung erzeugen, das Bewegungs-Bild, das dabei noch durch die permanente Veränderung ständig über sich hinausweist, den starren Schnitt in der Bewegung des Ganzen aufgehen lässt. Damit werden die Momentbilder, die unbewegten Schnitte in bewegliche Schnitte der Dauer, in Bewegungsbilder transferiert: "Die Bewegung bezieht die Objekte," so Deleuze, "zwischen denen sie sich herstellt, auf das sich wandelnde Ganze, das sie zum Ausdruck bringt, und umgekehrt. Durch die Bewegung teilt sich das Ganze in die Objekte, vereinigen sich die Objekte im Ganzen und genau zwischen den beiden verändert sich ,alles', das heißt das Ganze. (...) Wir sind nun in der Lage, jene so tiefe These aus dem ersten Kapitel von *Matière et mémoire* zu begreifen: 1. Es gibt nicht nur Momentbilder, das heißt unbewegte Schnitte der Bewegung; 2. es gibt Bewegungs-Bilder, bewegliche Schnitte der Dauer." (Deleuze 1997a, S. 26). Das Bewegungs-Bild erläutert Deleuze an drei Formen: das Wahrnehmungsbild (die Subjektive), das Affektbild (die Großaufnahme) und das Aktionsbild – man denke an Sjöströms *The Wind*, in dem eine junge Frau in Arizona tatkräftig gegen diverse Gewalten, darunter auch den Wind ankämpft.

5. Vom Bewegungs-Bild zum Zeit-Bild oder von der Realität zur Idee

Im Bewegungs-Bild spielt die Zeit als Dauer eine eher hintergründige Rolle: Es geht nicht um die Zeit, es geht um die Bewegung, die aber Zeit braucht. Doch indem im Nachkriegsfilm die Aktion zugunsten der Impression zurücktritt, die den Zuschauer anspricht, entwickelt das bewegliche Bild zunehmend zeitliche Perspektiven, entsteht in dieser optischen Situation, zu der natürlich auch die akustische gehört, eine neue Bildform, nämlich das Zeit-Bild. "Es besteht keine Notwendigkeit," schreibt Deleuze im zweiten Kino-Band über *Das Zeit-Bild*, "eine Transzendenz zu beschwören. Im Alltäglichen verschwindet das Aktionsbild, ja sogar das Bewegungs-Bild tendenziell zugunsten rein optischer Situationen. Diese legen jedoch Verbindungen eines neuen Typs frei, die keine sensomotorischen mehr sind, sondern die befreiten Sinne in ein direktes Verhältnis zur Zeit, zum Denken setzen. Diese spezielle Fortsetzung vollzieht das Opto-Zeichen: indem es die Zeit und das Denken wahrnehmbar, visuell und akustisch erfahrbar macht." (Deleuze 1997b S. 32) Durch die Kamerafahrten von Resnais und Visconti, aber auch durch die Tiefenschärfe bei Welles tritt die Zeit in den Vordergrund gegenüber der Bewegung. Die Motorik des Bewegungs-Bildes repräsentiert noch indirekt die Zeit, das Zeit-Bild entfaltet zunehmend direkte Zeitdarstellungen (Deleuze 1997b, S. 348).

Dabei konstituiert der Film zeitliche Räume. In der Rückblende, dem Erinnerungsbild oder dem Traumbild bewegt sich die Welt und nicht mehr die Figur, so dass das Zeit-Bild gegenüber dem Bewegungs-Bild, das Aktualität kennzeichnet, durch eine Art Virtualität geprägt wird. Virtuelle und aktuelle Bilder vermengen und verketten sich dabei unablässig gegenseitig. Das aktuelle Bild selbst entwickelt dabei auch eine virtuelle Dimension, so dass es sich verdoppelt und verzweigt. Derart entsteht ein zweiseitiges Bild, das zugleich aktuell und virtuell erscheint, das nicht mehr das Reale mit dem Imaginären verkettet, sondern einen unablässigen Austausch zwischen beiden bewirkt (Deleuze 1997b, S. 350). Deleuze bezeichnet Welles als den Meister des Zeit-Bildes.

Der Film produziert für Deleuze also Bilder, die die reale Bewegung mit deren imaginärer Interpretation verknüpfen. Oder mit Bergson entfaltet sich die Realität als Zusammenhang der Bewegungs-Bilder, der in den inneren Zeit-Bildern des Menschen entsteht, eben als Zusammenspiel von *Materie und Gedächtnis*. Gibt es dann noch einen Unterschied zwischen Filmbild und den Bildern der Materie? Für Bergson auf jeden Fall. Allerdings wenn der Mensch als Kaleidoskop immer nur Bilder rezipiert, dann darf man in der Tat fragen, ob nicht der Film und daran anschließend das mediale Bild des Fernsehens als auch des WWW und der Computer längst an die Stelle einer Alltagsrealität getreten sind. Für Platon symbolisiert die reale Welt die Welt der Ideen, symbolisiert übertragen auf Deleuze das Bewegungsbild der Realität das Zeitbild des Imaginären, das seinerseits wie die Welt der Ideen Platons auf das Bewegungsbild, somit auf das Reale rückwirkt und kann dabei sogar behaupten, es verursacht zu haben. So kehrt die platonsche Konzeption der Ideen in der Welt der medialen Bilder wieder und gerade nicht die Konfiguration der Schatten an der Höhlenwand. Oder in den Worten Deleuze': "In dieser Hinsicht könnte man Antonionis kritischen Objektivismus Fellinis sympathetischem Subjektivismus gegenüberstellen. Es gibt also zwei Arten von Optozeichen: die Konstativa und die ,Instativa' (*instats*). Die ersten vermitteln aus der Distanz eine tiefe Vision, indem sie zur

Abstraktion streben, die anderen eine nahe und flache Vision, indem sie zur Teilnahme verleiten." (Deleuze 1997b, S. 17).

6. Das Filmbild als Erkenntnis der Wirklichkeit, als Einheit von Realem und Imaginärem

Platon betont damit die Wichtigkeit des Sehens, an die vor allem Bergson anschließt, der ja damit Aspekte des Empirismus und Positivismus in eine mystische Konzeption des Lebens integriert. Alles sichtbar zu machen, darauf zielt letztlich auch die moderne Naturwissenschaft, der Positivismus und Empirismus und bekämpft damit die Geisteswissenschaften. Aber entfaltet sich darin nicht in der Tat ein emanzipativer und aufklärerischer Anspruch? Deleuze' Filmtheorie führt die Wirklichkeitskonstitution entlang des klassischen Filmschaffens vor, beschäftigt sich vornehmlich mit Filmen, die einen solchen Anspruch ebenfalls vertreten. Eröffnet somit der Weg von Platon über Bergson zu Deleuze nicht einen Blick in das Verhältnis von Realem und Imaginären, das es auch positivistisch und empirisch fortzuschreiben gilt? Hat der Platon der Ideenlehre, der das Sehen letztlich als das Gute versteht, der überall von Bildern spricht, ob vom Abbild oder vom Urbild nicht just hier bereits die richtige Theorie vertreten? Der Geist steht im Verhältnis zur Realität wie die Festplatte zum Bild auf dem Bildschirm oder im letzten Jahrhundert das Negativ zum Positiv. Hat Platon also nicht nur den Weg bereitet, sondern gilt es sogar an Platon festzuhalten, gleichgültig ob mit oder gegen Popper.

Dazu kann man sich auf Walter Benjamin berufen. Dieser setzte gleichfalls große Hoffnungen auf den Film als Wegbereiter einer revolutionären Umwälzung in seiner Schrift *Das Kunstwerk im Zeitalter seiner Reproduzierbarkeit* aus dem Jahr 1936. Das Filmbild dringt nicht nur in das Gewebe der Wirklichkeit ein. Es wird auch ob seiner Reproduzierbarkeit von vielen Menschen gleichzeitig rezipiert. Damit trägt es zur Erkenntnis der Wirklichkeit und zur Verbreitung derselben bei. Das Reale wirkt im Filmbild auf das Imaginäre und entfaltet einen aufklärerischen Impetus, prägt das Imaginäre: "Unsere Kneipen und Großstadtstraßen, unsere Büros und möblierten Zimmer, unsere Bahnhöfe und Fabriken schienen uns hoffnungslos einzuschließen. Da kam der Film und hat diese Kerkerwelt mit dem Dynamit der Zehntelsekunden gesprengt, so dass wir nun zwischen ihren weitverstreuten Trümmern gelassen abenteuerliche Reisen unternehmen. Unter der Großaufnahme dehnt sich der Raum, unter der Zeitlupe die Bewegung. Und so wenig es bei der Vergrößerung sich um eine bloße Verdeutlichung dessen handelt, was man *ohnehin* undeutlich sieht, sondern vielmehr völlig neue Strukturbildungen der Materie zum Vorschein kommen, so wenig bringt die Zeitlupe nur bekannte Bewegungsmotive zum Vorschein, sondern sie entdeckt in diesen bekannten ganz unbekannte ‚die gar nicht als Verlangsamungen schneller Bewegungen, sondern als eigentlich gleitende, schwebende, überirdische wirken'." (Benjamin 1975, S. 41). Platons wahre Welt der Ideen als Urbild der Dinge verlängert sich über Bergsons Einsicht in die generelle Bildhaftigkeit des Universums, die die Materie einschließt und führt zu Walter Benjamins Vorstellung, dass das Bild die Welt nicht einfach mechanistisch widerspiegelt – ein im 20. Jahrhundert ebenfalls weit verbreitetes positivistisches Verständnis des Bildes, das sich noch auf Platon zurückführen lässt (man denke an den frühen Wittgenstein) –, sondern, wie es Benjamin in seinem *Passagen-*

Werk ausdrückt, dass das Bild als Kristallisationspunkt aller Erkenntnis Subjekt und Objekt ineinander verschmelzen lässt (Palmier 2009, S. 1012), was zuvor Bergson bemerkte, oder was später Deleuze als die Ineinanderfaltung von Realem und Imaginären bezeichnen wird, von dem man sich positivistisch indes eher distanziert.

7. Musik und Tonfilm als manipulative Verführung

Interessanterweise beschränkt Benjamin diese Perspektive auf den Stummfilm. Dessen Bilder, die filmisch nur spärlich kommentiert werden können, regen das Denken an, beschränken sich auch nicht auf eine Sprache, wirken somit internationalistisch und revolutionär. Nicht so der Tonfilm. Wiewohl seine sprachliche Beschränkung, die den Nationalismus verstärke, durch Synchronisation teilweise relativiert wird, braucht er nicht nur einen höheren technischen Aufwand, was den Einfluss des Kapitals erhöht. Vor allem aber wirkt die akustische Dimension verführerisch und manipulativ, verknüpft Benjamin den Tonfilm vornehmlich mit der nationalsozialistischen Ästhetisierung der Politik, die die Massen mobilisiert und auf den Krieg vorbereitet (Benjamin 1975, S. 53). Daher realisiert der Tonfilm für Benjamin ein L'art pour l'art, das sich in Marinettis futuristischem Manifest zum äthiopischen Kolonialkrieg vollendet: "Der Krieg ist schön," schreibt Marinetti auf, "weil er eine blühende Wiese um die feurigen Orchideen der Mitrailleusen bereichert. Der Krieg ist schön, weil er das Gewehrfeuer, die Kanonaden, die Feuerpausen, die Parfums und Verwesungsgerüche zu einer Symphonie vereinigt." (zit. bei Benjamin 1975, S. 49) Denn der Ton nimmt für Benjamin den Menschen schneller gefangen als ein noch so perfektes Bild.

Imgrunde entspricht das Nietzsches Diagnose des Kunstwerkes in seiner frühen Schrift *Die Geburt der Tragödie* aus dem Jahr 1871, in der er ein apollinisches und ein dionysisches Element unterscheidet. Tief verletzt treibt Hera Dionysos, der einem Verhältnis ihres Mannes, Zeus mit einer Sterblichen entspringt, in den Wahnsinn. Seither irrt Dionysos umher und hinterlässt als seine Spur den Wein. Dadurch avanciert er zum Gott nicht nur des Traumes und des Rausches, sondern auch der Musik sowie der unbildlichen Künste, dessen was man hört, was man aber nicht sieht, was sich offenbar versteckt, verkleidet, maskiert wie die Lüge und die Unwahrheit. Im Rausch von Wagners Wallkürenritt oder bei Massenkonzerten der frühen Beatles gehen die Zuhörer in der Menge auf, verlieren sie ihre Individualität, fühlen sie sich eins mit ihrer Umgebung, der Gemeinschaft oder der Natur. "Aus allen Enden der alten Welt (...)", schreibt Nietzsche, "können wir die Existenz dionysischer Feste nachweisen (. . .). Fast überall lag das Centrum dieser Feste in einer überschwänglichen geschlechtlichen Zuchtlosigkeit, deren Wellen über jedes Familienthum und dessen ehrwürdige Satzungen hinweg fluthhten; gerade die wildesten Bestien der Natur wurden hier entfesselt, bis zu jener abscheulichen Mischung von Wollust und Grausamkeit, die mir immer als der eigentliche ‚Hexentrank' erschienen ist." (Nietzsche 1999, S. 31).

Für Walter Benjamin verführt der Ton, schließt er direkt an das Unbewusste an, gibt er den Menschen entweder den Takt vor oder er überredet mit einer magischen oder erotischen Stimme. Wer also die Kunst in den Dienst der Aufklärung oder gar der Revolution stellen möchte, muss dieses dionysische Element des Rausches bannen und kann sich dabei auf das zweite Element des Kunstwerkes bei Nietzsche berufen, das Apollinische. Apollo, Gott der Heilkunde, der Weissagung und der bildnerischen Künste, ist zugleich auch Gott des Lichts, der sehen und begreifen lässt, somit die Wahrheit entbirgt. Er verkörpert damit die Rationalität und das Principium individuationis, hebt den Menschen aus seiner Einheit mit der Gemeinschaft und der Natur heraus, vereinzelt ihn, macht ihn zum Individuum. Licht und Bild befreien den Menschen vom Rausch. Trotzdem darf es nicht verwundern, dass Apollo häufig als Kithara-Spieler dargestellt wird, also auch als Gott der Musik, aber einer bestimmten, gemäßigten, harmonischen, beruhigenden. "Apollo aber tritt uns wiederum als die Vergöttlichung des principii individuationis entgegen, in dem allein das ewig erreichte Ziel des Ur-Einen, seine Erlösung durch den Schein, sich vollzieht: er zeigt uns, mit erhabenen Gebärden, wie die ganze Welt der Qual nöthig ist, damit durch sie der Einzelne zur Erzeugung der erlösenden Vision gedrängt werde und dann, ins Anschauen derselben versunken, ruhig auf seinem schwankenden Kahne, inmitten des Meeres sitze." (Nietzsche 1999, S. 39). Während die dionysische Macht der Sirenen den vorbeifahrenden Schiffer so berauschen und verzaubern würde, dass er ihnen verfiele, gelingt es dem listenreichen Odysseus an den Mast gefesselt, den Gesang zu genießen, so dass sein Ruf nach Entfesselung folgenlos verhallt wie der Applaus des in bürgerlicher Abendgarderobe erschienen Konzertpublikums nach Mozarts *Zauberflöte*, um Worte von Horkheimer und Adorno aus der *Dialektik der Aufklärung* zu illustrieren (Horkheimer & Adorno 1971, S. 34).

8. Die Macht der Ideen als Bilder

Muss man also mit dem Bild den Ton bannen? Mit der eigentlichen Realität die unheimliche des Klangs zivilisieren? Mit dem Apollinischen das Dionysische austreiben, um das Individuum zu stabilisieren? Stellt somit der Kulturprozess einen Weg in das helle Licht, in die Welt der Bilder und damit der Realitäten dar? Nun, in der Tat gibt es einen Trend zur Visualisierung: Powerpoint, was mit der Tafel begann, an deren Stelle der Overhead-Projektor trat und nun die unsichtbare Welt des Geistes und der Gedanken endlich klar und deutlich sehen lässt – wie Fernrohr und Mikroskop. Das Verstehen läuft derart über das Sehen, über das, was man beobachten kann, was man folglich zählen, statistisch erfassen und somit in Graphiken an die Wand zu werfen vermag, um sich dabei einzubilden, man werde derart der Komplexität nicht nur gerecht, sondern man mache sie dadurch überhaupt durchschaubar und verständlich. Dann aber darf man sich diesem Trend auch nicht entgegen stellen. Dann realisiert sich in ihm die Aufklärung und deren Fortschritt. Dann ist nur die These von Platon zu Hitler absurd, während jene anfänglich konstruierte von Platon zum positivistisch medialen Weltbild oder von Platon bis zum Powerpoint nicht nur zutreffend, sondern vor allem solchem humanen Fortschritt entspricht, gegen den man sich denn auch sinnvoller Weise nicht auflehnen sollte, verkörperte dergleichen Auflehnung dann nämlich einen Irrationalismus, den man Fundamentalismen und Totalitarismen annähern könnte.

Doch dadurch, dass sich die Bilder durchsetzten, haben Platons Ideen wenn auch vermutlich auf andere Weise, als er sich das vorstellte, die Macht übernommen, beherrschen mediale Bilder das Denken, treiben es an und prägen es. Die Zeit der Weltbilder ist noch nicht vorüber,

scheint ihr vorläufig letztes Modell die Globalisierung im Verbund mit dem WWW zu ergeben. Das Apollinische hat sich längst im WWW und im Fernsehen verselbständigt, birgt jedoch
schwerlich noch ein Principium individuationis, wobei diese Perspektiven sicherlich ambiva-
lent erscheinen.

Denn verglichen mit dem 19. Jahrhundert und seinen sozialen, ökonomischen, politischen und
wissenschaftlichen Tendenzen, den Menschen im Allgemeinen aufgehen zu lassen, hat die seit
dem Film anhebende Entwicklung einer dynamischen Verbildlichung der Ideen den Blick in
das Detail und auf den einzelnen Menschen ermöglicht. Das positivistisch empirische Bild
zeigt einen bestimmten Gegenstand, selbst wenn man ihn verallgemeinert: ‚So sieht unter dem
Mikroskop der Schweinevirus aus.' Die heutige Medizin ist sicherlich weniger Kriegsmedizin
als jene noch vor dreißig Jahren, trotzdem behandelt sie die Menschen immer noch weitgehend
schematisch, bleibt ihr aus ihrer eigenen Genealogie heraus auch gar nichts anderes übrig.

Zudem hat sich Benjamin hinsichtlich der Reflexivität der Bilder sicherlich getäuscht. Mediale
Bilder entwickeln heute eine fesselnde Dynamik, zu der der Ton höchstens eine beiläufige
wiewohl verstärkende Rolle zu spielen vermag. Dabei nähern sie sich scheinbar immer stärker
der Realität, können das so gut vorgaukeln, dass die Welt der medialen Bilder wahrer und
wirklicher als die Alltagswelt erscheint; nein, die Welt der Bilder ist die Realität. Detail- und
Großaufnahme, Computeranimation, Zeitbilder mit wechselnden Zeiten, Bewegungsbilder von
Bewegungen, die man normalerweise nicht zu sehen vermag, die Zeitlupe, scheinen die platonsche Welt der Ideen in der Tat ins Bild zu setzen. Was man mit bloßem Auge sieht – wie es
herabwürdigend so schön heißt – die vermeintlichen Gegenstände, die der Phänomenologe zu
beschreiben versucht, um sich letztlich doch ständig in der Welt der Bilder und Zeichen zu
verirren, sind offenbar nicht die Wahrheit und nicht die Wirklichkeit, sondern diese liefern
Mikroskop, Fernrohr, Zeitlupe und Nahaufnahme. Hier sieht man, wie die Welt wirklich funktioniert, was dem Auge verborgen bleibt. Das überträgt sich natürlich auf das wissenschaftliche
Wissen, das immer schon unter einer gewissen Abstraktion litt, jetzt scheinbare Konkretheit
durch immer genauere Beobachtung, durch statistische Erfassung und bildliche Darstellung
erfährt. Weiß man nicht viel mehr, wenn man Bilder vom Mond mal gesehen hat, als wenn
man sich das immer nur vorstellen muss? Das bildhaft gewordene Wissen treibt das Denken
ins Sehen, besteht die wahre Welt aus Bildern, die ob ihrer Eingänglichkeit die Alltagswelt
kolonisieren, während alle aufklärerische Absicht dabei auf der Strecke bleibt. Man hält das
Röntgenbild für wahrer als das Körpergefühl, das derart ersetzt wird. Es war nicht der Ton, es
ist das Bild, somit die Idee.

9. Drei Schritte einer Bildungsphilosophie des Sehens

Es ist evident: Wer Wissen durch das Bild getragen begreift, verliert sich zwischen den Bildern. Er gelangt vielleicht zu vielen Details, die doch alle weitgehend gleich aussehen. Die
Fixierung von Forschung und Lehre auf das Bild, aber praktisch auch in allen anderen Lebensbereichen, führt nur in die Ausbildung, in ein schnell – durch Powerpoint – vorführbares
Wissen, das man sehen muss, gar nicht mehr zu verstehen braucht: man erfasst die Verbin-
dungslinien einer Graphik und erkennt den Sachverhalt, den man nicht weiter verstehen oder

durchdenken muss. Durch die Graphik visualisiert sich das Wissen und entzieht sich dadurch tendenziell individueller Interpretationen. Dann sehen alle dasselbe gemäß dem phänomenologischen Verdikt: ‚Das sehe ich nicht' anstatt hermeneutisch einzuwenden, dass ‚man das nicht verstehe'.

Wer sich also mit Ausbildung nicht zufrieden geben möchte, wer Bildung für notwendig hält, der muss sich zunächst von der Orientierung an der Visualität befreien. Denn durch die Visualität sieht man höchstens besser, aber man versteht nicht viel und denkt noch lange nicht. Heidegger kritisiert 1951 in seiner Vorlesung *Was heißt Denken?*, "dass die Wissenschaft ihrerseits nicht denkt und nicht denken kann und zwar zu ihrem Glück und das heißt hier zur Sicherung ihres eigenen festgelegten Ganges. Die Wissenschaft denkt nicht." (Heidegger 1984, S. 4). Stattdessen rechnet sie nur noch. Gut fünfzig Jahre später darf man eher sagen: die Wissenschaft sieht nur noch und denkt nicht – was indes das Rechnen gerade nicht ausschließt, sondern noch erleichtert. Die Wissenschaft ergeht sich in der Visualität, produziert mittels Powerpoint Bild an Bild, die das Denken beherrschen und prägen: Ich verstehe nur noch, wenn ich sehe, was ich sehe. Man kann nur noch visuell denken – die platonische Perspektive der Ersetzung der Welt der Schatten durch die reale Welt der Bilder. Dabei handelt es sich bei der Schattenwelt um die Alltagswelt, also um das eigentliche Fundament allen Wissens, worauf der späte Wittgenstein genauso wie die ordinary language philosophy hingewiesen haben.

Der erste Schritt einer Bildung angesichts das Denken beherrschender medialer Bilder erfordert, just diesen Umgang mit den Bildern zu lernen, nämlich deren idealen Charakter zu begreifen, je konkreter sie sich auch gebärden, wie ich es zuvor demonstriert habe. Bildung kann nicht nur das Sehen vermitteln. Vielmehr muss sie vermitteln, was es mit dem Sehen auf sich hat, wie das Sehen funktioniert, wie Bilder entstehen, was sie mit ihren Rezipienten wie mit ihren Produzenten machen. Auf dieser ersten Ebene geht es sicherlich darum, die Bilder als Instrumente beherrschen zu lernen. Denn natürlich kann man nicht aufhören zu sehen, sollte man auch nicht; denn man kann nicht auf diese zweifellos wichtige, vielleicht auch weiterhin wichtigste Wahrnehmungsform verzichten.

Aber durch den richtigen Umgang mit den Bildern muss man in einem zweiten Bildungsschritt lernen, wie man sich aus deren Bann zu befreien vermag. Bildung kann heute nicht mehr heißen, den Menschen am Beispiel des Bildes zu einer abgerundeten Persönlichkeit zu formen, was diesen zu positiven Sozial- und Kulturbeiträgen befähigen soll. Bildung kann auch nicht nur einen kritischen Blick fördern, um zu einer sozial ausgewogeneren Vermittlung zwischen individuellem und objektivem Geist zu befähigen. Wenn es vielmehr um einen emanzipativen Anspruch geht, kann sich das auch nicht schlicht auf die Vermittlung von Gemeinschaftsorientierungen beschränken, deren individuell emanzipativer Charakter überhaupt erst zu beweisen wäre. Stattdessen und selbstverständlich gegen neoliberale ökonomistische Verengungen können sich immer nur einzelne emanzipieren. Zur Emanzipation gehören also Individualität, Eigenheit und vor allem die Erfahrung der Andersheit und der Fremdheit, ohne die man die eigene Besonderheit nicht zu erleben vermag (Danner 2006, S. 191).

10. Das Dionysische des Hörens als Wegbereiter der Emanzipation

Während der erste Schritt den Umgang mit der Bilderflut übt, um den zweiten vorzubereiten, nämlich sich durch geschickten Umgang von der Übermächtigkeit der Bilderflut zu befreien, fragt der dritte Bildungsschritt nach möglichen Hilfen bei diesem Unterfangen. Wenn die Befreiung von der Bilderflut etwas mit Emanzipation zu tun hat und wenn es dabei um Selbst- und Fremderfahrung geht, dann fragt sich, ob es noch andere Formen der Fremdwahrnehmung als das Bild gibt. Die Antwort liegt auf der Hand und klang auch bereits im doppelten Sinne des Wortes an, nämlich das Hören, der Ton, die Stimme, die Rede, die Musik und damit auch das Dionysische.

Mag dies nun auch verwundern, doch bereits Aristoteles erklärt die Stimme als Ausdruck der Seele. Dass nicht mal so ein religiöses Schwergewicht das Hören gegenüber dem Sehen in einer wenigstens gleichen Gewichtung halten konnte, bekundet den sehr langfristigen Bedeutungsverlust religiöser Kategorien.

Spätestens seit Nietzsche drückt die Musik als das dionysische, rauschhafte Element der Kunst auch nicht mehr nur die Einbindung des Individuums in die Horde aus. Vielmehr haben sich die Individuen längst dieser Perspektive selber bemächtigt. Denn das 19. und weite Teile des 20. Jahrhunderts führten den Menschen vor, dass das Apollinische mit seiner rationalen Luzidität ein Principium individuationis entwickelt, das das Individuum eher in die Gemeinschaft einbindet, als es zu emanzipieren.

Die Rockmusik in den sechziger Jahren verkörperte dagegen ein völlig anderes dem Rausch hingegebenes Principium individuationis, bei dem der Ton wahrscheinlich nur für einen kurzen Augenblick einen Primat gegenüber dem Bild gewann. Worauf soll man denn auch die Suche nach neuen Lebensformen stützen, wenn die Rationalität nur aus dem bereits Gedachten heraus zu denken vermag, wenn die Bilder immer die gleichen bleiben? Wie erzeugt man gegebenenfalls neue Bilder: Durch Halluzinogene und durch Inspirationen, die die vibrierende Luft auslöst oder zumindest befördert (Schönherr-Mann 2009, S. 99). Der Rausch welcher Art auch immer und sozial entweder kontrolliert oder verfolgt befreit von der Macht der sozial generierten Bilder und kann insofern einen Bildungsprozess im angesichts der medialen Macht unterstützen. Wie soll man sonst neue Lebensformen lernen, vor allem woher nehmen?

11. Die Flüchtigkeit des Hörens als Einheit von Realem und Imaginärem

Das alltäglich Gesehene, wiewohl es Platon mit den wechselhaften Schatten vergleicht, erhält als Symbol der Idee doch einen vergleichsweise stabilen Charakter. Ob man nun an das Bild oder an die Schrift denkt, die damit verbundene Auflösung der stabilen Strukturen der Realität bleibt trotzdem überschaubar. Man mag die Schrift mit Jacques Derrida noch so buchstäblich lesen, sie liefert einen bestimmten Text, der die Realität wiedergibt, das, was der Phänomenologe für den Gegenstand hält. Die mediale Bilderwelt soll denn auch die an allen Enden sich verflüssigende Realität noch mal zusammenhalten und stabilisieren. Ob Foto oder Film auch letzteres trotz seines Bewegungs-Bildes lässt die sich ständig verflüchtigende Realität erstarren und hält sie derart zumindest als Memorial fest.

Das Hören formuliert dagegen das Menschliche als ein flüchtiges Ereignis, wenn der andere mich anspricht oder ich den verhallenden Klängen der Natur lausche. Das Gehörte lässt sich zwar zwischenzeitlich speichern, damit wiederholen, um die Erinnerung gleichfalls zu bewahren. Zudem tritt es auch in den Dienst des Bildes im Film. Trotzdem bleibt das Hören verglichen mit dem Bild erheblich temporärer und fragiler. Man kann zwar auf DVD heute ein Filmbild anhalten, nicht aber den Ton. Der hörende Bezug zur Welt erweist sich derart just ob deren wechselnder Bildhaftigkeit, oder nach Relativitätstheorie, Quantenmechanik und Chaosforschung, als der Welt angemessener. Insofern besitzt für Manfred Riedel das Hören ein gewisses Primat gegenüber dem Sehen: "Es ist der hörende Weltbezug des Menschen, der sich hier auftut, der als sprachliche Mitte für Welt und Ding allem das Maß seines Wesens freigibt. Er ist *spekulativ*, weil sich so die Sprache selbst ‚spiegelt' und als das, was sie *ist*, zum Vorschein kommt." (Riedel 1990, S. 173).

So müssen die Zeitgenossen im Grunde lernen, dass sie primär hörend und verstehend in der Welt leben, dass die Wirklichkeit sich mindestens genauso hörend wie sehend offenbart, dass aber hinter beiden immer noch ein Verstehens- und Denkprozess stattfindet, der sich nur reduktiv realisiert, wenn er sich auf die Bilder stützt, die noch dazu heute medial dominant den Menschen überfluten. Für Riedel geht denn auch die akroamatische Dimension der Logik und somit auch dem Sehen voraus (Riedel 1990, S. 397).

Eine Bildungsphilosophie im Zeitalter dominanter medialer Bilder muss somit darauf insistieren, dass zur Bildung das Hören genauso gehört wie das Kopfrechnen und das Auswendiglernen von Gedichten. Allerdings sollte das Hören leichter fallen als die beiden anderen Fähigkeiten, verbindet sich mit dem Hören nun mal der Rausch der Musik, der Brandung oder des Gesprächs. Das Hören weist denn für Riedel auch den Weg zu einer Einheit von *ethos* und *physis* (Riedel 1988, S. 214), die im platonischen Primat des Guten gegenüber der *physis* bereits verloren ging, um derart den ikonophilen Weg zu verabsolutieren. Wie sagt doch Nietzsche: "Unter dem Zauber des Dionysischen schließt sich nicht nur der Bund zwischen Mensch und Mensch wieder zusammen; auch die entfremdete, feindliche oder unterjochte Natur feiert wieder ihr Versöhnungsfest mit ihrem verlorenen Sohne, dem Menschen." (Nietzsche 1999, S. 29). Dabei bleibt entscheidend, dass sich die Menschen als Individuen gegenseitig zuhören, um Gemeinsamkeiten zwischen sich zu entdecken, nicht dadurch, dass sie gemeinsam einem dritten am Radio zuhören.

12. Der Klang des Begriffs anstatt des Scheins als Bild bzw. als Metapher

Damit möchte ich natürlich keine ikonoklastische Position einnehmen, auch wenn dieser Eindruck entstanden sein könnte. Und schließlich ist auch das Hören längst technisch strukturiert, so dass sich aus der akroamatischen Perspektive als Antwort auf den Absolutismus der Bilderwelt glücklicherweise keine technoklastische Position ableiten lässt.

Trotzdem braucht die Bildung das Hören und kann sich dazu mit Deleuze auf den Film berufen, der besonders in Jean-Luc Godard *Sauve qui peut (la vie)* und im Spätwerk von Roberto

Rossellini eine Pädagogik des Zusammenspiels von Wort und Bild entwickelt. In *La Prise de pouvoir par Louis XIV* beispielsweise gibt Ludwig der XIV. dem Schneider eine Unterrichtsstunde in Sachkunde und Grammatik, führt derart das Zusammenspiel von Sehen und Hören vor. "All dies", schreibt Deleuze, "verlangt nach einer Pädagogik, insofern wir in einer neuartigen Weise das Visuelle lesen und den Sprechakt auf neue Arbeit hören müssen. Aus diesem Grund spricht Serge Daney von einer ‚Godardschen Pädagogik' und von einer ‚Straubschen Pädagogik'. Das Spätwerk Rossellinis wäre der erste Ausdruck dieser großen Pädagogik, ihr einfachstes und bereits gültiges Beispiel." (Deleuze 1997b, S. 316). Doch, so Gilles Deleuze, darin begegnen sich der von Dingen belebte Raum und die Sprechakte nicht nur in Welt verändernder, sondern auch in komischer und dramatischer Weise, was die medialen Bilder als reale in Frage stellt, somit an deren Übermacht rüttelt.

In Godards Film *Passion* sind Bild und Ton nicht synchronisiert, so dass der Ton eine Gegenmacht zur übermächtigen Bilderwelt entfaltet. Derart vermögen Bilder das Gesehene wie das Gehörte nicht mehr auf einen einheitlichen Begriff, gar auf eine Graphik zu bringen, wiewohl sich natürlich alles irgendwie visualisieren lässt. Der visualisierte Begriff jedenfalls kann derart nichts anderes als eine Metapher sein: Was ist die Graphik anderes! Von platonischen Gleichnissen über diejenigen Christi führt der Weg in die bildhafte Verdichtung, die heute die Wissenschaften allenthalben beherrscht und den wissenschaftlichen Begriff ausmacht, d.h. ihn visualisiert. Diesen wieder zum Klingen und nicht zum Scheinen zu bringen, um das Denken des einzelnen für sich selbst anzuregen und nicht das Abmalen von Schematismen, das wäre die Aufgabe der Bildung, die sich mit einem gespannten Austausch von Sehen und Hören konfrontiert sieht und die, will sie ihrem Anspruch gerecht werden, dem Hören auch ohne Bild wieder Gehör verschaffen muss. Nicht das Hören sollte sich sehen lassen, wie es allenthalben präsentiert wird. Das Sehen sollte sich wieder hören lassen.

Literatur

Benjamin, W. (1975) *Das Kunstwerk im Zeitalter seiner technischen Reproduzierbarkeit.* Frankfurt/M., Suhrkamp.

Bergson, H. (1964) *Materie und Gedächtnis und andere Schriften.* Frankfurt/M., S. Fischer.

Bergson, H. (1921) *Die schöpferische Entwicklung.* Jena.

Blumenberg, H. (2009) *Geistesgeschichte der Technik*, mit einem Radiovortrag auf CD. Frankfurt/M., Suhrkamp.

Danner, H. (2006) *Methoden geisteswissenschaftlicher Pädagogik.* 5. Aufl. München/Basel, Reinhardt UTB.

Deleuze, G. (1997a) *Das Bewegungs-Bild – Kino 1.* Frankfurt/M., Suhrkamp.

Deleuze, G. (1997b) *Das Zeit-Bild – Kino 2,* Frankfurt/M., Suhrkamp.

Galilei, G. (1987) *Dialogo (Auszüge), Schriften, Briefe, Dokumente*, Bd. 1. München, C.H. Beck.

Heidegger, M. (1984) *Was heißt Denken?* Tübingen, Niemeyer.

Horkheimer, M. & Adorno, Th. (1971) *Dialektik der Aufklärung*. Frankfurt/M., S. Fischer.

Nietzsche, F. (1999) *Die Geburt der Tragödie aus dem Geiste der Musik*. Kritische Studienausgabe Bd. 1, Berlin/New York, dtv, de Gruyter.

Palmier, J.-M. (2009) *Walter Benjamin – Leben und Werk*. Frankfurt/M., Suhrkamp.

Platon, *Politeia* (1958) Werke Bd. III. Hamburg, Rowohlt.

Riedel, M. (1988) *Für eine zweite Philosophie*. Frankfurt/M., Suhrkamp.

Riedel, M. (1990) *Hören auf die Sprache*. Frankfurt/M., Suhrkamp.

Scheler, M. (1980) *Der Formalismus in der Ethik und die materiale Wertethik - Neuer Versuch der Grundlegung eines ethischen Personalismus,* Gesammelte Werke Bd. 2. Bern/ München, Francke.

Schönherr-Mann, H.-M. (2009) *Der Übermensch als Lebenskünstlerin – Nietzsche, Foucault und die Ethik*. Berlin, Matthes & Seitz.

Informelles Lernen in virtuellen Gemeinschaften: Individuelle Nutzungspraktiken im Alltag

Nina Kahnwald

Zusammenfassung

Im Zentrum des Beitrags steht die Frage danach, welche individuellen Nutzungspraktiken sich in Bezug auf virtuelle Gemeinschaften und Social Software herausgebildet haben. Wie organisiert der Einzelne seine Nutzung virtueller Gemeinschaften im Alltag und wo kann diese Nutzung in Bezug auf Lernen verortet werden? Für die Darstellung und Diskussion werden Daten herangezogen, die im Rahmen einer qualitativen Studie mit zehn Teilnehmern erhoben wurden. Gezeigt wird, inwiefern die Nutzung virtueller Gemeinschaften in eine größere individuelle Informationsumgebung mit einer Vielfalt persönlicher Informations- und Problemlösungsstrategien eingebunden ist und dass Übergänge zwischen Online- und Offlinestrategien in der täglichen Praxis der Nutzung virtueller Gemeinschaften fließend und eng miteinander verzahnt sind. Aus den Daten heraus können zudem drei unterschiedliche Nutzungskontexte bzw. Lernanlässe bestimmt und beschrieben werden: die Lösung akuter Probleme, das interessegeleitete Lernen sowie die Kommunikation von Spezialwissen und Expertise.

Einleitung

Informations- und Kommunikationstechnologien entwickeln sich in rasantem Maße und mit ihnen die Art, wie wir sie wahrnehmen und nutzen. Mit der zunehmenden Integration des Internet in unser Leben und Denken findet auch eine Transformation wesentlicher Kulturtechniken statt. Kommunikation, Organisation sowie Prozesse der Informationsbeschaffung und des Lernens unterliegen tiefgreifenden Änderungen. Durch die in jüngster Zeit geschehene sprunghafte Weiterentwicklung des Internet, die mit den populären Begriffen *Web 2.0* und *Social Software* umschrieben wird, rücken partizipative Nutzungsformen und virtuelle Gemeinschaften verstärkt in den Fokus.

Bereits in den 90er Jahren wurden virtuelle Gemeinschaften als Orte kollaborativen Lernens identifiziert und in formalen und informellen Kontexten erforscht; häufig mit dem Ziel, Unterstützungsszenarien zu entwickeln und zu erproben. Den theoretischen Hintergrund lieferte der gemäßigt-konstruktivistische Ansatz situierten Lernens (Lave & Wenger 1991), den Wenger mit dem Konzept der Praxisgemeinschaft verknüpfte (Wenger 1998).

Die bisherige Forschung zu Lernen in virtuellen Gemeinschaften widmet sich häufig der Evaluation von Implementationsprojekten im formalen Rahmen oder der Struktur und den Prozessen innerhalb einzelner informeller Gemeinschaften im Internet – eine Ausrichtung, die verschiedene Einschränkungen impliziert. Was durch diese Art von Untersuchungen nicht erreicht werden kann, ist eine Gesamtsicht auf die Online-Praktiken und Interaktionen einzelner Nutzer über verschiedene Kontexte und Nutzungsarten hinweg. Hingegen erfolgt meist eine Konzentration auf die in einem Online-Kontext, z.B. einem Forum, aktiv und sichtbar partizipierenden Nutzer. Lernen und Lernerfolge werden dabei häufig an von Lehrkräften an die Teilnehmer heran getragenen Aufgaben und deren Lösung gemessen. Hierbei ist Lernen oft eng verbunden mit aktiver Partizipation, so dass still lesende Teilnehmer (so genannte Lurker) kaum als Lernende in den Blick geraten. Diese Einengung ist vor allem vor dem Hintergrund bemerkenswert, dass es sich beim Lurking in jeder Hinsicht um ein Massenphänomen handelt. So ergab eine Umfrage, dass 98% der Besucher öffentlicher Online-Foren (z.B. AOL und MSN) niemals selber Ideen, Beiträge oder Argumente veröffentlichen (Katz 1998). Andere Untersuchungen ergaben für Mailinglisten eine durchschnittliche Lurking-Rate von 46% in Gesundheitsforen und 82% in Listen zum Thema Software-Support (Nonnecke et.al 2000). Soroka et al. ermittelten für eine Mailingliste eine Lurking-Rate von 52% mitlesenden Nutzern (Soroka, Jacovi & Ur 2003, S. 9).

Der vorliegende Beitrag hingegen versucht, mittels explorativer Fallstudien zur Nutzung virtueller Gemeinschaften eine ganzheitliche Darstellung und Analyse persönlicher Informationsumgebungen und -praktiken zu leisten. Hierbei sollen auch augenscheinlich ‚passive' Nutzungsformen den Raum erhalten, der ihnen angesichts ihrer zu beobachtenden Häufigkeit zusteht, und sie sollen dabei auf ihre Relevanz für informelles Lernen hin untersucht werden (vgl. Kahnwald 2007). Des Weiteren soll der Einbettung der Nutzung virtueller Gemeinschaften in den lebensweltlichen Kontext und damit auch in Offline-Zusammenhänge Rechnung getragen werden, indem gerade die Integration von Online- und Offline-Aktivitäten und -Interaktionen in den Blick genommen wird.

Der Text möchte so einen Beitrag dazu leisten, die alltägliche (Lern-)Praxis in virtuellen Gemeinschaften in ihrem Kontext kennen zu lernen. Aus Sicht der Autorin ergeben sich erst auf der Basis derartigen Wissens Möglichkeiten, Unterstützungsszenarien für das Lernen in virtuellen Gemeinschaften zu entwickeln. Ein Thema, das anschließend an die Untersuchungsergebnisse umrissen werden soll.

Fragestellung und Datenbasis

Im Zentrum dieses Beitrags steht die Frage danach, welche Nutzungspraktiken sich in Bezug auf virtuelle Gemeinschaften herausgebildet haben und aktuell weiter entwickeln. Wie organisiert der Einzelne seine Nutzung virtueller Gemeinschaften im Alltag und wo kann diese Nutzung in Bezug auf Lernen verortet werden? Für die Darstellung und Diskussion werden Daten herangezogen, die im Rahmen einer qualitativen Studie mit zehn Teilnehmern erhoben wurden. Für diese wurde ein dreistufiges Erhebungsdesign, bestehend aus einem Fragebogen (in Tabellenform) mit geschlossenen Fragen, einem Leitfaden-Interview sowie einem Lernprotokoll, gewählt.

Für die **Auswahl der Fälle** wurden zunächst nach dem Schneeballprinzip Teilnehmer ausgewählt, die dann in einem zweiten Schritt im Sinne des theoretischen Samplings gezielt mit Kontrastbeispielen ergänzt wurden. So wurden in dieser zweiten Phase sowohl ein prominentes

Mitglied der Bloggerszene, das sich auch beruflich mit *Social Software* befasst, sowie im Gegenzug ein Teilnehmer befragt, der beim Erstkontakt zunächst angab, keine virtuellen Gemeinschaften zu nutzen. Des Weiteren wurde als zusätzlicher Fall gezielt ein Nicht-Akademiker ausgewählt, als sich bei der Analyse abzeichnete, dass die Art der Tätigkeit bedeutsam für die Fragestellung ist, um die Homogenität der ausgewählten Fälle in dieser Hinsicht aufzulockern. Auch wurde in dieser Phase des Samplings auf eine Abdeckung sowohl technikaffiner als auch technik-fernerer Tätigkeiten, wie z.B. Programmieren und künstlerische Arbeit, geachtet.

Zum Zweck der **Datenerhebung** fand mit jedem der insgesamt zehn Teilnehmer ein Treffen statt, bei dem der Fragebogen ausgefüllt und das Interview durchgeführt wurde. Im Anschluss erhielten die Teilnehmer eine Vorlage für die Erstellung eines Lernprotokolls mit der Bitte, dieses in den auf das Treffen folgenden Wochen auszufüllen und per E-Mail an die Autorin zurückzuschicken. Hierfür wurden die Teilnehmer gebeten, in einer Tabelle Fälle zu dokumentieren, in denen sie versucht haben, Fragen und Probleme über das Internet (insbesondere mit Hilfe von Social Software) zu lösen. Neben Angaben zum Ausgangsproblem oder -interesse und zu den verwendeten Strategien sollten die Teilnehmer auch verbleibende offene Fragen schriftlich festhalten sowie den Lösungsgrad und ihre Zufriedenheit mit der Suche bewerten. Sieben von zehn Teilnehmern dokumentierten auf diese Art in den auf die Interviews folgenden Wochen zwischen drei und fünfzehn (Such-)vorgänge. Die Lernprotokolle dienten zum einen der Validierung der im Interview und im Fragebogen zur Informationsumgebung gemachten Angaben und sollten zum anderen einen direkteren Zugang zu konkreten Nutzungssituationen herstellen.

Die **Auswertung** der codierten Interview-Daten erfolgte meistenteils über eine verstehend-interpretierende, d.h. hermeneutische Herangehensweise. In Hinblick auf einzelne Aspekte und Datenquellen wurde jedoch auch ein empirisch-erklärender und einordnender Zugang gewählt, etwa bei der Auswertung der über geschlossene Fragen erhobenen Informationsumgebungen der Teilnehmer, zu denen auch eine quantifizierende Darstellung erfolgte und Vergleiche mit im Theorieteil diskutierten Daten vorgenommen wurden (vgl. zu dieser Mischform inhaltsanalytischer Verfahrensweisen auch Bos & Tarnai 1989, S. 217).

Individuelle Nutzungspraktiken

Informationsumgebungen

Die zusammen mit den Befragten ausgefüllte tabellarische Auflistung der Informationsumgebung der Teilnehmer dient als erste Übersicht der am häufigsten genutzten *Web 2.0*-Angebote und -Dienste sowie zur Validierung der aus den Interviews und Lernprotokollen gewonnenen Daten.

Nach ihrer persönlichen Informationsumgebung befragt, gaben alle zehn Teilnehmer an, dass sie Online-Foren nutzen und nannten zwischen einem und acht Foren, an deren Nutzung sie sich erinnerten oder die sie regelmäßig aufriefen (Vergleiche Tabelle 1). Sieben Teilnehmer haben zwischen einer und sieben Mailing-Listen abonniert, sechs Teilnehmer lesen regelmäßig zwischen einem und 150 Weblogs. Sechs Teilnehmer gaben außerdem an, schon einmal in einem oder mehreren Foren Beiträge eingestellt zu haben. Ebenfalls sechs Teilnehmer haben bereits in einigen oder allen der von ihnen abonnierten Mailinglisten gepostet. In einem Blog haben vier der Teilnehmer eigene Beiträge erstellt, meistens in Form von Kommentaren zu Beiträgen anderer. Für alle Teilnehmer stellt *Wikipedia* eine wichtige bis sehr wichtige Informationsquelle dar, Jutta, Nadine und Carsten haben auch selbst schon *Wikipedia*-Einträge erstellt bzw. kommentiert. Darüber hinaus nutzt jedoch nur ein Teilnehmer Wikis zur Unterstützung von Projektarbeit, wobei er sowohl eigene Beiträge erstellt, als auch Beiträge anderer liest. Acht Teilnehmer nutzen Filesharing-Angebote, davon stellen fünf auch eigene Inhalte ein, wobei *YouTube* und *Flickr* am häufigsten verwendet werden. Mit second life haben vier Teilnehmer Erfahrungen gemacht, eine längerfristige Nutzung erfolgte jedoch in keinem Fall. Social networking Angebote werden von sechs Teilnehmern genutzt, davon haben sich Jakob, Carsten und Stefan auch eigene Profile erstellt.

Die Informationsbeschaffung wurde in Studien als häufigstes Motiv für die Internetnutzung heraus gestellt (91% aller befragten Internet-Nutzer bei van Eimeren & Frees 2007). Auch in der hier durchgeführten Studie geben die Teilnehmer als Zweck der Nutzung von *Social Software* am häufigsten an, dass sie sich informieren wollen – Ausnahmen hiervon stellen filesharing Angebote wie *Flickr* oder *YouTube* und Online-Spiele oder -Welten wie Myst oder Second Life dar, die eher zur Unterhaltung genutzt werden.

Bei Auswertung der Interviews und Lernprotokolle wurde deutlich, dass in der täglichen Informationspraxis mehr virtuelle Gemeinschaften und *Social Software* Angebote genutzt werden, als die Teilnehmer in der tabellarischen Auflistung ihrer Informationsumgebung angegeben hatten. Erwartungsgemäß fiel es den Teilnehmern leichter, sich an kontinuierlich genutzte Angebote zu erinnern, wohingegen einmalige oder sporadische Nutzungen eher selten in den Tabellen der Informationsumgebungen auftauchten.

Teilnehmer	Foren insg./ aktiv	Mailing-listen insg./ aktiv	Blogs insg./ aktiv	Wikis insg./ aktiv	Wikipedia insg./ aktiv	Newsletter insg./ aktiv
Hans	6/0	2/0	0/0	0/0	ja	2/0
Jutta	4/2	0/0	0/0	0/0	ja - auch aktiv	3/0
Max	2/2	1/1	0/0	0/0	ja	3/1
Jakob	2/1	0/0	11/1	0/0	ja	1/0
Ralf	8/0	0/0	Diverse/0	0/0	ja	0/0
Nils	1/0	1/1	1/0	0/0	ja	2/1
Paula	6/0	2/1	0/0	0/0	ja	8/1
Stefan	2/1	1/1	2/1	0/0	ja	3/1
Nadine	3/1	2/1	Diverse/1	0/0	ja - auch aktiv	Diverse/0
Carsten	2/2	7/5	ca.150/ja	7/7	ja - auch aktiv	>10/2

Tabelle 1: Übersicht über die genutzten Online-Angebote der Teilnehmer.

Praxis im sozialen Netz

Die Haupt-Aktivität der befragten Teilnehmer besteht im Lesen und Durchsuchen von Inhalten und Beiträgen anderer Nutzer. Bis auf einen Teilnehmer haben jedoch alle auch schon mal eigene Beiträge oder Inhalte erstellt.

Die in den Interviews genannten Gründe, keine Beiträge zu verfassen, sind vielfältig. In allen Fällen gaben die Teilnehmer jedoch an, dass sie den Eindruck hatten, kein neues Wissen oder keine neuen Aspekte beitragen zu können und/oder dass sie die Ressourcen der Gemeinschaft nicht durch Fragen oder das Einstellen unqualifizierter Inhalte belasten wollten:

"Einfach so nur rein gehen und fragen finde ich irgendwie ein bisschen – also finde ich unangenehm, weil ich mir dann so nutznießerisch vorkomme. Wobei natürlich das andere noch viel nutznießerischer ist – wobei nein, da denke ich mir: na gut, das hat ja jemand anderes schon diskutiert, dann entsteht nicht neue Arbeit durch mich." (Max)

In vielen Fällen sahen die Teilnehmer zudem keine Notwendigkeit, selbst Beiträge zu verfassen, da die Fragen bereits gestellt bzw. die Antworten gegeben waren.

"Das Problem ist, jemand anderes hat die Frage längst gestellt und sie ist auch schon hundertmal beantwortet. Das heißt, wir können eigentlich auch nichts Neues mehr erfinden ganz oft und das reicht dann schon. Es reicht schon, das zu finden, um dann weiter zu machen." (Carsten)

Einige misstrauten auch der Qualität oder dem Diskussionsniveau in einem Forum oder einer Mailingliste, so dass sie davon absahen, ihre Frage dort einzustellen. Auch die für das Verfassen von Beiträgen notwendige Registrierung wurde in mehreren Fällen als Hemmschwelle genannt und es erschien den Teilnehmern effizienter, die benötigte Information mit einer erneuten Suche zu finden, als auf Antworten anderer Nutzer zu warten.

Insgesamt lassen sich die von den Teilnehmern genannten Gründe, keine Beiträge zu verfassen, drei Bereichen zuordnen: zum einen der auf die Gemeinschaft ausgerichteten *Community-Awareness*, wie z.B. die Rücksichtnahme auf die Ressourcen der Gemeinschaft, zum anderen dem Versuch, eine möglichst effiziente Informationsstrategie zu nutzen (z.B. Zeitgründe) und zuletzt persönliche Faktoren wie Schüchternheit oder einem hohen Anspruch an eigene Beiträge. Im Wesentlichen werden durch die Teilnehmer dieselben Gründe aufgeführt, wie in Nonneckes Interview-Studie zum Thema Lurking (Nonnecke et al. 2004).

Für das Vorgehen der Teilnehmer bei der Informationsbeschaffung lassen sich im Rückgriff auf existierende Forschungsergebnisse zu Informationsstrategien (Savolainen 1995) zwei grundlegende Suchstrategien unterscheiden: zum einen die zielgerichtete Suche nach praktischen Informationen zur Problemlösung, bei der Teilnehmer häufig über gezielte, oft einmalige Zugriffe auf Foren berichteten, zum anderen die orientierende, interessegeleitete Suche, die eine einmalige interessegeleitete Recherche, aber auch die regelmäßige Beobachtung von Foren oder Weblogs einschließt. Des Weiteren ging aus den Berichten der Teilnehmer hervor, dass das Erleben ihrer Praxis von unterschiedlichen Anforderungen und Ambivalenzen geprägt ist. Praxis ist laut Reckwitz (2003) einerseits geprägt durch den Zwang zur schnellen Entscheidung unter Zeitdruck und andererseits durch das Spannungsfeld zwischen Unberechenbarkeit und Routiniertheit. Folgerichtig oszilliert das Erleben der Teilnehmer zwischen individuellen Routinen und der Unsicherheit, angesichts ständig neuer Herausforderungen. Selbst mit einer bewährten Suchstrategie ist es z.B. nur schwer abschätzbar, wie schnell und erfolgreich eine Suche sein wird:

"Das ist irgendwie auch das Ulkige: Man weiß, jemand da draußen hat die Antwort. Man weiß nur nicht, wie man an die dran kommt. […] Also man kommt oft sehr schnell zum Ziel und manchmal ist man aber auch sehr lange auf dem falschen Weg und kriegt das halt wirklich erst nach einer Stunde oder so mit, […] wo es dann nicht mehr besonders effektiv ist." (Jakob)

Die ständig neuen Herausforderungen verlangen den Teilnehmern ein hohes Maß an Flexibilität, Selbstdisziplin, Fähigkeiten der Selbststeuerung und Kreativität ab. Für die Wahl unterschiedlicher Vorgehensweisen ist die individuelle Bewertung ihrer Effizienz von zentraler Bedeutung. Diese Bewertung hängt stark von individuellen Ressourcen und Präferenzen, wie persönlichen Eigenschaften z.B. Schüchternheit sowie von Erfahrungen, z.B. positives Feedback auf eingestellte Beiträge, und weiteren Rahmenbedingungen, wie dem Themenfeld und dem sozialen Umfeld, ab.

Als weiterer zentraler Faktor geriet die enge Verzahnung von Online- und Offline-Strategien im Handeln und Erleben der Teilnehmer in den Blick. Vor allem aus den Lernprotokollen der Teilnehmer geht hervor, dass sich Such- und Rechercheprozesse häufig über verschiedene Online- und Offline-Quellen erstrecken und von den Teilnehmern auch gezielt eingesetzt werden, um sich gegenseitig zu ergänzen und zu befruchten. So wurden mehrfach online Vor-recherchen durchgeführt, um die Ressourcen von Freunden und Kollegen nicht unnötig zu belasten.

"Je spezifischer ich die Frage stellen kann, umso einfacher ist es auch für Kollegen, darauf zu antworten. Wenn ich sage […] ‚ich weiß noch nicht, was ich wissen will', dann wird es schwierig. Deswegen muss ich zusehen, dass ich die Frage möglichst eng machen kann, damit die Kosten der Fragebeantwortung für die Menschen, die ich dann einspanne, runter gehen." (Carsten)

Für die meisten der Befragten stellen Freunde, Kollegen und Bekannte zentrale Ansprechpartner und Informationsquellen (oft für spezielle Themen) dar, für mehrere sind sie auch die erste Wahl. Wenn die Verfügbarkeit von Freunden oder Bekannten mit dem gesuchten Fachwissen nicht gegeben ist und es sich um eher fehlertolerante Fragen handelt, wird die Suche über Foren als schneller bzw. effizienter erlebt:

"Bei so technischen Fragen, also bei so Computerfragen, habe ich jetzt auch nicht in meinem Bekanntenkreis so viele Leute, die da irgendwie Ahnung von haben. Da bin ich mit Computern also halt über solche Foren immer schneller." (Nils)

Neben der Verfügbarkeit und der Effizienz spielt bei der Wahl der Unterstützung auch das Vertrauen eine wesentliche Rolle. Dies gilt vor allem im Fall von kritischen Fragen, die wenig Raum für Experimente lassen.

In mehreren Fällen wurde die Nutzung von *Social Software* auch von Bekannten oder Freunden angestoßen oder ergab sich aus Alltagsgesprächen.

Lernen in virtuellen Gemeinschaften

Im Folgenden wurden die erhobenen Daten unter dem Aspekt des Lernens näher beleuchtet. Alle Teilnehmer gaben im Interview an, dass sie durch das Lesen von Beiträgen anderer bereits gelernt hatten, und es zeigte sich, dass die Nutzung von virtuellen Gemeinschaften in Bezug auf unterschiedliche Arten von Lernen relevant sein kann. So berichteten Teilnehmer

- von dem bewussten Erwerb strukturierten Wissens, dessen Ergebnis als äquivalent zu formalem Lernen eingestuft wurde:

"Also ich finde das schon extrem wichtig, weil ich habe ja mehr oder weniger die ganzen Sachen nur über Online-Quellen gelernt. Also dadurch, dass ich jetzt nie wirklich einen Kurs besucht habe oder so […]." (Stefan)

- von beiläufigen, unbewussten Lernprozessen:

"Über die Gewohnheit sortiert man und man kriegt dann aber auch gar nicht mehr so richtig mit, was man selber für Fortschritte macht da drin. Weil man stellt gar keine Resultate bei sich selber fest. Ich glaube das ist so. Ja, man kriegt halt total viel mit eigentlich." (Jakob)

- von Veränderungen in ihrem Selbstbild, ihren Interessen oder Aktivitäten:

"Also, […] konkret irgendwas über mich lernen weiß ich nicht, aber […] ich glaube schon, dass das mich verändert hat, ohne jetzt irgendwie konkret sagen zu können, so und so. Also ich meine, ich habe auf einmal Sachen in Magazinen veröffentlicht, so wie da, was schon eigentlich auch so ein bisschen da drüber kam." (Stefan)

- sowie von neuen Ideen und Gedanken:

"Einerseits bringt es mir in meiner Fragestellung Sachen und andererseits durch die verschiedensten Links, die dann auftauchen, bringt es mir natürlich auch ganz andere Ideen." (Hans)

"Dann nimmt man del.icio.us und guckt, wie taggen Leute diesen Artikel, den ich anders getaggt habe, und plötzlich merkt man, da gibt es einen anderen Begriff und dann ist man schon wieder unterwegs." (Carsten)

Lernen in verschiedenen Kontexten

Auffällig war bei Auswertung der Interviews, dass die Teilnehmer eine explizite Differenzierung ihrer Nutzungsstrategien nach unterschiedlichen Kontexten und Rollen vornahmen. Zusammenfassend ließen sich folgende drei zentrale Kontexte identifizieren:

1. Lösung akuter Probleme (z.B. Computerprobleme, Kaufentscheidungen, Kochrezepte, Gesundheitsfragen,…)

2. Interessegeleitete Recherchen (z.B. Hintergrundwissen über Wikipedia, Lesen themenbezogener Foren,…)

3. Experten-/ Spezialistenwissen (z.B. wiss. Arbeit, Programmieren,…)

Der weiteren Analyse wurde diese Unterteilung unterschiedlicher Kontexte der Nutzung virtueller Gemeinschaften als Raster zugrunde gelegt, die sich grob an den von Schütz identifizierten Wissenstypen des Mannes auf der Straße, des gut-informierten Bürgers und des Experten orientiert (Schütz 1972). Sie stellt primär ein heuristisches Raster dar und soll nicht darüber hinweg täuschen, dass in der täglichen Praxis die Übergänge und Schnittmengen zwischen den einzelnen Themen, Kontexten und Praktiken immer fließend und situativ unterschiedlich sind, wie auch Reckwitz betont:

"Die ‚immer wieder neue' Anwendung einer Praktik ist nur im Grenzfall als eine identische Wiederholung […] zu denken; sie enthält vielmehr das Potenzial ‚zufälliger' – sprunghafter oder schleichender – Verschiebungen im Bedeutungsgehalt der Praktik und ihres Wissens, die sich in bestimmten Kontexten ereignen." (Reckwitz 2003, S. 295)

Bei den folgenden Ausführungen gilt es also im Hinterkopf zu behalten, dass selbst scheinbar repetitive ‚typische' Handlungen im Laufe der Zeit und in unterschiedlichen, einzigartigen Situationen Veränderungen unterliegen.

Lösung akuter Probleme

Alle Teilnehmer gaben an, dass sie virtuelle Gemeinschaften nutzen, um schnelle Antworten auf Fragen zu finden und um akute Probleme zu lösen. Jakob betont, dass sich durch die virtuelle Gemeinschaft viele Probleme entweder schnell erledigen oder sogar "gar nicht erst aufkommen" (Jakob). Da die Probleme der Teilnehmer häufig in der Praxis entstehen, lassen sich Antworten oder Lösungen am ehesten im Austausch mit anderen Praktikern finden. Gerade die Problem- und Praxisorientierung vieler Foren ist es, was diese Angebote so attraktiv für die Nutzer macht. Demgegenüber machen Teilnehmer bei der Suche auf Herstellerseiten oder in strukturierten Bedienungsanleitungen und *release notes* die Erfahrung, dort die eigenen Probleme nicht wieder zu finden, da die Stichpunkte innerhalb der Suchergebnisse zwar auftauchen, jedoch "ohne das Problem" (Jakob). Zudem werden gerade bei Kaufentscheidungen Herstellerangaben nicht als vertrauenswürdig angesehen, wie Jutta beschreibt:

"Beispielsweise brauchte ich unbedingt eine Katzenklappe und dann informiert man sich auf den Herstellerseiten und weiß ganz genau, das, was die schreiben, muss noch lange nicht heißen, dass das dann auch so wieder zu finden ist. Und da sind dann für mich Rezensionen und Erfahrungsberichte wichtig, wie lange das Ding hält, ob da auch eine dicke Katze durchpasst und solche Sachen halt." (Jutta)

Es zeigt sich, dass für die *Lösung akuter Probleme* von hoher Relevanz verstärkt auf Erfahrungsberichte und Rezeptwissen anderer Nutzer zugegriffen wird. Das Vorgehen der Teilnehmer zeichnet sich hierbei durch eine hohe Lösungsorientierung aus: Aus Gründen der Effizienz verfassen Teilnehmer in diesem Kontext lediglich dann eigene Beiträge mit Fragen, wenn sie ansonsten sowohl online als auch offline keine effizientere Lösungsmöglichkeit sehen. Die häufig für das Einstellen von Beiträgen erforderliche Registrierung stellt gerade bei kurzfristigem Interesse an einem Thema eine zusätzliche Hemmschwelle dar. Da bei Recherchen, z.B. in Foren, meist über *Google* zielgerichtet Diskussionsstränge zu der gesuchten Fragestellung aufgerufen werden, treffen die Teilnehmer in diesem Kontext auch kaum auf Fragen anderer Nutzer zu anderen Themen oder Schwerpunkten, so dass sich die Frage nach dem Verfassen von Antworten kaum stellt.

Interessegeleitetes Lernen

Interessegeleitetes Lernen in virtuellen Gemeinschaften beinhaltet sowohl die gezielte Suche nach (vorwiegend deklarativem) Wissen ebenso wie das interessegeleitete Surfen und Stöbern. Teilnehmer berichten von der Nutzung von *Social Software* sowohl für punktuelle Recherchen bei im Alltag auftretenden Wissensfragen als auch in Form einer kontinuierlichen Beobachtung bei generellem Interesse an einem Thema. Mehrere Teilnehmer beschreiben, dass sich ihr Umgang mit im Alltag auftretenden Wissensfragen durch ihre Internet-Nutzung deutlich verändert habe. Dabei beziehen sie sich nicht so sehr auf die Lösung dringender Probleme, sondern auf die Klärung von Fragen, "die früher einfach offen geblieben sind oder die auch nicht eine sonderliche Relevanz haben" (Ralf).

"Meistens geht es ja in der größeren Diskussion um irgendeinen speziellen Punkt, wo niemand das genau weiß, und dieses Puzzlestück kann sozusagen dann schnell über das Internet gefunden werden und trägt dann zu einer Abrundung der Gesamtdiskussion bei. Das ist etwas, was ich gerade in der Arbeitswelt super gerne hatte, mit Kolleginnen und Kollegen etwas zu diskutieren, sein Wissen zusammen zu werfen und was dann halt noch unbeantwortet bleibt darüber (Internet) lösen zu können. Und alle, fand ich immer, tragen da einen beträchtlichen Vorteil raus, dann nachher einfach mehr zu wissen, als sie vorher wussten." (Ralf)

Des Weiteren berichten mehrere Teilnehmer davon, dass sie regelmäßig einzelne Foren oder Blogs lesen, weil sie sich allgemein für das dort behandelte Thema interessieren oder auch zur Unterhaltung bzw. zum Zeitvertreib:

"Da [bei einem Blog] gucke ich immer mal vorbei, was der so Neues gemacht hat. Also, der stellt halt seine eigenen Arbeiten rein, was mich interessiert oder was er gerade an Musik hört oder Photos von seinem Fenster [...] oder sonst irgend etwas. Das finde ich so ganz nett, also das ist halt ganz schön gemacht und ich kann sehr viel damit anfangen." (Nils)

Auch in diesem Zusammenhang berichten die Teilnehmer eher selten von selbst verfassten Beiträgen. Deutlich wird jedoch, dass in diesem Kontext eher Antworten auf Beiträge anderer verfasst und eigene Meinungen dargelegt werden. Bedingungen hierfür sind die wahrgenommene Notwendigkeit einer eigenen Antwort (z.B. weil die Frage noch nicht beantwortet wurde) sowie ein Gefühl eigener Kompetenz. Vor allem bei der kontinuierlichen Nutzung eines Angebots berichten die Teilnehmer eher von der Bereitschaft, Fragen anderer zu beantworten, falls dies nötig und möglich erscheint. Dann spielt auch die Hürde der Registrierung eine eher untergeordnete Rolle.

Spezialisten und Experten

Auch in der Rolle von *Spezialisten* oder *Experten* lernen die Studienteilnehmer in virtuellen Gemeinschaften. Einige berichten sogar, dass sie sich ihr Spezialwissen (z.B. Programmieren) ausschließlich über Foren erarbeitet haben. Hierbei ist die Nutzung virtueller Gemeinschaften ähnlich strukturiert wie im Kontext von Problemlösungen, d.h. die Teilnehmer verfassen eher wenige Antworten und veröffentlichen eigene Fragen, wenn sie keinen effizienteren Weg sehen, zu einer Lösung zu kommen. Sie beobachten und besuchen Foren oder Weblogs jedoch häufiger und kontinuierlicher.

Experten erleben Foren tendenziell als zu unstrukturiert, um sie für die wissenschaftliche Arbeit zu nutzen, sie suchen eher nach Literatur- oder Linklisten anderer Experten sowie nach Fachpublikationen, die online verfügbar sind:

"Ansonsten kann man sagen, versuche ich eher Forenbeiträge zu vermeiden und versuche schon fertige Artikel oder fertige Passagen zu nehmen, wo es eigentlich weniger darum geht, den Diskussionsstrang mitzukriegen, sondern eine umfassende Information, über die ich mir dann selber wieder ein Urteil bilden kann." (Jutta)

Einige Teilnehmer vermissen im www in Bezug auf die Diskussion von Fachwissen Formen von Qualitätssicherung und Fachautorität, wie sie sie von Fachpublikationen gewohnt sind. Das Verfassen eigener Beiträge kommt für Experten vom Aufwand her einer Publikation gleich. Da sie das Publizieren jedoch als Teil ihrer Arbeit ansehen und zudem das Bedürfnis haben, innerhalb ihrer Praxisgemeinschaft mit einem eigenen Standpunkt sichtbar zu sein, nehmen sie den Aufwand, z.B. einen eigenen *Wikipedia*-Artikel zu ihrem Fachthema zu verfassen, auf sich.

Unterstützung informellen Lernens in virtuellen Gemeinschaften

Wie oben dargestellt, ist die Praxis der Nutzung virtueller Gemeinschaften so vielschichtig, dass eine Unterstützung der Nutzer nicht in einer starren Standardlösung zu suchen ist. Anwendungen zur Förderung informellen Lernens mit *Social Software* müssen ein ausgewogenes Verhältnis zwischen unterstützenden Funktionen und einer individuellen Anpassbarkeit, d.h. Flexibilität anstreben. Aus dieser Perspektive erscheint der Ansatz der *Personal Learning Environments* vielversprechend (z.B. Attwell 2007). Hierdurch können die Nutzer bei der Einrichtung und Entwicklung ihrer persönlichen Informationsumgebung unterstützt und die Integration unterschiedlicher Anwendungen durch offene Schnittstellen im Sinne Fiedlers gefördert werden. Selbstverständlich sollten auch in diesem Zusammenhang unterschiedliche Partizipationsarten und -grade als lernrelevant ernst genommen und gleichermaßen unterstützt werden. Auch die Weiterentwicklung und Integration offener Standards zur dezentralen Authentifizierung, wie OpenID[1], wird zum einen den in der Praxis selbstverständlichen Wechsel zwischen unterschiedlichen registrierungspflichtigen Diensten und Online-Quellen unterstützen und zum anderen die für einige Nutzungskontexte relevante Hürde der Registrierung vor dem Verfassen eigener Beiträge senken.

Bei allen Bemühungen um die Förderung informellen Lernens mit *Social Software* sollte stets eine enge Verzahnung von Forschung und Entwicklung im Sinne eines nutzerzentrierten Designs angestrebt werden um sicherzustellen, dass die Entwicklungen von den Lernenden tatsächlich als unterstützend erlebt und angenommen und entsprechend in ihre Nutzungspraktiken integriert werden.

Literatur

Attwell, G. (2007) *The personal learning environments – the future of eLearning?* eLearning Papers, 2 (1), ISSN 1887-1542.

Bos, W. & Tarnai, C. (Hg.) (1989) *Angewandte Inhaltsanalyse in empirischer Pädagogik und Psychologie*. Münster. Waxmann.

---

[1] Vgl. http://openid.net

Kahnwald, N. (2007) Informal learning in virtual communities: Lurking as an individual information strategy. In: Stillman, L. & Johanson, G. (Hg.) *Constructing and sharing memory: Community informatics, identity and empowerment*. Cambridge. Cambridge Scholars Publishing, pp.101–114.

Katz, J. (1998) *Luring the Lurkers*. Verfügbar unter: <http://slashdot.org/features/98/12/28/1745252.shtml> [Stand 24.02.2010].

Lave, J. & Wenger, E. (1991) *Situated Learning. Legitimate peripheral participation*. Cambridge, MA. Cambridge University Press.

Nonnecke, B. & Preece, J. (2000) Persistence and lurkers in discussion lists: A pilot study. In: *Proceedings of the 33rd Hawaii international conference on system sciences*, 3, p.3031.

Nonnecke, B.; Preece, J.; Andrews, D. & Voutour, R. (2004) Online lurkers tell why. In: *Proceedings of the tenth Americas conference on information systems*. New York. New York. pp.2688–2694.

Reckwitz, A. (2003) Grundelemente einer Theorie sozialer Praktiken. Eine sozialtheoretische Perspektive. In: *Zeitschrift für Soziologie*, 32 (4), S. 282–301.

Savolainen, R. (1995) Everyday life information seeking: Approaching information seeking in the context of "way of life". In: *Library & Information Science Research*, 17 (3), pp.259–294.

Schütz, A. (1972) Der gut informierte Bürger. Ein Versuch über die soziale Verteilung des Wissens. In: Schütz, A.: *Gesammelte Aufsätze, Bd. 2: Studien zur soziologischen Theorie*. Den Haag. Nijhoff, S. 85–101.

Soroka, V.; Jacovi, M. & Ur, S. (2003) We can see you: A study of communities' invisible people through ReachOut. In: *Proceedings of the first international conference on communities and technologies*; *C&T 2003*. Amsterdam. Kluwer Academic Publishers, pp.65–79.

van Eimeren, B. & Frees, B. (2007) Internetnutzung zwischen Pragmatismus und YouTube-Euphorie. In: *Media-Perspektiven*, 8, S. 362–378.

Wenger, E. (1998) *Communities of practice: learning, meaning, identity*. Cambridge. Cambridge University Press.

Medienhandeln als kontextübergreifender Lernprozess

Sandra Aßmann

Zusammenfassung

Vor dem Hintergrund eines medienkulturellen Wandels betrachtet, lassen sich die beim Medienhandeln von Kindern und Jugendlichen ablaufenden Prozesse als Phänomene von Mediatisierung deuten. Je nach Lebenskontext, in dem sich Heranwachsende bewegen, setzen sie unterschiedliche sozio-kulturelle Praktiken im Umgang mit Medien ein, die unter dem Fokus des Lernens häufig nicht gegenseitig anschlussfähig sind, wodurch sich Kontexte wechselseitig als undurchlässig erweisen. Im Folgenden wird Medienhandeln als Komplex spezifischer sozialer Praktiken beschrieben, zu deren Ausübung eine besondere Form des Wissens erforderlich ist. Am Beispiel der inhaltsanalytischen Auswertung von Weblogs, die Kinder und Jugendliche unter dem Fokus des Alltagshandelns mit Medien geführt haben, soll zum einen eine Möglichkeit der empirischen Erfassung impliziten Wissens vorgestellt werden. Zum anderen wird anhand dieser Fallbeispiele das Potenzial digitaler Medien zur Verknüpfung formaler und informeller Kontexte diskutiert. Intention des Beitrags ist es, eine spezifische Form der Analyse von Medienhandeln als medienpädagogische Aufgabe zu skizzieren.

Ausgangssituation: Der Prozess der Mediatisierung

Mit dem Begriff "Mediatisierung" beschreibt Krotz die Medienentwicklung und ihre Konsequenzen vor allem als soziales, weniger als technisches Geschehen: Kultureller Wandel wird nicht nur durch das Aufkommen neuer technischer Möglichkeiten erzielt, sondern dadurch, "dass immer mehr Menschen immer häufiger und differenzierter ihr soziales und kommunikatives Handeln auf immer mehr ausdifferenzierte Medien beziehen" (Krotz 2008, S. 53). Interessant erscheint hier die Ergänzung, in welchem Rahmen dieses medienbezogene Handeln stattfindet. Krotz differenziert zwischen Mediatisierung auf einer Makroebene (bezogen auf einen kulturellen und gesellschaftlichen Wandel), auf einer Mesoebene (bezogen auf die Weiterentwicklung von Institutionen und Organisationen) sowie auf einer Mikroebene (bezogen auf Veränderungen im sozialen und kommunikativen Handeln der Menschen) (vgl. Krotz 2007, S. 37f.). Die folgenden Überlegungen setzen an der Mikroebene, konkret dem einzelnen Kind bzw. Jugendlichen in unterschiedlichen Kontexten, an. In einem zweiten Schritt könnten dann Rückschlüsse auf einer Mesoebene (z.B. bezogen auf eine Veränderung der Institution Schule, vgl. Aßmann & Herzig 2009) gezogen werden.

Kinder und Jugendliche bilden in der Nutzung von Medien als technische Artefakte insbesondere in außerschulischen Erfahrungskontexten Handlungsroutinen und soziale Praktiken aus, die häufig nicht in den formalen Lernkontext der Schule Einzug halten (dürfen). Dass schulische und außerschulische Lebens- und Lernumfelder in mehreren elementaren Aspekten (z.B. vorherrschende Normen und Regeln) auseinander klaffen, ist kein neues Phänomen, sondern so alt wie die Institution Schule selbst, da sie sich u.a. dadurch als Institution definiert. Spätestens mit dem Aufkommen der so genannten "neuen Medien" hat sich die Situation allerdings grundlegend geändert. Schule hat ihr Informations- und Bildungsmonopol verloren (vgl. z.B. Seitz 2007, S. 85). Kinder und Jugendliche erwerben ihre Vorstellungen über die Welt nicht mehr allein oder vorrangig in schulischem Unterricht, sondern in der (all-)täglichen Auseinandersetzung mit verschiedenen Medienangeboten, teilweise bewusst und intendiert, teilweise aber auch in unbewussten Prozessen (vgl. z.B. Theunert 2005). Die Medienangebote haben dabei nicht nur Einfluss auf die Vorstellungen über Sachverhalte, sondern auch auf Verhaltensorientierungen, Wertvorstellungen und auf Gefühlslagen (vgl. Theunert & Schorb 2004, S. 203). Eine strenge Trennung zwischen "schulischer" und häuslicher "Lebens- und Lernumwelt" lässt sich angesichts einer von Medien durchdrungenen, globalisierten Welt nicht mehr aufrecht halten. Eine Aufgabe der Medienpädagogik muss es dementsprechend sein, das medienbezogene Handeln von Kindern und Jugendlichen in den einzelnen Lebenskontexten zu analysieren, um Rückschlüsse darauf ziehen zu können, wie "Anschlussstellen" zwischen diesen Kontexten ausgestaltet sein müssen. Erste theoretische und methodische Schritte zu diesem Vorhaben werden in den folgenden Ausführungen skizziert.

Theoretische Einordnung: Medienhandeln als Komplex sozialer Praktiken

Verfolgt man Diskussionen bzgl. der Verortung von Medienpädagogik als wissenschaftlicher Disziplin, stößt man auf den Begriff des "Medienhandelns" in unterschiedlichen Zusammenhängen und Ausprägungen.

So definiert Spanhel Medienpädagogik u.a. als "eine empirisch begründete Wissenschaft mit dem Ziel der Beschreibung der Medienaneignung und des Medienhandelns der Menschen und der Folgen für ihren Bildungsprozess sowie der Erkenntnisgewinnung über die Voraussetzungen und Bedingungen, Formen, Methoden und Wirkungen medienpädagogischen Handelns." (Spanhel 2007, S. 36)

Schorb versteht Medienpädagogik als "integrale" Disziplin, die die Zusammenführung von Medienalltag und Medienhandeln leisten soll, indem sie die Medienaneignung als Gesamtheit des Medienhandelns analysiert und gleichzeitig Orientierung im Blick auf das emanzipatorische Handeln leistet (vgl. Schorb 2008, S. 75ff.). Medienhandeln stellt zugleich explizit eine Dimension in Schorbs Medienkompetenzmodell dar und umfasst als solche eine rezeptive und eine produktive Komponente (vgl. z.B. Schorb 1995, S. 184ff.).

Kontrastierend dazu wird im Bielefelder Medienkompetenzmodell nach Baacke Medienhandeln nicht als einzelne Dimension formuliert, bildet jedoch – verstanden als konkrete Mediennutzung – den Ausgangspunkt der Analyse, wie z.B. die Studie "Medienhandeln Jugendlicher" (vgl. Treumann et al. 2007) zeigt.

Versteht man Medienpädagogik mit Tulodziecki als handlungs- und entwicklungsorientierte Disziplin (vgl. z.B. Tulodziecki 2007, S. 102ff.), sind medienerzieherische und mediendidaktische Interventionen darauf ausgerichtet, den Umgang mit Medien als sachgerechtes, selbstbestimmtes, kreatives und sozial verantwortliches Handeln zu fördern (vgl. ebd., S. 106). Diese Leitvorstellungen sind orientiert an einem interdisziplinär ausgerichteten Handlungsmodell, das bedürfnistheoretische, lerntheoretische und entwicklungstheoretische Erkenntnisse integriert (vgl. ebd., S. 103ff.)

Trotz unterschiedlicher Nuancierungen der einzelnen Konzepte lässt sich als Gemeinsamkeit festhalten, dass alle bei der Beobachtung und Beschreibung des konkreten Medienhandelns ansetzen und darüber hinaus kompetentes Medienhandeln als Zielvorstellung medienpädagogischer Bemühungen in den Blick nehmen. Sieht man die Fähigkeit des Individuums, Kontexte, in denen es medienbezogen agiert, miteinander verbinden zu können, als wichtigen Teilbereich kompetenten Medienhandelns an, ist es jedoch aus Sicht der Verfasserin erforderlich, eine spezifische Perspektive auf den Begriff des "Medienhandelns" einzunehmen.
Zu diesem Zweck erscheint es gewinnbringend, die Merkmale in den Blick zu nehmen, die "Medienhandeln" von singulären Handlungen mit Medien unterscheiden.
Dabei wird auf das Konstrukt der sozialen Praktik zurückgegriffen, wie Reckwitz es verwendet. Demnach sind soziale Praktiken "know-how abhängige und von einem praktischen ,Verstehen' zusammengehaltene Verhaltensroutinen, deren Wissen einerseits in den Körpern der handelnden Subjekte ,inkorporiert' ist, die andererseits regelmäßig die Form von routinisierten Beziehungen zwischen Subjekten und von ihnen ,verwendeten' materialen Artefakten annehmen" (Reckwitz 2003, S. 289). Medienbezogene soziale Praktiken sind diejenigen sozialen Praktiken, die sich auf Medien[1] bzw. Medienangebote als Artefakte beziehen.
Im Mittelpunkt der Betrachtung steht also routinisiertes, repetitives Handeln mit Medien(angeboten). Es wird nicht auf die atomisierte Einzelhandlung fokussiert, sondern auf wiederkehrende Muster bei der Verwendung von Medien in unterschiedlichen Alltagskontexten. Unter Medienhandeln sollen im Folgenden medienbezogene soziale Praktiken verstanden werden, d.h. der routinisierte Umgang mit Medien und Medienangeboten sowohl in rezeptiver als auch in produktiver Hinsicht.
Die Performanz dieser spezifischen kulturellen Praktiken ist forschungsmethodisch schwierig zu erfassen. Um die Auseinandersetzung des handelnden Subjekts in seiner Körperlichkeit[2] mit den es umgebenden Artefakten nachzuvollziehen, würden sich Beobachtungssettings anbieten, die allerdings wieder der Einschränkung unterliegen, dass der Beobachter reaktives Verhalten beim beforschten Subjekt provoziert bzw. provozieren könnte. Beschäftigt man sich mit der Erforschung von Routinen, bietet sich ein Instrument an, das v.a. in der qualitativen Sozialfor-

---

[1] Dabei werden "Medien" mit Tulodziecki/ Herzig "als Mittler verstanden, durch die in kommunikativen Zusammenhängen potenzielle Zeichen mit technischer Unterstützung übertragen, gespeichert, wiedergegeben, angeordnet oder verarbeitet und in abbildhafter und/ oder symbolischer Form präsentiert werden" (Tulodziecki & Herzig 2004, S. 18). Aus einer kommunikationswissenschaftlichen Perspektive lässt sich ergänzen, dass Menschen "aufgrund der Bedeutungen, die ein Objekt, ein Geschehen, ein Reiz oder allgemein, ein Zeichen für sie hat" (Krotz 2008, S. 52), handeln.

[2] Ein konstitutives Moment jeder sozialen Praktik ist eine Körperbewegung bzw. ein Set aus Körperbewegungen (vgl. Reckwitz 2004, S. 322)

schung eine lange Tradition hat (vgl. z.B. Bühler 1925, 1971), hier aber unter anderen Vorzeichen verwendet werden soll: Das Tagebuch. Geht man mit Reckwitz davon aus, dass jede soziale Praktik den Moment des inkorporierten Wissens birgt, das häufig unbewusst und damit implizit ist, stellt sich die Frage, wie dieses Wissen dem Beforschten selbst zugänglich wird und wie man es im Blick auf die Forschungsfrage explizieren kann. Durch das Führen eines Weblogs[3], das als Tagebuch mit Dialogcharakter konzipiert wurde, wird versucht, eine Anleitung zur Selbstreflexion zu initiieren und somit internalisiertes Wissen, das routinisiertem Handeln zu Grunde liegt, explizieren zu können. Der Differenzierung von Röll (2006) folgend, handelt es sich im konkreten Fall um Blogs als Reflexionsmedien, bei denen die Dokumentation und persönliche Interpretation von Erlebnissen und Erfahrungen im Mittelpunkt steht. Obwohl oder gerade weil die Weblogs nur einer sehr begrenzten Öffentlichkeit (dem Blogger selbst und dem Forschungsteam) zugänglich sind, kann man von einer Form des "modernen Briefwechsels" (vgl. Reinmann 2008, S. 54) sprechen, in der Zuhören (bzw. Lesen) und Mitteilen die Hauptaktivitäten darstellen.

Im Kern werden also Selbstbeschreibungen medienbezogener sozialer Praktiken von Kindern und Jugendlichen erfasst. Durch die Dokumentation wird versucht, dem Zusammenhang von sozialen medienbezogenen Praktiken, der Explikation des darin inkorporierten Wissens und der Verknüpfung verschiedener Lebens- und Lernkontexte auf die Spur zu kommen.

Verortung des Medienhandelns: Formale und informelle Kontexte

Mit dem Begriff des "Kontextes" soll – in einem sehr weiten Verständnis – versucht werden, die Umgebungen, in denen sich Kinder und Jugendliche bewegen und in denen sie medienbezogene soziale Praktiken ausführen, zu charakterisieren. Damit umfasst der Terminus sowohl eine räumliche, eine zeitliche, als auch eine personale Komponente. Theoretisch ist noch detailliert zu klären, welche Implikationen es für die Untersuchung der wechselseitigen Anschlussfähigkeit oder auch Konnektivität von Kontexten hat, wenn man diese als Systeme (in Anlehnung an Luhmann und Bateson) oder auch als Netzwerke (in Anlehnung an Castells und Hepp) begreift. Um den Grad der Komplexität nicht zu erhöhen und den Fokus zu schärfen, genügt für die folgenden Überlegungen das weite Begriffsverständnis, weil im Mittelpunkt nicht die Beschaffenheit der Kontexte selbst, sondern die Möglichkeiten des Lernens über die Grenzen der Kontexte hinweg stehen sollen. "Das neue Bezugsproblem ist die Frage, inwiefern

---

[3] Es handelt sich um Weblogs, die als Forschungsinstrumente in dem Projekt "Medienbezogene Lernumfelder von Kindern und Jugendlichen (MeiLe)" (Laufzeit 2008-2010) in Ergänzung zu schriftlichen Befragungen und Interviews eingesetzt wurden. Das Projekt wird von der Arbeitsgruppe der Autorin am erziehungswissenschaftlichen Institut der Universität Paderborn durchgeführt und aus Mitteln des BMBF und ESF gefördert. Insgesamt fünf Kinder (zwischen 9 und 10 Jahren) und fünf Jugendliche (zwischen 13 und 14 Jahren) haben über einen Zeitraum zwischen zwei und vier Wochen gebloggt und über ihre täglichen Erlebnisse mit dem Fokus auf Tätigkeiten mit Medienbezug berichtet. Die Weblogs wurden durch Projektmitarbeiter betreut, so dass die Einträge jeden Tag gelesen und kommentiert werden konnten.

es gelingt, in der zeitlichen Sequenz und über räumliche Grenzen hinweg routinisiertes und ‚gleichförmiges' Handeln hervorzubringen – dies schließt auch Handlungsroutinen ein, in denen keine intersubjektive sinnhafte Bezugnahme stattfindet (etwa technisches Handeln mit Gegenständen oder ‚Praktiken des Selbst')." (Reckwitz 2004 , S. 316). Eine Eigenschaft sozialer Praktiken ist also, dass sie räumliche und zeitliche Grenzen transzendieren und damit über den Begriff der (Einzel-)Handlung hinausgehen. Versucht man, die Anschlussfähigkeit formaler und informeller Kontexte zu untersuchen, bietet die Terminologie der Praxistheorien dementsprechend Potenzial, insbesondere aus einer medienbezogenen Perspektive: Praxistheorien fokussieren auf die Materialität der Dinge, d.h. Artefakte sind ein integraler und konstitutiver Bestandteil sozialer Praktiken (vgl. ebd., S. 322f.).

Versteht man medienbezogene soziale Praktiken (wie bereits skizziert) als den routinisierten Umgang mit Medien und Medienangeboten und versucht, diesen durch das Verbalisieren derselben im Weblog auf die Spur zu kommen, ist es erforderlich, die Prozesse zu kontextualisieren. Aussagen über Durchlässigkeit oder Undurchlässigkeit von Kontexten sind schließlich nur möglich, wenn Informationen darüber vorliegen, wo und wie eine Praktik erworben wurde, wo und wie sie angewendet wird oder gerade nicht angewendet wird etc.

Betrachtet werden die Schule als formaler Kontext sowie informelle Kontexte, in denen das Individuum sich bewegt und die Potenzial für Lernprozesse bieten (z.B. Familie, Peer Group). Die analysierten Weblogs wurden zum Teil in der Schulzeit und zum Teil in den Ferien geführt, um Unterschiede in der zeitlichen Komponente (Schulzeit versus Freizeit) und der örtlichen Komponente (Schulgebäude versus häusliche Umgebung) der sozio-kulturellen Praktiken zu erfassen.

Empirische Befunde: Wissensarbeit mit Weblogs – ein kontextübergreifender Lernprozess

Die Weblogs, auf die im Folgenden Bezug genommen wird, erfüllen zwei Funktionen: Zum einen ermöglichen sie durch einen klassischen Tagebuchcharakter die Erhebung von Routinen. Zum anderen wird durch gezieltes Nachfragen versucht, implizitem Wissen, das für Routinen mit medialen Artefakten konstitutiv ist, auf die Spur zu kommen. Bei diesem Vorgehen handelt es sich um Prozesse, die sich als typische für Wissensarbeit charakterisieren lassen: "Spannend wird es immer dann, wenn Wissen von einem Zustand in den anderen überführt werden muss. Genau das soll hier unter Wissensarbeit verstanden werden. Also, immer wenn individuell gehaltenes Wissen allgemein zugänglich gemacht, implizites Wissen expliziert, oder kontextbezogenes Wissen dekontextualisiert wird – und umgekehrt. Damit ist zugleich jeder Lernprozess Wissensarbeit" (Hermann 2004, S. 214). Die mittels der Weblogs unterstützten Prozesse der Wissensarbeit stellen dem zur Folge immer auch Lernprozesse dar.

Kerres diskutiert den Werkzeugcharakter, den computerbasierte Mediensysteme in didaktischen Kontexten bei der Wissenskonstruktion und -kommunikation einnehmen können (vgl. Kerres 2001, S. 247). Die für einen Forschungszusammenhang entwickelten Weblogs lassen

sich insofern durchaus in diese Kategorie einordnen, da durch ihren Einsatz Lernprozesse ge-
fördert werden, indem "Kommunikationsprozesse zwischen Lernern und/oder Experten oder
Tutoren unterstützt werden" (vgl. ebd.). Diese Lernprozesse werden nachfolgend an einzelnen
Auszügen aus zwei Medientagebüchern exemplarisch verdeutlicht.

Beispiel 1: aus dem Weblog eines 14jährigen Gymnasiasten

> *"Heute war ich von 11.00 - 12.00 Uhr am PC (Bereinigung der Festplatte
> etc., kein Internet). Ich habe von 13.00 - 14.00 Uhr PSP (FIFA09) gespielt,
> von 14.00 - 14.30 Uhr war ich im Internet (schülerVZ). Dann hab ich von
> 14.30 - 16.00 Uhr ferngesehen. Von 19.30 - 20.30 Uhr war ich dann wieder
> im Internet (schülerVZ). Heute Abend werde ich von 21.00 Uhr fernsehen und
> das bis ca. 00.00 Uhr. Was, das ist nicht festgelegt. Ich werde zappen, aber
> meine Fix-Sender RTL und Pro7 im Auge behalten."[4]*

Dies ist einer der ersten Einträge aus dem Weblog des betreffenden Schülers, geschrieben an
einem Samstag in der Schulzeit, im Sommer 2009. Der Auszug ist in mehrfacher Hinsicht
interessant. Zum einen benennt der Jugendliche nicht nur die Geräte, die er benutzt (eine trag-
bare Spielekonsole, die "Playstation Portable", abgekürzt "PSP", den internetfähigen Computer
und das Fernsehen), sondern er beschreibt darüber hinaus, welche Medienangebote er damit
wahrnimmt: das Konsolenspiel "FIFA 09" (eine Fußballsimulation), "schülerVZ" (eine social-
network-Plattform für Schüler) sowie zwei private Fernsehsender, RTL und Pro7. Bei diesem
Jugendlichen lässt sich, verfolgt man das Weblog über die gesamte vier Wochen, eine Routine dahingehend identifizieren, dass die Darstellung an diesem Samstag nicht zufällig war,
sondern bezogen auf die Spielekonsole und das Internet regelmäßig die genannten Medienangebote präferiert werden: wenn der Schüler die "Playstation Portable" nutzt, was er nahezu
täglich tut, spielt er in diesen vier Wochen ausschließlich "FIFA 09". Wenn er im Internet ist,
bewegt er sich meistens auf der Seite "schülerVZ". Auf Nachfrage kann der Schüler die aus-
schlaggebenden Motive für seine Präferenzen benennen: an dem Konsolenspiel reizt ihn,

> *"dass es ein sehr realitätsnahes Fußballspiel ist. Beeindruckende Grafik und
> diverse Spielmodi sind anregend für die Nutzung."*

Bezogen auf "schülerVZ" gibt der Jugendliche an, dass

> *"diese Seite eine vorteilhafte Plattform ist, wenn man Leute mal kennenlernte,
> aber sie nicht mehr treffen kann. (…) Und wenn wie jetzt z.B. Schüler aus
> meiner Klasse die Schule wechseln, dann kann man so mit ihnen in Kontakt
> bleiben bzw. sich mit ihnen verabreden."*

Ohne das Nutzungsmotiv an dieser Stelle vertiefen zu wollen, sei doch angemerkt, dass der
Jugendliche die Plattform im virtuellen Raum also dazu nutzt, personale Beziehungen, die im
formalen Kontext Schule geknüpft wurden und aufgrund der Rahmenbedingungen dort nicht

---

[4] Die Zitate aus den Weblogs wurden für die Darstellung grammatikalisch und orthographisch berichtigt.

mehr aufrechterhalten werden können, in informellen Kontexten fortzuführen. Ein weiterer Aspekt, der bei diesem ersten Eintrag bedeutsam erscheint, ist die charakterisierte PC-Nutzung: der Junge gibt an, offline am Computer tätig gewesen zu sein, um die "Festplatte zu bereinigen". An dieser Formulierung wird deutlich, dass der Jugendliche mit der Funktionsweise eines Computers vertraut zu sein scheint und sich im Klaren darüber ist, dass von Zeit zu Zeit gewisse Wartungsarbeiten erforderlich sind und er außerdem weiß, wie er diese durchführen kann. Dieser erste Eindruck, dass der Junge über spezifisches Fachwissen im Bereich der Informations- und Kommunikationstechnologien verfügt, bestätigt sich in einem Eintrag, der zu einem späteren Zeitpunkt vorgenommen wird. An diesem Beispiel lässt sich das Potenzial der Blogs unter Aspekten der Wissensarbeit besonders gut verdeutlichen. Der Jugendliche wurde gefragt, welchen Stellenwert das Internet für ihn hat und was er (außer dem Besuch von social-network-Seiten) konkret für Aktivitäten im Netz ausführt. Darauf reagierte er zunächst mit folgendem knappen Eintrag:

> *"Also selbstverständlich ist meine Begeisterung für das WWW sehr groß, habe damit auch schon relativ viel gemacht, aber nichts wirklich veröffentlicht."*

Auf erneute Nachfrage, was das denn ganz konkret bedeute, schreibt der Junge:

> *"Also ich halte die Internetseite von meinem Vater, der Schauspieler und Fechtmeister ist, auf einem aktuellen Stand, ich schreibe viele Kommentare zu Artikeln auf Sportseiten und ich schicke Artikel an diese Seiten."*

Diese Tätigkeiten, die von außen betrachtet besondere Fähigkeiten und Fertigkeiten widerspiegeln (Kenntnis über Homepageerstellung und -pflege, e-Kommunikation, …), sind für den Jugendlichen anscheinend so selbstverständlich, dass er sie zunächst gar nicht erwähnt. Die Bemerkung, er habe "nichts wirklich veröffentlicht", erscheint für einen Außenstehenden als starker Kontrast zu der Aussage, dass der Junge selbst eine Homepage betreut und in dieser Form natürlich auch Inhalte publiziert. Vertieft wurde dann noch einmal nachgefragt, wie er sich die Kenntnisse zur Homepagegestaltung angeeignet hat:

> *"Also mir wurde das von mehreren Leute teilweise erzählt, wie man eine Homepage erstellt. Vieles z.B. aber in der Schule oder vom Schwager meines Stiefvaters. Also ich füge ab und zu neue Videos von seinen Fechtchoreographien ein oder die Stücke, in denen er mitwirkte. Ansonsten habe ich die Seite mit meinem Vater zusammen erstellt."*

Neben der Tatsache, dass in diesem Beitrag zusätzlich deutlich wird, dass der Jugendliche Videosequenzen in eine Homepage einbinden kann, zeigt sich, dass er die Kenntnisse, die er benötigt, aus ganz unterschiedlichen Quellen bezogen hat. Neben dem informellen Kontext der Familie spielt auch der formale Kontext Schule eine Rolle. An dieser Stelle wurde zum letzten Mal nachgehakt, um die Aussage "Vieles aber z.B. in der Schule" zu präzisieren. Es wurde gefragt, ob es sich um Freunde oder Lehrer in der Schule gehandelt hat, die zur Wissensgenerierung beigetragen haben, ob die Kenntnisse in einem Unterrichtsfach oder in Arbeitsgemeinschaften erworben wurden. Darauf schrieb der Jugendliche:

> *"Also das mit dem Homepages erstellen/bearbeiten habe ich im regulären Informatikunterricht gelernt."*

Der Modus des "Bloggens mit Rückfragen", der innerhalb des Projektzusammenhanges als adäquates Forschungsvorgehen etabliert wurde, stellt eine spezifische Form didaktisierter mediengestützter Kommunikation (vgl. z.B. Kerres 2001, S. 257ff.) dar. Es dürfte anhand des Beispiels evident geworden sein, dass durch diese besondere kommunikative Konstellation (ein Kind/ Jugendlicher berichtet aus seinem Alltag – ein Betreuer des Weblogs reagiert mit Kommentaren und Rückfragen) der Blogger dazu angehalten ist, über das eigene (medienbezogene) Verhalten zu reflektieren und sich Lernprozesse (oft zum ersten Mal) bewusst zu machen. Angesetzt wird also an der konkreten Wissensnutzung, von der aus Rückschlüsse auf die Wissensgenerierung (und evtl. -repräsentation und -speicherung) gezogen werden. Dieses Vorgehen, die Wissensnutzung zum Ausgangspunkt zu machen, wird in der Wissensmanagementforschung gefordert: "Die Nutzung von Wissen ist dabei nicht lediglich ein weiterer Baustein, der mit anderen Bausteinen auf gleicher Ebene liegt, sondern sie stellt vielmehr den pragmatischen Zweck jeglicher Wissensmanagement-Aktivität dar, den es zu erfüllen gilt, damit letztendlich ein Management von Wissen, nämlich die gezielte Bewertung und Anpassung des eigenen Wissens, möglich wird" (Schnurer & Mandl 2004, S. 54).

Das Beispiel der Homepageerstellung steht exemplarisch für die Leistung von Lernenden, formale und informelle Lernkontexte miteinander zu verknüpfen. In der Schule erworbenes Wissen wird mit Informationen von Verwandten gekoppelt und erfährt eine konkrete gestalterische Anwendung. Im selben Blog findet sich ein weiterer interessanter Dialog, der die Verknüpfung des formalen Lernkontextes Musikschule mit dem häuslichen Lernumfeld illustriert und eine zusätzliche Komponente der Wissensarbeit beleuchtet: die Irritation. In seinem fünften Blogeintrag reflektiert der Jugendliche über die Bedeutsamkeit, die das Spielen eines Instrumentes für das Führen des Medientagebuchs hat. Er schreibt:

> *"Ich wusste nicht, welche Bedeutung der Fakt hat, dass ich täglich 30 - 60 Minuten Klavier spiele. Ich war 6 Jahre in der Musikschule, hatte aber aufgehört, weil mir einfach die Lust verging. Jetzt übe ich freiwillig fast jeden Tag. Ist dieser Fakt relevant, sodass ich ihn demnächst mit im Medientagebuch aufführen sollte?"*

Der Junge erscheint irritiert, weil er nicht weiß, ob das Klavier in seiner bzw. in der Wahrnehmung seines Gegenübers ein Medium darstellt. Das "laute Nachdenken" in Form des Bloggens, regt ihn an, seine Tätigkeiten zu katalogisieren und nach ihrem Medienbezug zu systematisieren. Unabhängig davon, ob man das Klavier definitorisch als Medium fasst oder nicht, zeigt sich eine eindeutig medienbezogene Komponente des Musizierens in einem späteren Eintrag:

> *"Ansonsten habe ich zwischendurch mittels Videos von youtube.com auf dem Klavier Stücke einstudiert (Rihanna – Unfaithful, Rihanna – Take A Bow). Aber diese Musik höre ich sonst nicht, eben nur die Pianoversion von mir."*

Diese Routine des Jugendlichen, mittels der Videoplattform "YouTube" Klavierstücke einzu-üben, wäre vielleicht gar nicht kommunikativ erschlossen worden, wenn er nicht laut über die Relevanz des Klavierspielens für das Medientagebuch nachgedacht hätte, also schon ein Stück Wissenskommunikation betrieben hätte. Der Eintrag bestätigt die Einschätzung Reinmanns, dass sich "insbesondere über die Nutzung von Web 2.0-Angeboten (…) sinnvolle Verknüp-fungsmöglichkeiten für informelle und formale Wissens- und Lernprozesse (ergeben)" (Reinmann 2008, S. 50) auf doppelte Weise: Die Videoplattform "YouTube" bietet als Web 2.0-Angebot dem Jugendlichen Anregungen zur Weiterführung eines formal begonnenen Lernprozesses (des Klavierspielens) im informellen häuslichen Kontext. Darüber hinaus fun-giert das Medientagebuch in Form des Weblogs als Web 2.0-Angebot, mit Hilfe dessen bereits erfolgte Lern- und Wissensprozesse reflektiert werden können.

Sowohl das Beispiel der Homepageerstellung als auch das Beispiel des Klavierspielens haben gezeigt, dass (digitale) Medien ein Potenzial besitzen, formale und informelle Lernkontexte miteinander zu verknüpfen und situations- und kontextgebundenes Wissen (vgl. z.B. Reinmann-Rothmeier & Mandl 2001) zu "entkoppeln", um es flexibel in anderen Situationen oder Kontexten einzusetzen.

Im Folgenden sollen einige Auszüge aus dem Medientagebuch eines Grundschülers zeigen, inwiefern es auch bei der Gruppe der 9- bis 10-Jährigen möglich ist, Routinen zu erfassen und Prozesse der Wissensarbeit zu initiieren.

Beispiel 2: Aus dem Weblog eines 9jährigen Grundschülers

Die Einträge, die exemplarisch ausgewählt wurden, entstanden während der Schulzeit, im Frühjahr 2009. Zunächst soll der Schwerpunkt auf Widersprüche gelegt werden, die innerhalb der Darstellung im Weblog aufgetreten sind. Das Kind hat auf die Frage, ob es beim Surfen im Internet etwas lernen kann, geantwortet:

> *"Ob ich im Internet was lerne, hängt von der Seite ab, die ich mir ansehe. Auf Informationsseiten kann ich schon was lernen oder nachschauen. Auf den Spieleseiten eher weniger."*

Es wird also eine fast als konservativ zu bezeichnende Einteilung in Seiten, die eher der Infor-mation und dem Wissenszuwachs dienen, und solchen, die stärker zur Unterhaltung genutzt werden und damit angeblich weniger Lernpotenzial haben, vorgenommen. Es ist augenschein-lich, dass das Verständnis des Terminus' "Lernen" aus Sicht von Kindern und Jugendlichen ein spezifisches ist. Medientagebücher können als Forschungsinstrument aufschlussreiche Impulse zu der Frage liefern, wie (und evtl. wodurch) kindliche Lernbegriffe geprägt sind.

Einige Tage später, bei der Beschreibung seines Tagesablaufs, postet der Junge:

> *"Bevor wir zum Fußballspiel gefahren sind, habe ich PC gespielt. FIFA 07 und ich war im Internet auf der Seite SPIELEAFFE."*

Auf die Nachfrage, wie das Kind diese Internctseite kennen gelernt hat, und ob es besondere Lieblingsspiele auf dieser Seite hat, antwortet es:

> *"'Spieleaffe' hab ich in der Schule kennen gelernt, im PC-Unterricht. Ein Lieblingsspiel hab ich nicht, ich spiele am meisten 'Bundesliga 11 Meter' und 'Bomberman'. Fußball interessiert mich ja eh und Bomberman finde ich gut, weil man eine Strategie entwickeln muss."*

Schon in dieser Äußerung macht der Junge deutlich, dass man etwas lernen, dass man ein spezifisches Wissen erwerben muss, um die auf der Seite angebotenen Spiele angemessen nutzen zu können. Dieser Eindruck, der im Widerspruch zu der These steht, auf Spieleseiten könne man tendenziell nichts lernen, verstärkt sich noch durch einen späteren Eintrag. Der Junge wurde gefragt, ob er sich gut auf der Seite "Spieleaffe" (die sehr bunt und auf den ersten Blick unübersichtlich wirkt) zurecht finden könne. Er antwortete:

> *"Für mich ist die Seite ok. Eine Spielstrategie entwickle ich während dem Spiel. Immer aufpassen und versuchen herauszufinden, was der, der das Spiel gemacht hat, dort für eine Strategie eingebaut hat."*

Es ist bemerkenswert, dass der Junge nicht nur mit der spielimmanenten Strategie argumentiert, sondern sogar den Game Designer implizit im Blick hat, wenn er sein eigenes Spielverhalten beschreibt.

Ein letzter Auszug aus dem Weblog illustriert die Reflexionsleistung, die das Kind bei der Überlegung aufbringt, wie es seine Eltern zum Kauf einer portablen Spielekonsole ("Nintendo DS", kurz "DS", steht für "Double Screen") bewegen kann und was es selbst leisten kann, um seinem Wunsch ein Stück näher zu kommen.

> *"Zum DS fällt mir erst mal ein, dass ich noch Geld brauche. Aber ich weiß schon, wie ich an Geld komme. Ich muss meiner Oma helfen, dann gibt es auch Geld. Wenn ich dann noch spare und nicht immer mein Geld für spontan gesehenen Quatsch ausgebe, klappt das schon irgendwie. Meinen nächsten Wunschzettel könnte ich auf einen Wunsch reduzieren, dann bleibt keine große Auswahl, zwischen denen meine Eltern wählen können. Die Argumente gegen die Anschaffung, welche meine Eltern anmerken würden, könnten so aussehen: z.B.*
>
> *- zu viel Geld für so ein kleines Ding*
> *- zu wenig Platz für Phantasie*
> *- Stress und Aggressionen mit Zeitlimits (nur 1 Stunde je Tag)*
> *- lieber real spielen als virtuell*
> *- 2 oder mehr Kinder können ohne Medien spielen*
>
> *Für die Anschaffung sprechen z.B.*
>
> *- die verschiedenen Spiele, die man abwechseln kann*
> *- der Spaß*

- die tolle Grafik

Aber das sind keine Gründe, mit denen ich überzeugen kann. Ich denke aber mal weiter darüber nach."

Beeindruckend ist bei diesem Beispiel, dass das Kind nicht nur eine Vielzahl an Pro- und Contra-Argumenten auflistet, sondern diese auch bewertet. Seine eigenen Argumente erscheinen ihm weniger stichhaltig als die (antizipierten) Argumente der Eltern.

Die Auszüge aus beiden Medientagebüchern dürften verdeutlicht haben, dass die Kinder und Jugendlichen, die sich freiwillig zum Dokumentieren ihres eigenen Medienerlebens und -verhaltens über einen längeren Zeitraum verpflichtet haben, diese Aufgabe nicht nur als lästig empfanden.

Kommentare wie

"P.S: Mir macht das Medientagebuch riesigen Spaß!!!!!!" (9jähriger Grundschüler)

oder:

"Ich möchte noch ihre Kollegin grüßen, die meine ersten Blogs nett & freundlich kommentierte." (14jähriger Gymnasiast nach einem personellen Wechsel in der Betreuung des Blogs)

belegen dies.

Damit lässt sich die Einschätzung, "dass mindestens zusätzlich motivationspsychologisch deutbare Phänomene eine Rolle dabei spielen, dass Blogs neben ihrer Funktion für das Management von Informationen und eigener Identität auch den Erfahrungsaustausch, Dialog und kollaboratives Handeln beflügeln" (Reinmann 2008, S. 54) durch das empirische Material nur unterstreichen.

Fazit und Ausblick

Nach einer kurzen Einordnung von "Medienhandeln" in den medienpädagogischen Begriffshorizont, wurde auf die Bedeutsamkeit verwiesen, den Terminus unter der Zielvorstellung des kontextverbindenden Agierens als wichtigem Bestandteil kompetenten Medienhandelns neu zu fassen. Dazu wurde Medienhandeln als Komplex medienbezogener sozialer Praktiken definiert. Die Einbettung des Medienhandelns in formelle und informale Kontexte wurde beschrieben und der Prozess der Wissensarbeit am Beispiel der empirischen Untersuchung von Weblogs dargestellt. Diese besondere Form der Wissensarbeit und deren Resultate lassen sich auch als kontextübergreifende Lernprozesse fassen. Anhand der Beispiele haben wir bislang folgende Aktivitäten aufzeigen können:

- Ein Kind/Jugendlicher erwirbt in einem (formalen oder informellen) Kontext medienbezogene Fähigkeiten und Fertigkeiten, die es prinzipiell in einem anderen (formalen oder informellen Kontext) einsetzen kann.

- Ein Kind/Jugendlicher setzt medienbezogene Fähigkeiten und Fertigkeiten, die es in einem Kontext erworben hat, in einem anderen ein. Dies muss nicht bewusst geschehen.

- Ein Kind/Jugendlicher hat bewusst über formal und informell stattgefundene medienbezogene Lernprozesse reflektiert und setzt in einem Kontext erworbene Fähigkeiten und Fertigkeiten intentional in einem anderen Kontext ein. Dieses "kontextverbindende" Agieren stellt gleichzeitig die Zielvorstellung von Wissensmanagement in einem didaktisierten Setting dar: "Der Schlüssel zu einer möglichst optimalen Anwendung des Gelernten liegt aus individueller pädagogischer Perspektive in der Schaffung optimaler Rahmenbedingungen bei der Generierung von Wissen. Ziel einer optimalen Wissensgenerierung ist es, Wissensstrukturen aufzubauen, welche es ermöglichen, dieses Wissen in andere Kontexte zu transferieren, es also flexibel anzuwenden." (Schnurer & Mandl 2004, S. 55).

Dieser erste Versuch einer Systematisierung wird zukünftig durch die Analyse weiterer empirischen Materials ausdifferenziert werden, um das Potenzial der vorgestellten Konzeption von Medienhandeln für die medienpädagogische Theoriebildung heraus zu arbeiten.

Darüber hinaus lassen sich für dialogisch angelegte Weblogs als Forschungsinstrument vielfältige Anwendungsmöglichkeiten denken. Insbesondere bei der Untersuchung sozialer Praktiken in unterschiedlichen Bereichen erscheint der Ansatz gewinnbringend.

Literatur

Aßmann, S. & Herzig, B. (2009) Schulische Verortungsprobleme in einer Netzwerkgesellschaft. In: Böhme, J. (Hg.) *Schularchitektur im interdisziplinären Diskurs. Territorialisierungskrise und Gestaltungsperspektiven des schulischen Bildungsraumes.* Wiesbaden, VS Verlag für Sozialwissenschaften, S. 58–72.

Bateson, G. (2001) *Ökologie des Geistes. Anthropologische, psychologische, biologische und epistemologische Perspektiven.* 8. Aufl., Frankfurt am Main, Suhrkamp.

Bühler, Ch. (1925) *Zwei Knabentagebücher. Mit einer Einleitung über die Bedeutung des Tagebuchs für die Jugendpsychologie.* Jena, Fischer.

Bühler, Ch. (1971) *Das Seelenleben des Jugendlichen: Versuch einer Analyse und Theorie der psychischen Pubertät.* 7. Aufl., Stuttgart, Fischer.

Castells, M. (2003) *Der Aufstieg der Netzwerkgesellschaft. Teil 1 der Trilogie: Das Informationszeitalter.* Stuttgart, UTB.

Hepp, A. (2008) Netzwerke der Medien – Netzwerke des Alltags: Medienalltag in der Netzwerkgesellschaft. In: Thomas, T. (Hg.) *Medienkultur und soziales Handeln*. Wiesbaden, VS Verlag für Sozialwissenschaften, S. 63–90.

Hermann, S. (2004) Produktive Wissensarbeit: Eine Herausforderung. In: Ders. (Hg.) *Ressourcen strategisch nutzen – Wissen als Basis für den Dienstleistungserfolg*. Stuttgart, Fraunhofer-IRB Verlag, S. 207–228.

Hoffmann, D. & Merkens, H. (Hg.) (2004) *Jugendsoziologische Sozialisationstheorien. Impulse für die Jugendforschung*. Weinheim und München, Juventa.

Kerres, M. (2001) *Multimediale und telemediale Lernumgebungen. Konzeption und Entwicklung*. München, Oldenbourg.

Krotz, F. (2007) *Mediatisierung. Fallstudien zum Wandel von Kommunikation*. Wiesbaden, VS Verlag für Sozialwissenschaften.

Krotz, F. (2008) Kultureller und gesellschaftlicher Wandel im Kontext des Wandels von Medien und Kommunikation. In: Thomas, T. (Hg.) *Medienkultur und soziales Handeln*. Wiesbaden, VS Verlag für Sozialwissenschaften, S. 53–62.

Luhmann, N. (2008) *Soziale Systeme*. 5. Aufl., Franfurt am Main, Suhrkamp.

Picot, A. & Fischer, T. (Hg.) (2006) *Weblogs professionell. Grundlagen, Konzepte und Praxis im unternehmerischen Umfeld*. Heidelberg, d.punkt verlag, S. 95–110.

Reckwitz, A. (2003) Grundelemente einer Theorie sozialer Praktiken. In: *Zeitschrift für Soziologie*. Jg. 32, Heft 4 (2003), S. 282–301.

Reckwitz, A. (2004) Die Entwicklung des Vokabulars der Handlungstheorien: Von den zweck- und normorientierten Modellen zu den Kultur- und Praxistheorien. In: Gabriel, M. (Hg.) *Paradigmen der akteurszentrierten Soziologie*. Wiesbaden, VS Verlag für Sozialwissenschaften, S. 303–328.

Reinmann, G. (2008) Lehren als Wissensarbeit? Persönliches Wissensmanagement mit Weblogs. *Information. Wissenschaft & Praxis*, 59 (1) 2008, S. 49–57.

Reinmann, G. & Mandl, H. (Hg.) (2004) *Psychologie des Wissensmanagements. Perspektiven, Theorien und Methoden*. Göttingen, Hogrefe.

Reinmann-Rothmeier, G. & Mandl, H. (2001) Unterrichten und Lernumgebungen gestalten. In: Krapp, A. & Weidenmann, B. (Hg.) *Pädagogische Psychologie*. Weinheim, Beltz, S. 601–646.

Röll, M. (2006) Knowledge blogs. Persönliche Weblogs im Intranet als Werkzeug im Wissensmanagement. In: Picot, A. & Fischer, T. (Hg.) *Weblogs professionell. Grundlagen, Konzepte und Praxis im unternehmerischen Umfeld*. Heidelberg, d.punkt verlag, S. 95–110.

Sachverständigenkommission Zwölfter Kinder- und Jugendbericht (Hg.) (2005) *Kompetenzerwerb von Kindern und Jugendlichen im Schulalter*. Bd. 3. München, Verlag Deutsches Jugendinstitut.

Schnurer, K. & Mandl, H. (2004) Wissensmanagement und Lernen. In: Reinmann, G. & Mandl, H. (Hg.) *Psychologie des Wissensmanagements. Perspektiven, Theorien und Methoden*. Göttingen, Hogrefe, S. 53–65.

Schorb, B. (1995) *Medienalltag und Handeln. Medienpädagogik in Geschichte, Forschung und Praxis*. Opladen, Leske & Budrich.

Schorb, B. (2008) Handlungsorientierte Medienpädagogik. In: Sander, U., von Gross, F. & Hugger, K.-U. (Hg.) *Handbuch Medienpädagogik*. Wiesbaden, VS Verlag für Sozialwissenschaften, S. 75–86.

Seitz, K. (2007) Lernen in einer globalisierten Gesellschaft. In: Rauschenbach, Th., Düx, W. & Sass, E. (Hg.) *Informelles Lernen im Jugendalter. Vernachlässigte Dimensionen der Bildungsdebatte*. 2. Aufl., Weinheim und München, Juventa, S. 63–91.

Spanhel, D. (2007) Zur Standortbestimmung der Medienpädagogik aus anthropologischer und bildungswissenschaftlicher Sicht. In: Sesink, W., Kerres, M. & Moser, H. (Hg.) *Jahrbuch Medienpädagogik 6*. Wiesbaden, VS Verlag für Sozialwissenschaften, S. 33–54.

Theunert, H. & Schorb, B. (2004) Sozialisation mit Medien: Interaktion von Gesellschaft – Medien – Subjekt. In: Hoffmann, D. & Merkens, H. (Hg.) *Jugendsoziologische Sozialisationstheorien. Impulse für die Jugendforschung*. Weinheim/München, Juventa, S. 203– 219.

Theunert, H. (2005) Medien als Orte informellen Lernens im Prozess des Heranwachsens. In: Sachverständigenkommission Zwölfter Kinder- und Jugendbericht (Hg.) *Kompetenzerwerb von Kindern und Jugendlichen im Schulalter*. Bd. 3. München, Verlag Deutsches Jugendinstitut.

Treumann, K.P., Meister, D.M., Sander, U., Burkatzki, E., Hagedorn, J., Kämmerer, M., Strotmann, M. & Wegener, C. (2007) *Medienhandeln Jugendlicher. Mediennutzung und Medienkompetenz. Bielefelder Medienkompetenzmodell*. Wiesbaden, VS Verlag für Sozialwissenschaften.

Tulodziecki, G. (2007) Handlungs- und entwicklungsorientierte Medienpädagogik – theoretische Grundlagen, Umsetzungen und Forschung. In: Sesink, W., Kerres, M. & Moser, H. (Hg.) *Jahrbuch Medienpädagogik 6*. Wiesbaden, VS Verlag für Sozialwissenschaften, S. 102–117.

Tulodziecki, G. & Herzig, B. (2004) Handbuch Medienpädagogik. Band 2: Mediendidaktik Stuttgart, Klett-Cotta.

Wissens- und Kommunikationsprozesse ethisch beratender Gremien in digitalen Gestaltungsformen

Dorothee M. Meister, Anna-Maria Kamin & Diana Urban

Zusammenfassung

Der Beitrag greift die Frage auf, ob und wie Lern-, Wissens- und Diskussionsprozesse von ethisch beratenden Gremien in digitale Gestaltungsformen transformiert und unterstützt werden können. Nach einem Überblick über Organisationsformen, Ziele, Strukturen und Arbeitsweisen ethisch beratender Gremien werden die derzeit praktizierten Formen ethischer Beratung in digitalen Lernwelten dargestellt. Aspekte zur Lehr-Lernforschung in formellen und informellen Kontexten und Diskussionen zum kooperativen und selbstgesteuerten Lernen liefern Begründungen für die Medienintegration. Anhand einer empirischen Untersuchung mit den Mitgliedern des Diözesanethikrats Paderborn wird eine Konzeption und Implementierung denkbarer Szenarien webbasierter kollaborativer Lern- und Wissensräume dargelegt sowie Perspektiven koaktiver Lernwelten für ethisch beratende Gremien entwickelt.

Ethisch beratende Gremien

Die gegenwärtigen naturwissenschaftlichen, technischen und gesellschaftlichen Entwicklungen bringen in fast allen Gesellschaftsbereichen eine Steigerung an Risiken und Unsicherheiten mit sich und führen zu divergierenden Werthaltungen. In einer scheinbar durchrationalisierten Welt kommt deshalb ethischem Denken und Handeln eine wichtige regulatorische und orientierende Bedeutung zu. Zunehmend übernehmen ethisch beratende Gremien die Funktion, diesen Prozess der Wertorientierung zu begleiten und bei Bedarf Entscheidungs- und Handlungsempfehlungen auszusprechen. An prominenter Stelle ist der im Jahr 2007 eingerichtete Deutsche Ethikrat zu nennen, dessen Auftrag durch das Ethikratgesetz (EthRG) geregelt ist.

Die Diskussionsprozesse in ethisch beratenden Gremien beziehen sich auf die voraussichtlichen Folgen für Individuum und Gesellschaft, die sich im Zusammenhang mit der Forschung und den Entwicklungen insbesondere auf dem Gebiet der Lebenswissenschaften und ihrer Anwendung auf den Menschen ergeben (vgl. EthRG §2). Präzise Themen generieren die Gremien in der Regel aus ihrer spezifischen Konstellation heraus. Das sind zum einen Fragen um den Bereich der Medizinethik, wie beispielsweise zu Pränatal- und Präimplantationsdiagnostik oder Selbstbestimmung und Fürsorge am Lebensende. Darüber hinaus finden aber auch übergreifende Themen wie Ökologie und Umwelt oder Bildung und Armut Eingang in die Diskussion.

In Anlehnung an Kettner lassen sich drei Ebenen unterscheiden, auf denen ethisch beratende Gremien tätig sind (vgl. Kettner 2005, S. 4f). (1) Auf nationaler und internationaler Ebene sind als Ethik-Politikberatung die NEKs und IEKs[1] etabliert, welche u.a. Debatten über politisch relevante Moralfragen in der staatsbürgerlichen Öffentlichkeit kultivieren. (2) Ein weiteres Einsatzgebiet befindet sich im Bereich der Humanforschung. Ziel der Forschungsethik-Kommissionen ist, die Kontrolle der moralischen Zulässigkeit von Forschung an Menschen zu gewährleisten. (3) Eine dritte Organisationsform bilden die klinischen Ethikkomitees (KEKs), die schwerpunktmäßig in Einrichtungen des Gesundheitswesens arbeiten. Primäraufgabe ist die Falldiskussion direkt in Institutionen professionalisierten Handelns, um eine Unterstützung bei moralischen Konflikten im Einzelfall anzubieten (vgl. Vollmann 2008, S. 34).

In Deutschland zeichnet sich angesichts einer zunehmenden Verbreitung ethischer Arbeit eine weitere Variante von Ethikberatungsstrukturen ab. Ethik-Komitees organisieren sich trägerübergreifend auf Grund ökonomisch begründeter Fusionen zwischen Einrichtungen des Gesundheitswesens und kirchlichen Trägern und bearbeiten in der Praxis auftauchende Fragestellungen (vgl. ebd., S. 35). Ziel ist es, Richt- oder Leitlinien aus verschiedenen ethischen Perspektiven sowie unter strenger Beachtung von Praktizierbarkeitsbedingungen zu formulieren.

Ethik-Komitees, -räte und -kommissionen sind multidisziplinär zusammengesetzte ethische Beratungsorgane (vgl. Kettner 2005, S. 4). Die Mitglieder sind hinsichtlich ihrer ausgewiesenen Fachkompetenz berufen und verrichten ihre Aufgaben neben- oder ehrenamtlich. Bislang arbeiten die Gremien hauptsächlich auf Basis von Diskussionen, Anhörungen und Aushandlungsprozessen innerhalb der Gruppe, die sich speziell für diesen Zweck persönlich trifft. Ergänzende Formen ethischer Arbeit finden innerhalb von Fachausschüssen oder Expertenkommissionen statt. In diesen werden auch außerhalb der festgelegten Sitzungen Vor- oder Nachbereitungen, beispielsweise zur Verschriftlichung von Entwürfen, in Kleingruppen oder Einzelarbeit geleistet. Die Arbeitsweise von ethisch beratenden Gremien ist folglich gekennzeichnet durch einen intensiven interdisziplinären Austausch. Innerhalb der ethischen Diskurse steht ein klärungsorientiertes Vorgehen im Vordergrund, welches durch ein erwägungsorientiertes und plurales Meinungsspektrum gekennzeichnet ist. Ziel ist es, Empfehlungen als Orientierungshilfe kommunikabel und konsensfähig auszusprechen sowie ethische Sensibilisierung und Kompetenz insbesondere im Gesundheitswesen zu fördern (vgl. Kettner 2005, S. 10f; Vollmann 2008, S. 34; DEK 1997, S. 13f).

Konvergenz ethischen Lernens und koaktiver Wissensarbeit

Die Wissensarbeit von ethisch beratenden Gremien scheint auf Grund ihrer spezfischen Organisationsformen durch folgende Merkmale gekennzeichnet: Ethisches Lernen stellt im Wesentlichen den Erwerb ethisch beratender Kompetenz dar. Für die Beteiligten findet dieser

---

[1] Nationale und Internationale Ethik Komitees

Wissenserwerb vorwiegend in informellen Kontexten, d. h. außerhalb von institutionalisierten Veranstaltungsformen im Prozess der Arbeit statt. Mitglieder in ethisch beratenden Gremien bringen ihr Professionswissen in die Arbeit ein und ermöglichen so den Blick auf die Thematik aus unterschiedlichen Perspektiven. Neue Erkenntnisse und Informationen, die sich aus der Praxis und aus dem Diskurs ergeben, müssen konsensuell zu einem Gesamtergebnis zusammengefügt werden.

Unter lernmethodischen Gesichtspunkten erfordert die wachsende Bedeutung von Lern- und Wissensprozessen, die sich explizit auf den Arbeitsbereich beziehen, veränderte Lernorientierungen sowie Arbeiten und Lernen verbindende Lernformen. Charakterisierende Elemente hierbei sind Selbststeuerung und Arbeitsplatzorientierung (Dehnbostel & Molzenberger 2008, S. 26). So kann der Zugriff auf aktuelle Informationen und Wissensbestände "just in time" und "on demand" dort, wo sie gefordert sind, nämlich zeitnah zum Auftreten von Wissensbedarf, in unterschiedlichsten Arbeits- und Lernzusammenhängen, erfolgen (Meister 2004).

Lernen verlässt infolgedessen traditionelle, zeitliche, mediale und soziale Rahmungen, sodass sich Arbeits-, Lern- und Lebensorte immer stärker verzahnen (Kirchhöfer 2004, S. 103f). Dehnbostel & Molzenberger (2008) schlagen für solche arbeitsplatzorientierten Lernformen Verbindungen von formellem und informellem Lernen in Form von Communities of Practice vor. Weitere verbindende Elemente können die Schaffung eines bewussten Rahmens "der das Lernen – zumeist unter didaktisch-methodischen Gesichtspunkten – unterstützt, fordert und fördert" (ebd., S. 28) sein. Die Gestaltungsformen solcher Lernumgebungen sind indessen vielfältig hinsichtlich der medialen Unterstützung.

Ethik und digitale Medien

Organisationsformen, Ziele und Strukturen ethisch beratender Gremien werfen die Frage auf, inwieweit es grundsätzlich sinnvoll sein kann, ethische Diskussionsprozesse durch Wissensmanagement- und eLearning-Applikationen zu unterstützen. Derzeit scheinen die Potenziale digitaler Medien weitgehend ungenutzt. So konstatiert Neuhoff, dass für die ethische Erwachsenenbildung das Internetzeitalter kaum begonnen hat und notwendige Lernfortschritte vielfach noch bevorstehen (vgl. Neuhoff 2007, S. 128). Betrachtet man die vorhandene Literatur zur Thematik Internet und Ethik sowie zu angrenzenden Themenfeldern wird erkennbar, dass sich Diskussionen häufig inhaltlich auf die Disziplin der Medienethik konzentrieren und sich nicht mit der Frage nach ethischen Diskursen und ethischen Bildungsprozessen innerhalb oder mit Unterstützung des Internets befassen. Der Einsatz digitaler Medien im Rahmen von Bildungsmaßnahmen erfolgt vor allem in den Bereichen der beruflichen Erst-, Fort- und Weiterbildung. Hier steigt auch die Zahl von eLearning-Kursen, welche das Thema Ethik und Moral als Gegenstand des jeweiligen Kurses aufgreifen und medial vermitteln (vgl. u.a. http://www.aem-online.de/; http://www.dialog-ethik.ch). Ein weiterer Ansatz bezieht sich auf die Vermittlung von ethischer Kompetenz sowie der allgemeinen Bearbeitung ethischer Fragestellungen für verschiedene Zielgruppen. In diesem Bereich der wertorientierten Bildungsarbeit werden Konzepte und deren medialer Einsatz zum eLearning und Wissensmanagement nur marginal thematisiert. Eine Ausnahme bilden vereinzelte Projekte innerhalb derer Blended-Learning-Konzepte und pädagogisch begleitete eLearning-Prozesse für ethische Erwachsenenbildung entwickelt werden[2]. In diesen Kontexten geht es vielfach darum zu analysieren, inwieweit die Lernmotivation verbessert und ethische Prozesse effektiv durch den Einsatz von Multimedia unterstützt werden können. Bei der Interpretation der Ergebnisse muss jedoch berücksichtigt werden, dass die vorhandenen Projekte auf die Dokumentenbereitstellung konzentriert und somit auf die Inhaltsebene der Wissensrepräsentation reduziert sind (u.a. www.ethikkomitee.de; www.ethiknet.de). Neben gebündelten Informationen zu Inhalten der einzelnen Teilbereiche der Ethik werden auf den statischen Webseiten unter anderem Literatur- und Weblinklisten, Hinweise zu Fortbildungsveranstaltungen, kommentierte Falldarstellungen und Leitlinien sowie hilfreiche Kontaktadressen bereit gestellt.

Fortgeschrittene didaktische Möglichkeiten auf der Ebene der Kommunikation, Interaktion und Kooperation, wie etwa die des koaktiven Wissensraums (Keil im Druck), werden indes noch nicht wahrgenommen, wenngleich diese für die diskursiven und in weiten Teilen dezentralen Arbeitsweisen eine essentielle Bedeutung einnehmen. Über die Wissensrepräsentation hinaus sind weitere zu beachtende Prozessbereiche des Wissensmanagement die Kommunikation, die Generierung und die Nutzung von Wissen. Ziel von mediengestütztem ethischen Wissensmanagement soll es unseres Erachtens nach sein, Wissen zu kommunizieren, zu konstruieren und Wissen in Entscheidungen oder Produkte zu transformieren (Reinmann-Rothmeier, Mandl et al. 2001).

Potenziale digitaler Lernwelten

Digitale Medien eröffnen neue Dimensionen und Perspektiven für die Erwachsenen- und Weiterbildung. Legt man die Spezifika der Arbeitsweisen ethisch beratender Gremien zu Grunde, so ist zu konstatieren, dass insbesondere in Bezug auf informelle Lernprozesse digitale Informations- und Kommunikationstechnologien eine Schlüsselposition einnehmen. Für diese These gibt es bereits empirische Belege, denn nach der aktuellen Erhebung des Berichtssystems Weiterbildung stellt der Bereich Computer, EDV, Internet den thematisch wichtigsten Bereich informellen Lernens in Beruf und Freizeit dar (Rosenbaldt & Bilger 2008, S. 14) und sind darüber hinaus eine zentrale Voraussetzung für die Wissenskommunikation. Die innovativen technischen Möglichkeiten, beispielsweise durch graphische Gestaltung, Interaktionsmöglichkeiten oder Simulationen ermöglichen ein anschauliches und praxisnahes Lernen. Neue technische Möglichkeiten gestatten unter dem Label virtuelles soziales Vernetzen Partizipation und Produktion im Netz und eröffnen so neue Dimensionen des webbasierten Lernens. Die Anwender haben durch Weblogs, Communities oder Wikis die Möglichkeit, durch Kollabora-

---

[2] Hierzu gehören etwa das BMBF geförderte Projekt "Treffpunkt Ethik – Nachfrageorientierte Lernumgebungen für ethische Diskurse" sowie das Projekt ETHIKMedia.

tion und Sharing Wissen zu teilen, zu tauschen und gemeinsam zu produzieren. "Kooperatives Lernen mit neuen Medien spielt eine zentrale Rolle bei der Diskussion neuerer E-Learningszenarien" (Hinze 2008, S. 241). Darüber hinaus ermöglichen zeitliche und örtliche Unabhängigkeit von der Lerngruppe den Anwendern die Chance, das Lerntempo, die Lernzeiten und den Lernort individuell und flexibel zu bestimmen.

Wissensmedien eröffnen dabei die ganze Spannbreite von Lernen und Bildung. Angefangen bei einfachen Internet-Recherchen, die vorhandene Deutungen bestärken, über den Besuch von Blogs oder Wissensnetzwerken, die bisherigen Einsichten eine neue Wendung geben oder die eigene Expertise erweitern und ergänzen kann. Die Entwicklung zu Interaktion, Partizipation, Gestaltung und Kommunikation in virtuellen Welten oder virtuellen Communities führt zu einer hohen Flexibilität im Umgang mit Selbst- und Weltzuschreibungen. Sowohl Turkle (1998) als auch Marotzki (1997) kommen in ihren Analysen zu dem Schluss, dass Wissensmedien zu hoher Flexibilität im Umgang mit Selbst- und Weltzuschreibungen führen und damit letztlich neue Lern- und Bildungsgewohnheiten strukturieren. Für das Lernen und die Bildung eröffnen sich damit ganz neue Möglichkeiten, sowohl für alltagsgebundene Lernkontexte als auch für intentionale Vermittlungsaktivitäten, da nun lernbereite Personen dort erreicht werden können, wo sie sich zumeist befinden, nämlich zu Hause oder bei der Arbeit.

Inwiefern webbasierte Lernumgebungen für die Besonderheiten der Arbeit in ethisch beratenden Gremien hilfreich sein können, verbleibt bislang auf Grund fehlender empirischer Erkenntnisse auf der Ebene von hypothetischen Annahmen. Die vielschichtigen Potenziale lassen die Vermutung zu, dass ethische Wissens- und Kommunikationsprozesse durch die Einbeziehung koaktiver Wissensarbeit bereichert und unterstützt werden könnte. Fraglich ist jedoch, welche Voraussetzungen, Einstellungen und Nutzungsbereitschaft die beteiligten Akteure mitbringen und wie eine koaktive Wissensarbeit gestaltet werden muss, um den gruppenspezifischen Anforderungen gerecht zu werden, und damit die größtmöglichen Lern- und Wissenspotenziale zu entfalten (Büse & Keil in Druck).

Projektanliegen

Im Projekt "Mediengestützte Wissenskommunikation und eLearning beim Diözesancaritasverband Paderborn" untersuchen wir in einem ersten Schritt anhand der Arbeit des Diözesanethikrates, welche Möglichkeiten und Spezifika der Einbindung von Wissensmanagement und eLearning für ethisch beratende Gremien bestehen. Das 13-köpfige Gremium lässt sich den organisationsübergreifenden ethisch beratenden Arbeitsgruppen (s.o.) zuordnen. Ziel des zumeist quartalsmäßig zusammenkommenden Gremiums ist die Förderung der Qualität ethischer Beratungen und Entscheidungen in caritativen Diensten und Einrichtungen. Um die Vielfalt der unterschiedlichen Professionen innerhalb der betroffenen Institutionen und Einrichtungen der Diözese widerzuspiegeln, ist die Arbeitsgruppe aus Medizinern, Theologen, Sozial- und Rechtswissenschaftlern sowie Pflegefachleuten interdisziplinär zusammengesetzt.

Zentrales Anliegen der Arbeit mit den Mitgliedern des Ethikrates ist der Aufbau von Kommunikations-, Kooperations- und Kollaborationsstrukturen durch mediale Unterstützung. Inhaltlich geht es darum, den Ethikrat im Prozess der Meinungsbildung und Entscheidungsfindung sowie beim Aussprechen von Handlungsempfehlungen an die Einrichtungen des Caritasverbandes durch kooperativ angelegte, webbasierte ethische Fallbesprechungen zu unterstützen. Ziel des Projektes ist dabei nicht nur die Bereitstellung von vorhandenen Wissensmanagementtools, vielmehr werden im Rahmen der Konzeption und Implementierung eines webbasierten, kollaborativen Lern- und Wissensraumes, anwendungs- und zielgruppenspezifische, individuelle und technisch-medienbezogene Voraussetzungen und Bedürfnisse berücksichtigt, um eine Nutzungsakzeptanz nachhaltig zu sichern. Einen elementaren Anteil in der empirischen Studie nimmt somit die Analyse vorhandener Kommunikationswege und Prozessstrukturen innerhalb von Diskussionen ein.

Forschungsdesign

Durch den explorativen Charakter der Studie wurde ein qualitatives Forschungsdesign gewählt. Hierzu führten wir eine Interviewstudie in Form einer Vollerhebung mittels teilstandardisierter Leitfadeninterviews mit Elementen aus biographisch-narrativen und problemzentrierten Fragenkomplexen durch (Lamnek 2005; Flick 2007). Zu den Leitfragen gehören solche nach Einstellungen und Motivationen der Mitglieder des Ethikrates gegenüber lebenslangem beruflichem Lernen sowie zu Praktiken und konkreten Lernanlässen des formellen und informellen Lernens. Auch Fragen nach der derzeitigen Integration digitaler Medien in diese Prozesse wurden gestellt sowie welchen Einfluss äußere Rahmenbedingungen und die Bildungsbiographie auf das (mediale) Lernverhalten haben. Darüber hinaus waren Fragen zum Mediennutzungsverhalten, zur Medienkompetenz und zu Zugangsmöglichkeiten zu Medien enthalten. Weiterführende Fragen konzentrierten sich auf Prozessstrukturen innerhalb von ethischen Diskursen.

Mittels der qualitativen Inhaltsanalyse nach Mayring erfolgte der Auswertungsprozess aus einer Kombination aus strukturierender, zusammenfassender und explizierender Analysekriterien. Ein ausdifferenziertes Kategoriensystem wurde schrittweise in einer Kombination der induktiven und deduktiven Vorgehensweise, in einem Wechselverhältnis zwischen der Theorie (der Fragestellung) und dem konkreten Material durch Konstruktions- und Zuordnungsregeln entwickelt (Mayring 2003, S. 53). Zu den Oberkategorien gehörte neben der Darstellung individueller sowie kooperativer Lern- und Wissensmanagementstrategien auch die Explikation von konkreten Hinweisen zur Implementation digitaler Medien in die Arbeitsweise des Ethikrates. Im Fokus der Auswertung stehen für die sich anschließende Interpretation organisatorische, persönliche und medienbezogene Einflussfaktoren für webbasierte Lern- und Wissensarbeit.

Potenziale koaktiver Lernwelten für ethisch beratende Gremien

Bei den Mitgliedern des Ethikrates handelt es sich um eine bildungsgewohnte und bildungsaktive Gruppe. Die inhaltsanalytische Auswertung der Interviews weist auf lerngewohnte Subjekte, wissensintensive Prozesse und eine zunehmende Bedeutung digitaler Medien innerhalb des lebenslangen Lern- und Wissensprozesses hin. Dabei ist der persönliche, interdisziplinäre Austausch zwingend notwendig, um auf der Basis von Erfahrungs- und Expertenwissen zur Formulierung von Empfehlungen zu gelangen. Wissensmanagementtools oder eLearning-Applikationen sollten demnach nicht Alternative, sondern ergänzende Elemente in hybriden Lernarrangements sein.

Die Untersuchungsergebnisse belegen eine ausgeprägte intrinsische Motivation der Befragten, sich Wissen innerhalb eines lebenslangen Lernprozesses anzueignen, zu reflektieren, zu teilen und darüber hinaus im Austausch mit anderen zu erweitern und zur Erwägung zu stellen. Lernanlässe in Bezug auf computerbasierte Lernmöglichkeiten bieten sich überwiegend im Rahmen der beruflichen Tätigkeit. Insbesondere informelles und individuelles Lernen der Befragten ist durch mediale Gewohnheiten gekennzeichnet. In diesem Zusammenhang lässt sich feststellen, dass die traditionellen Medien, die vormals die Basis der Informationsbeschaffung darstellten, an Relevanz verlieren. Erste Option bei der Bewältigung von Wissens- und Informationsdefiziten ist inzwischen das Internet. In den Darstellungen wird deutlich, dass (Recherche-)Strategien im Umgang mit traditionellen Medien (Bücher, Fachzeitschriften, Lexika etc.) von den Mitgliedern des Ethikrates für die Informationsbeschaffung im Internet transformiert werden. Den Vorteil des Einsatzes digitaler Medien zur Gestaltung eines flexiblen Arbeitsprozesses sehen die Mitglieder in der zeitlichen und örtlichen Unabhängigkeit. Dies kommt dem Bedürfnis der Mitglieder nach, zeitliche Ressourcen für Lernprozesse selbstständig zu steuern und ein "learning on demand" zu ermöglichen.

Anforderungen und Umsetzung eines digitalen Wissensmanagementtools

Die Ergebnisse der Untersuchung lassen auf ein Anforderungsprofil für medial unterstützte Wissensmanagementtools schließen, welches als Einsatzmöglichkeiten für das ethische Lernen zunächst die Ebenen der Wissensrepräsentation und der Wissenskommunikation betrachtet. Vor allem zur individuellen und kooperativen Vor- und Nachbereitung der Präsenzphasen innerhalb der Gremienarbeit können Wissensmanagementtools unterstützend eingesetzt werden. Aktuell sehen die Mitglieder des Ethikrats bevorzugte Anwendungsfelder für Webapplikationen in der Informations- und Materialienbereitstellung, in der kooperativen Strukturierung dieser Materialien sowie in kooperativen Schreibprozessen.

Empfehlenswert erscheint in diesem Zusammenhang für den Ethikrat Paderborn der Einsatz einer zentralen vereinten Datenablage in einem virtuellen Raum. Dieser ermöglicht generalisierte Zugangsmöglichkeiten zu Bildungs- und Wissensressourcen für alle Mitglieder. Hinsichtlich der hohen Quantität an Material und der Notwendigkeit einer mehrfachen Rückkopplung und Neuverteilung von Informationen kann der Prozess der Wissensrepräsentation als

Einstieg in das gemeinsame Wissensmanagement dienen. Inhaltsorientierte Systeme – dazu zählen neben Datenbanken und Officesystemen auch Glossare, Literatur und Weblinksammlungen – sollten zukünftig möglichst den kompletten Bearbeitungsstatus der zu erhaltenen Informationen unterstützen (Lehner 2009, S. 248). Für die Implementierung in die Arbeit des Ethikrates bedeutet dies konkret, dass der Prozess der Wissensbereitstellung über bisherige Kommunikationskanäle wie E-Mail, in beispielsweise eine gemeinsame Online-Literatur- und Weblinkliste transformiert werden muss. Erst so kann sichergestellt werden, dass alle Wissensressourcen expliziert und für alle Mitglieder materialisiert verfügbar sind.

Neuere didaktische Varianten von Webapplikationen, die den Anwendern partizipative Mitgestaltung und kreative kooperative (Schreib-)Prozesse ermöglichen, können für den langfristigen Einsatz in Erwägung gezogen werden. Insbesondere bei den von der Zielgruppe zu bearbeitenden Fragestellungen könnten Elemente zum kooperativen Authoring und Editoring die Chance bieten, Kommunikationsprozesse webbasiert zu führen sowie Denkprozesse sichtbar und transparent zu gestalten. Diskussionen und Fallbesprechungen legen eine Applikation zur Unterstützung von Gruppenbesprechungen nahe, die das Ziel verfolgt, möglichst alle relevanten Positionen der Diskussionsteilnehmer zu explizieren und in einer erwägungsorientierten Auseinandersetzung aufeinander zu beziehen. Mögliche Applikationen sind dafür Foren, Pyramidendiskussionen sowie persönliche und gemeinsame virtuelle Schreibtische (Keil 2007; Blanck 2005). Für eine abschließende Akkumulation der einzelnen Positionen und einer schriftlichen Fixierung in Form von Handlungsempfehlungen bieten sich verschiedene webbasierte Werkzeuge zum kooperativen Authoring und Editoring an.

Auf Basis der empirischen Befunde, die nahe legen, dass die Mitglieder zu intensiven Wissenskommunikationsprozessen motiviert sind, kann ein an die Bedürfnisse der Befragten angepasster Raum als Anreizsystem zur mediengestützten Kollaboration fungieren. Ausschlaggebend für den Erfolg dieser Community of Practice wird vermutlich der erkennbare Nutzen und Mehrwert für die Mitglieder sein. Solche Communities bilden zunehmend die Keimzelle für wesentliche Prozesse vor allem der medialen Wissenskommunikation und -generierung (Reinmann-Rothmeier, Erlach & Neubauer 2000, S. 19).

Über die Schwierigkeit routinierte Lernwege zu verlassen

Trotz der ausgeprägten Lernbereitschaft und der vorhandenen Potenziale gibt die Untersuchung auch Hinweise auf kritische Aspekte hinsichtlich des Lernerfolgs und der Akzeptanz medialen Lernens. So werden vermeintlich unzureichende Kenntnisse über technische Begrifflichkeiten, sowie unverständliche Symbole, wie sie beispielsweise in Chatrooms verwendet werden, als hinderlich erlebt. Insgesamt sind vornehmlich Vorbehalte in Bezug auf partizipative und kollaborative Internetdienste in Form von Social-Web-Applikationen festzustellen. Die Nutzung wird folglich vermieden, so dass die Befragten auf vertraute und eingespielte Kommunikationsformen zurückgreifen. Mit Ausnahme der E-Mailfunktion können die Mitglieder diesbezüglich nicht auf eingeschliffene Routinen zurückgreifen, diese müssen in Bezug auf webbasierte Lernangebote neu angeeignet werden. Folge dieser Haltungen und Einstellungen sind eine vorsichtige Herangehensweise, Zurückhaltung und Misstrauen gegenüber unbekannten

Anwendungen, die sich konträr zum explorativen Ausprobieren, Testen und Heranwagen der "digital Natives" (Prensky 2001) darstellt. Des Weiteren bestehen Vorbehalte, der Untersuchungsteilnehmer vor allem in Bezug auf vorgefertigte eLearning-Modelle, die den sozialen Austausch unterbinden. Diese Applikationen dominieren die Vorstellungen der Untersuchungsteilnehmer für multimediale Lernangebote. Angedeuteter Kritikpunkt ist eine mangelnde Passung medialer Konzepte an die Bedürfnisse der Anwender.

Plattform *"Mokodesk"*

Nach der Analyse der technischen und didaktischen Möglichkeiten verschiedener Lernplattformen sowie unter der Voraussetzung einer nachhaltigen Implementierung haben wir uns für eine Eigenentwicklung, die aus einer Bildungspartnerschaft zwischen der Universität Paderborn und der Bezirksregierung Detmold entstanden ist, entschieden. Hierbei handelt es sich um die Webanwendung *MokoDesk* (mobiler koaktiver Desktop), deren Art und Weise der Bedienung eher einem Lernprogramm und nicht der Bedienung einer Folge von Web-Seiten ähnelt. Wo bei konventionellen Web-Anwendungen immer wieder neue Seiten aufgerufen werden, wird bei Mokodesk nur einmal eine Webseite geladen, die "das Programm", also den individuellen *MokoDesk*, anzeigt. Alle Interaktionen finden nun auf dieser einen "Seite" statt. Weitere Fenster zur Anzeige von Dialogen und Kontextmenüs werden den Anwendern in gleicher Weise eingeblendet, wie sie es von ihrem heimischen Computer kennen (Keil, Schubert & Selke 2009).

Basis der Anwendung sind einfach zu bedienende Werkzeuge. Es stehen Schreibtische zur Verfügung, mit denen sowohl allein als auch in Gruppen Texte erstellt, bearbeitet und kommentiert werden können. Das Hochladen und Ablegen von Arbeitsmaterialien in Form von Weblinks und Dokumenten ermöglicht die Schaffung einer gemeinsamen Wissensbasis zu ethischen Themen. Die multiplen Kommunikationswerkzeuge durch Mitteilungsfunktion, Chat und Videochat bieten die Gelegenheit, Diskussionsprozesse sowohl synchron als auch asynchron zu führen. Darüber hinaus unterstützt eine wikiähnliche Struktur den kooperativen Schreibprozess, so dass Entwürfe, Skripte und Handlungsempfehlungen von den Mitgliedern des Ethikrates gemeinsam verfasst und bearbeitet werden können.

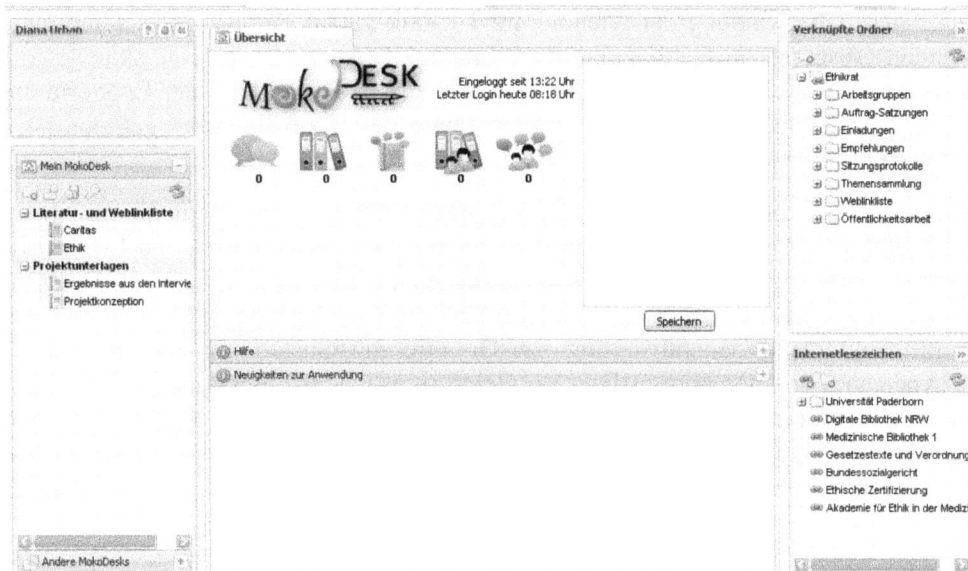

Abbildung 1: Screenshot der Anwendung MokoDesk

Ausblick

Das Beispiel unseres Forschungsprojektes zeigt, dass die Transformation von Wissens- und Kommunikationsprozessen in digitale Gestaltungsformen unter Berücksichtigung komplexer Voraussetzungen erfolgen muss. Die Ergebnisse spiegeln das enorme Potenzial wider, das koaktive Wissensarbeit für ethisch beratende Gremien einnehmen kann, indem erwägungsorientiert vorgegangen wird und die Erfahrungen und Widersprüche reflektiert werden können, bis schließlich ein Papier entsteht, das all die notwendigen aufzunehmenden Aspekte auch repräsentiert.

Im Rahmen einer formativen Evaluation wird die dauerhafte Akzeptanz von *MokoDesk* zu prüfen sein. Maßgeblicher Erfolgsfaktor wird unseres Erachtens sein, inwieweit es den Anwendern gelingt, eingeübte Handlungsweisen in routinierte mediale Arbeitsweisen zu transformieren. Dazu ist es notwendig, dass vorhandene Nutzungsbarrieren abgebaut sowie neue Routinen durch Hilfestellung und Begleitung der zukünftigen Anwender innerhalb des Einführungs- und Arbeitsprozesses erlernt werden.

Ferner besteht hinsichtlich subjektbezogener Faktoren ein weiterer Forschungsbedarf. Die vorwiegend deskriptiven Studien, bei denen häufig die Betrachtung der Angebotsseite im Vordergrund steht, verweisen auf unzureichend erfasste Zusammenhänge zwischen individuellem Lernerfolg, Akzeptanz und Nachhaltigkeit medialer Lernangebote. Die empirischen Befunde geben deutliche Hinweise auf die Notwendigkeit der stärkeren Berücksichtigung von Lernervariablen und bestätigen damit den Paradigmenwechsel von der Technologie- zur Anwenderorientierung. Diese Überwindung der Dichotomie Technik versus Pädagogikorientierung (Hinze 2008) scheint Ausgangspunkt für zukünftige Entwicklungen zu sein. Die aktuelle Situation eLearning basierter Weiterbildungsmöglichkeiten, die nach einer Phase der Euphorie und darauf folgender Ernüchterung inzwischen in eine Phase der Konsolidierung getreten ist, unterstreicht diese Forderung.

Innerhalb der Studie konnten anhand der Fragen nach Bildungs- und Medienbiographien wertvolle Erkenntnisse über die individuellen und sozialen Voraussetzungen und Erfahrungen für die zukünftige Arbeit gewonnen werden. Folglich eignet sich das vorhandene Datenmaterial für eine vertiefende Interpretation der Dimensionen von (webbasiertem) Lernen. Es bietet sich eine Identifizierung und Generalisierung von Orientierungsmustern für eine gezielte Einordnung in Typen an. Für einen kontrastiven Vergleich ist es weiterführend möglich, die Grundgesamtheit zu vergrößern und eine Clusterstichprobe nach Geschlecht, Alter, Bildungshintergrund und Beruf vorzunehmen. Insofern erscheint es bedeutsam, diese integrativen Prozesse genauer in den Blick zu nehmen.

Literatur

Blanck, B. (2005) *Erwägungsorientierte Pyramidendiskussionen.* Verfügbar unter: <http://www.open-steam.org/Dokumente/docs/steamhandbuecher/Pyramidendiskussion_ Didaktische_ Hinweise.htm> [Stand 01.08.2009].

Büse, D. & Keil, R. (im Druck) Lernen in und mit virtuellen Räumen – Medi@renen als Stätten der Wissensarbeit. In: Hauenschild, W., Meister, D.M & Schäfer, W. (Hg.) *Hochschulentwicklung innovativ gestalten – Das Projekt Locomotion an der Universität Paderborn.* Münster, Waxmann, S. 41–51.

Dehnbostel, P. & Molzberger, G. (2008) Lernforschung "Arbeiten und Lernen verbinden". *Weiterbildung – Zeitschrift für Grundlagen, Praxis und Trends*, Jg. 17, H. 1, S. 26–28.

Deutscher Ethikrat (2007) *Gesetz zur Einrichtung des Deutschen Ethikrats.* Ethikratgesetz – EthRG.

Deutscher Evangelischer Krankenhausverband (DEK e.V.), Katholischer Krankenhausverband Deutschlands (KKD e.V) (Hg.) (1997) *Ethik-Komitee im Krankenhaus.* Freiburg.

Flick, U. (2007) *Qualitative Sozialforschung. Eine Einführung.* Reinbek bei Hamburg, Rowohlt-Taschenbuch-Verl.

Hinze, U. (2008) Computerbasiertes kooperatives Lernen (CSCL) als technische und pädagogische Herausforderung. In: Gross, F. v.; Marotzki, W. & Sander, U. (Hg.) *Internet – Bildung – Gemeinschaft.* Wiesbaden, VS Verlag, S. 241–261.

Keil, R., Schubert, D. & Selke, H. (2009) Mobile Schreibtische als neue Form des betreuten virtuellen Lernens. In: Schwill, Andreas & Apostolopoulos, Nicolas (Hg.) *Lernen im*

Digitalen Zeitalter. e-Learning Fachtagung Informatik, DeLFI 2009, GI-Edition Lecture Notes in Informatics (LNI), Nr.P-153, S. 175–185.

Keil, R. (2007) Wissensarbeit in lernenden Organisationen. In: Keil, Reinhard (Hg.) *eUniversity - Update Bologna*. Education Quality Forum 2006. Campus Innovation 2006. Münster, Waxmann (3), S. 11–32.

Kettner, M. (2005) Ethik-Komitees. Ihre Organisationsformen und ihr moralischer Anspruch. In: *Erwägen Wissen Ethik – Streitforum für Erwägungskultur*, Jg. 2005, H. 16(1), S. 3–16.

Kirchhöfer, D. (2004) Entgrenzung des Lernens – das soziale Umfeld als neues Lernfeld. In: Brödel, R. & Kreimeyer, J. (Hg.) *Lebensbegleitendes Lernen als Kompetenzentwicklung. Analysen – Konzeptionen – Handlungsfelder*. Bielefeld, Bertelsmann, S. 103–122.

Lamnek, S. (2005) *Qualitative Sozialforschung*. Weinheim, Beltz PVU.

Lehner, F., Scholz, M. & Wildner, S. (2009) *Wissensmanagement. Grundlagen, Methoden und technische Unterstützung*. München, Hanser.

Marotzki, W. (1997) *Entwurf einer strukturalen Bildungstheorie. Biographietheoretische Auslegung von Bildungsprozessen in hochkomplexen Gesellschaften*. Weinheim, Dt. Studien-Verl.

Meister, D.M (2004) Online-Lernen und Weiterbildung. In: Meister, Dorothee M (Hg.) *Online-Lernen und Weiterbildung*. 1. Aufl. Wiesbaden, VS Verlag, S. 7–28.

Mayring, P. (2003) *Qualitative Inhaltsanalyse. Grundlagen und Techniken*. Weinheim, Beltz.

Neuhoff, K. (2007) Die wissenschaftliche Begleitung des Projektes "Treffpunkt Ethik". In: Bergold, R., Gisbertz, H. & Kruip, G. (Hg.) *Treffpunkt Ethik. Internetbasierte Lernumgebungen für ethische Diskurse*. Bielefeld, Bertelsmann, S. 109–136.

Prensky, M. (2001) *Digital Natives, Digital Immigrants*. Herausgegeben von On the Horizon – MCB University Press. (Vol. 9 No. 5). Verfügbar unter: <http://www.marcprensky.com/writing/Prensky%20-%20Digital%Natives,%Digital%20Immigrants%20-%20Part1.pdf> [Stand 01.08.2009].

Reinmann-Rothmeier, G. Erlach, C. & Neubauer, A. (2000) *Erfahrungsgeschichten durch Story-Telling – eine multifunktionale Wissensmanagement-Methode*. Forschungsbericht 127. Herausgegeben von Lehrstuhl für Pädagogische Psychologie und Empirische Pädagogik Ludwig-Maximilians-Universität. Verfügbar unter: <http://epub.ub.uni-muenchen.de/235/1/FB_127.pdf> [Stand 01.08.2009].

Reinmann-Rothmeier, G., Mandl, H., Erlach, C. & Neubauer, A. (2001) *Wissensmanagement lernen. Ein Leitfaden zur Gestaltung von Workshops und zum Selbstlernen*. Weinheim, Beltz.

Rosenbladt, B. v., Bilger, F. & Gnahs, D. (2008) *Berichtssystem Weiterbildung und adult education survey 2007*. Bielefeld, Bertelsmann.

Turkle, S. (1998) *Leben im Netz. Identitaet in Zeiten des Internet*. Reinbek bei Hamburg, Rowohlt.

Vollmann, J. (2008) Klinische Ethikkomitees und Ethikberatung in Deutschland: Bisherige Entwicklung und zukünftige Perspektiven. In: *Bioethica Forum*, Jg. 2008, H. 1, S. 33–39. Verfügbar unter: <http://www.bioethica-forum.ch/docs/08_1/1_08_18.pdf> [Stand 01.08. 2009].

Managing reputation by generating followers on *Twitter*

Annabell Preussler & Michael Kerres

Abstract

It can be observed that online communities recently have a great attractiveness to users. But what motivates them to engage that intensively? Most systems offer mechanisms that show the 'rank' or 'social reputation' users have earned within this environment. The paper describes the results of a survey that has been conducted with about 220 users of *Twitter* in order to find out how important it is for users to gain 'followers'. Within this paper we outline a theoretical model that explains why users try to gain social reputation in different virtual worlds. For this, a typology of virtual worlds has been developed based on possible spill-over effects of social reputation that can be gained in virtual and real worlds. Furthermore, the implications for collaborative learning are discussed.

Introduction

The use of online communities has been growing noticeably during the last years. Services like *Twitter, Facebook* or *XING* have gained several million of users in only few months. However, it is not quite obvious what makes these platforms that attractive to so many users and what motivates them to engage very intensively in these environments. One aspect might be the possibility of building social relationships with others. Most systems offer mechanisms that show the 'rank' or 'social reputation' users have earned within this environment. To what extent can this be described as a reward mechanism that influences a users' behaviour? The question is, how important is this 'reputation' for users, how actively do users they try to gain social reputation in virtual worlds and how does this reputation mechanism influence users behaviour in learning?

In the following we will illustrate the activities in gaining social reputation and its management by regarding the microblogging network *Twitter*.

The microblogging service *Twitter*

First of all, *Twitter* is a service for microblogging. Microblogs can be compared to weblogs with the distinction that the posts are much shorter and do not contain additional information or headlines (cf. Barnes & Böhringer 2009, p. 2). These messages can be addressed to everybody or to a specific person, but they are usually public.

The first and currently the most popular microblogging service is *Twitter*. *Twitter* limits the number of characters used in a posting to 140 or similar, so it can be compared with an SMS to the internet that almost everybody can read and which stays stored online. The goal of this limitation is to animate users to post short messages often in their microblogs (cf. ibid.).

Access to the microblogging service and sending of the so-called 'tweets' (e.g. the postings) is also possible by using mobile text messages, desktop clients or several third party applications, so *Twitter* is extremely flexible.

By logging into *Twitter* the users are asked to type into a text box what they are currently doing (see Fig. 1). The answers are quite different: Java et al. (2007) and also Simon & Bernhardt (2008) revealed that most people use *Twitter* in order to publish links, report news or simply to chat with others – but some people even document their whole day with almost no exception (cf. Java et al. 2007; Simon & Bernhardt 2008).

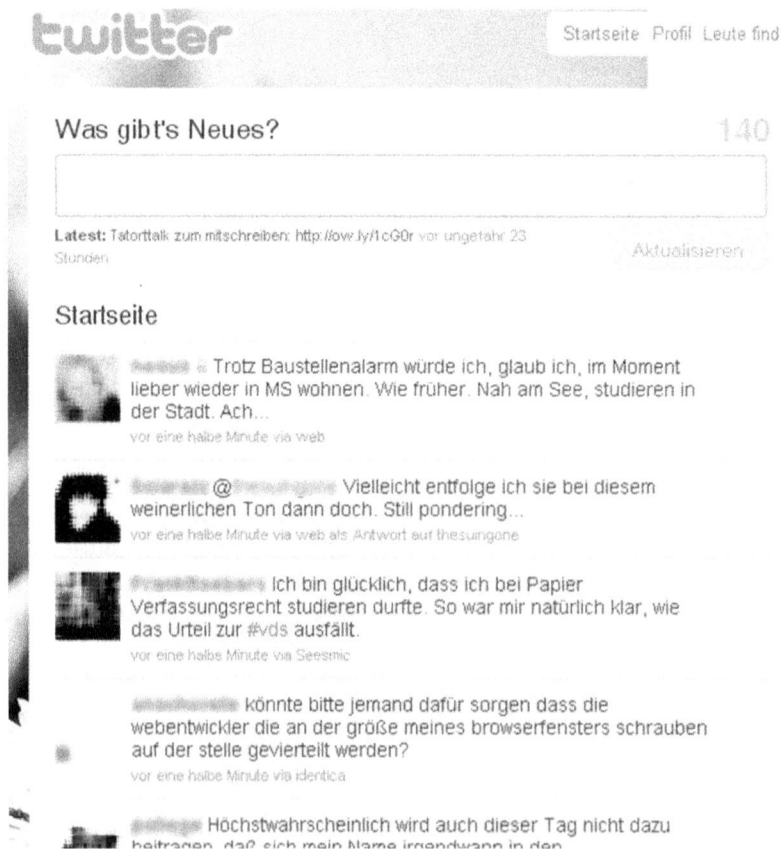

Fig. 1: personal Twitter front page

Learning with *Twitter*

Twitter is extremely flexible. It can be used it in a very constructivist way, for example as it provides different RSS-feeds which can be imported into learning applications. Thus, it is possible to merge accounts or create feeds for special search queries. There are various opportunities to use *Twitter* for the purpose of learning. Grosseck & Holotescu (2008) list different possibilities in what way it could be used as a pedagogical tool. For example, they suggest "Twittering in class or outside of it is [sic!] about learning" or "Collaboration across schools, countries", but even "Thinking about and reflecting on your learning" (Grosseck & Holotescu 2008, p. 5). *Twitter* can be used as a tool for brainstorming, but also for collecting links, making notes or communicate with the teachers. As an 'open learning journal' a documentation of one's own learning process could be possible (cf. Kerres & Preussler 2009, p. 4). Ebner & Maurer (2008) even speak of the increase of reflexive abilities through the use of microblogs in learning (Ebner & Maurer 2008). Johnson et al. (2009) point out that tools for online publication are generally adequate for reflecting about life and job relevant questions or for work and research on products together. Furthermore, learning institutions can articulate as 'public voice' by communicating beyond the borders of classes or schools: "The ease of online publishing, especially blogging, gives students a place to voice their opinions, ideas, and research" (Johnson et al. 2009, p. 20).

However, learning with *Twitter* means learning in a network in which social relations play an important role.

Twitter as a social network

Nevertheless, the access to pure information could be realised more easily and more effectively via RSS-feeds or simply forums or information websites. But secondly, microblogs also contain features for social networking as they deal with the social relations of the users.

Functions of social relations

What is the essence of a social relation? First of all, we can state, that the way a person is represented on the net has an influence on its identity. Döring (2003) argues that this representation consists of a combination of attributes that can be generated by the user as well as the system or co-users. However, whether and how these attributes are designed depends on the "social responsibility and technical competence of the user[1]" (cf. Döring 2003, p. 343).

Individuals are assigned to a social identity which represents to a social category or group. Persons can either identify with, or distance from this assignment. By doing so, they assess this

---

[1] Translated by the authors.

social category or group as it is expected to be an element of identity. Voswinkel (2001) speaks about collective identity, when these identities and identifications of the members of the group or category are shared (cf. Voswinkel 2001, p. 160).

Döring (2003) points out that "the whole of the social relations a person maintains with other people as well as their inner relations among themselves can be described as the social network of this person[2]" (cf. Döring 2003m, p. 409).

Referring to Gräf (1997) personal social networks can be divided into a narrow core region, which consists of strong ties and a further zone in which the ties are more or less weak. In addition, there are also indirect or very loose ties (e.g. friends of friends) the network is surrounded by. This periphery zone has at least two functions: On the one hand, all persons that are part of a personal network constitute a personal public. Thus, a person's storyline is monitored and evaluated. On the other hand they potentially provide resources like esteem, love, care, recognition or assistance. This aspect of a social network is what Gräf (1997) calls its social capital (cf. Gräf 1997, p. 102).

Brass, Butterfield & Skaggs (1998) define a social network "as a set of actors and the set of ties representing some relationship or lack of relationship between the actors" (Brass, Butterfield & Skaggs 1998, p. 17). They emphasize that "the strength of a relationship refers to the frequency, reciprocity, emotional intensity, and intimacy of that relationship" (ibid.). They identify three types of relationships: multiplex relationships ("the degree to which two actors are linked by more than one type of relationship"), asymmetric emotional relationships (relationships, "in which the trust and emotional involvement of one actor are not reciprocated fully by the other") and relationships in terms of status (ibid.).

These described properties fit to personal networks in general. However, besides someone's private network, there are various forms of online networks to what these structures apply as well. These applications are also known as 'social software'. It is a feature of most social software applications to provide a possibility for connecting people and creating networks, without the need for the users to have a specific knowledge about the technology. According to Bächle (2006) software systems that support human communication and collaboration are called 'social software' (cf. Bächle 2006, p. 121). These can be blogs and wikis, social bookmarking applications as well as microblogging services. As *Twitter* is one of them, we will look more detailed to social relations in this network.

Social relations in *Twitter*

In *Twitter*, members can 'follow' each other and thus add one another to their social network (cf. Kerres & Preussler 2009, p. 6). The recent posts of a member's followers appear in a chronologically ordered view on their starting page (cf. Barnes & Böhringer 2009, p. 2). However,

---

[2] Translated by the authors.

just following a person does not necessarily mean a virtual friendship. People do not even get in touch with many of their followers.

Twitter is used as well by private persons as by companies, politicians, organisations, newspapers etc. Our expectation is that *Twitter* has such popularity, because users can become part of a network consisting of people with similar interests that can exchange information with each other (cf. Kerres & Preussler 2009, p. 6). Furthermore, it is a tool for self-promotion and it focuses on curiosity about other people. *Twitter* is a social network according to the human need for social acceptance. People can be heard, maybe even because of the very open situation and they can be part of others' activities (cf. ibid.). So additionally, *Twitter* is also a platform for establishing social relations. Herwig (2009) assumes this possibility to connect with others to be a motivator to return (cf. Herwig 2009, p. 10).

"The users are the social beings of the Web and thus make it a social web. We are increasingly moving away from sheer technique and are more and more about happy about social offerings: blogs, photo sharing, dating communities, student platforms and SMS chats. Furthermore, [...] the network becomes interesting for everyone since it offers online banking, shopping and party information besides technical discussions, hardware news and Linux kernel updates[3]" (Humer 2008, p. 15).

Social reputation in *Twitter*

As *Twitter* is a social network it is also a (virtual) place in which users can gain online reputation. A closer look to its definition and form seems to be necessary here:

"Reputation is a modern form of recognition. Such as trust, neither recognition is granted; it is no longer merely linked to affiliation and social proximity. The criteria to whom and why recognition is offered, have become vague and more diverse[4]" (Voswinkel 2001, p. 12).

The definition of reputation has historically changed as it has been replaced by the term 'honour' as a pre-modern form of recognition (cf. Voswinkel 1999 as cited in Klewes & Langen 2008, p. 45). Furthermore, the essence of reputation can be generated from the prestige someone has: "Reputation is a publicly mediated form of recognition and is based on the diffusion of prestige information to unknown parties beyond the scope of personal social networks[5]" (Eisenegger 2005, p. 24). Nevertheless, in common speech there is additionally hardly a distinction between reputation and prestige.

---

[3] Translated by the authors.

[4] Translated by the authors

[5] Translated by the authors.

Prestige and reputation differ in their definitions in the way that prestige can be transformed into reputation, but not before uninvolved and unknown third parties have to get to know about someone's prestige (cf. ibid.). That means that though each person in a social network has a prestige, not everybody necessarily has a reputation (cf. ibid.). Eisenegger (2005) points out that it is essential to have publicity and develop strategies for receiving attention in order to gain reputation. Thus, it is – in contrast to prestige – a communicative product, as it depends both on intermediation and performance. In this way, reputation is connected to creating and forming social reality (cf. ibid.).

Eisenegger (2005) also distinguishes between a person's interior reputation, which means the recognition the reputation object awards itself on the one hand and external reputation on the other hand, which can be seen in the recognition the reputation object is allocated to by third parties (cf. Eisenegger 2005, p. 43).

Coming back to *Twitter* we can say that the number of followers – that means people who have subscribed to a user's *Twitter* stream – is an indicator for the social reputation of this user: *Twitter* users become the more important the more followers they have. This becomes even more obvious by looking at tools for users' statistics like 'tweet-rank.de' or news articles headlined "How to get more followers[6]". People in *Twitter* put a great focus on their number of followers and thus, carry out activities in order to increase this number. According to this, there are differences in the usage behavior. On the one hand there are users – mostly celebrities – that have over 3 milllion followers but follow only very few people themselves. Herwig states that "the hierarchy inherent to the 'traditional' star/audience relationship is simply adapted and reinjected. It is the notoriety of the (star) image that renders a media personality nearly immune towards a merging in with the community" (Herwig 2009, p. 16). We would add that these people reach a high reputation also by the number of their followers and thus keep their status of being a celebrity even in the online world.

On the other hand there are people following thousands of users but do not have many followers. In many cases these are advertising accounts hoping to be re-followed by people they add to their network.

A study

In order to find out in what way people are using *Twitter* and how they are managing their reputation in this community, a survey on *Twitter* was conducted in February and March 2009. Therefore, an online questionnaire was developed in which *Twitter* users were asked about

---

[6] http://blog.datenschmutz.net/2009-08/wie-bekommt-man-mehr-twitter-follower/

their main reasons for using *Twitter*, their period of being active in that network, their number of followers, @-responses[7] and Re-Tweets[8], but also their activities for gaining more followers.

219 people completed this online questionnaire. Of course, we are conscious that we could not receive representative results, but the study can be regarded as a pre-study for deducing hypotheses. Nevertheless, it was important to reveal some interesting relations.

On a five-step scale in the range of 'never' to 'always' the intentions of use were requested. Summarizing the values for 'often' and 'always' the most given answers why people use *Twitter* in general were either to have fun (76.2%), provide or spread news (60%) or tell others about one's own activities (51.6%). These results correspond to similar findings by Java et al. (2007) and also Simon & Bernhardt (2008). Distinguishing between users with many or few followers – that was either above or below the average of 179 – people with a big network more often use hash tags[9] (53.2%/30.6%), chat with others (46.8%/25.5%), follow others back (45.1%/29.3%), link to own events (42 %/24.2%) and retweet postings (21%/13.4%) (cf. Preußler & Kerres 2009).

The people that took part in the study were additionally asked for some general statements about the importance of *Twitter*. Again, users with many and few followers were differentiated between. As a result, people with many followers agree more often to items that deal with the relevance of *Twitter* (see Fig. 2). In case of the item 'by using *Twitter* I can easily get in touch with others' (85.5%/56.7% agree fully or rather) and the item '*Twitter* is part of my everyday life' (74.2%/57.3% agree fully or rather) the differences between the groups are significant. People with many followers seem to benefit from the advantages of being part in a network more than people with few followers and, furthermore, seem to have integrated *Twitter* more into their daily routine. The majority of people also think that *Twitter* is fun. Negative items, like '*Twitter* is boring' are mainly neglected. What is interesting is that only few people admit that they are interested in the number of their followers – this aspect will be discussed more detailed later.

---

[7] Putting the '@' in front of a username shows that the tweet is addressed to a special user. In most cases, this is an answer to a former tweet. Though the '@' is used, the tweet is still public.

[8] Re-Tweeting a posting means to copy a user's tweet and publish it once again (according to the fact that every user has a different network of followers). As this is done by putting the creator's user name into the Re-Tweet, it credits this user (E.g. "RT @user-abc").

[9] A way to tag posts either for simplifying search queries or for adding a 'headline' to the post. A hash tag is symbolized by the #-symbol.

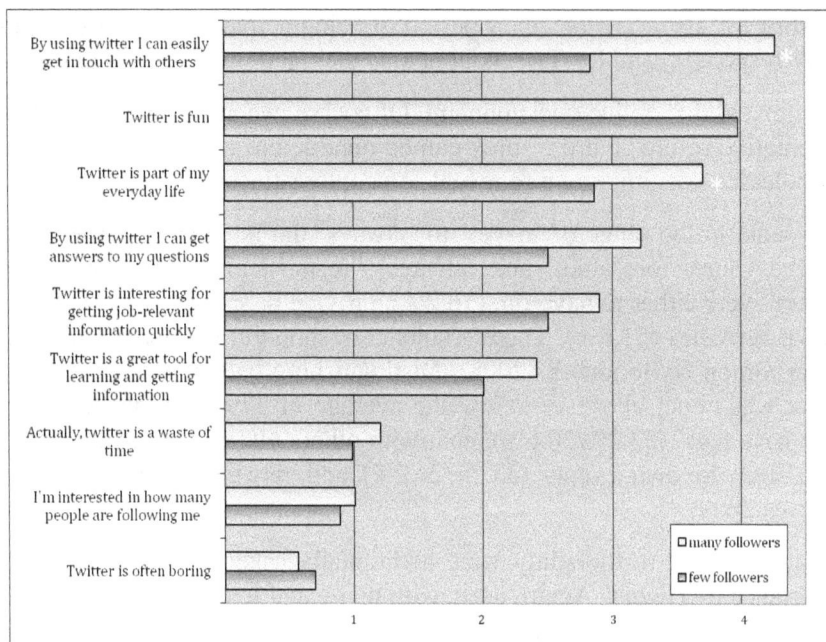

*Fig. 2: Agreement to general statements about Twitter differentiated between many and few followers
(marked items show a significant difference)*

As the reputation was expected to be visible in the number of followers people in the study were asked what activities they practice in order to get more followers. Fig. 3 shows the statements the users made in total.

What most people do[10] (57.1%) in order to gain more followers is to subscribe to persons that they already know or to information they like. This seems to be the easiest way to get in touch with each other generally.

Secondly, they provide links and images in their profile (55.7%) and also use individual backgrounds (41.6%). These activities are probably done because people want to be recognized by others or give additional information about themselves. Furthermore, 39.3% of the people we asked about *Twitter* use their real name. It is interesting, that though *Twitter* provides space for being anonymous, many users provide real information about themselves. Comparing this to the way of communication e.g. in forums, we can find less anonymity in *Twitter*.

The *Twitter* users also read posts of people they know, keep an eye on the informative benefit of their postings and embed *Twitter* to other media like their blog or *Facebook* (see Fig. 3).

---

[10] Summarized values for 'often' and 'always'.

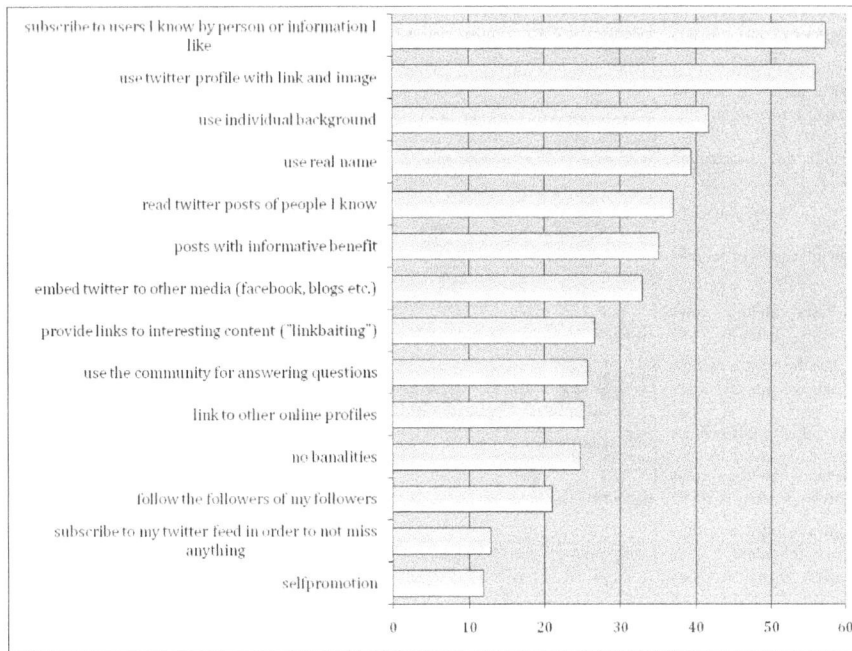

Fig. 3: Activities for getting more followers

Comparing users with many or few followers it becomes obvious, that the importance of different activities increases in the single groups. Generally, people with many followers practice activities in order to attract followers more often. Additionally, there are significant differences[11] regarding the items 'individual background' (54.9%/36.3%), 'use the community for answering questions' (38.7%/20.4%) or 'link to other online profiles' (38.7%/19.7%) (see Fig. 4).

---

[11] Summarized values for 'often' and 'always'.

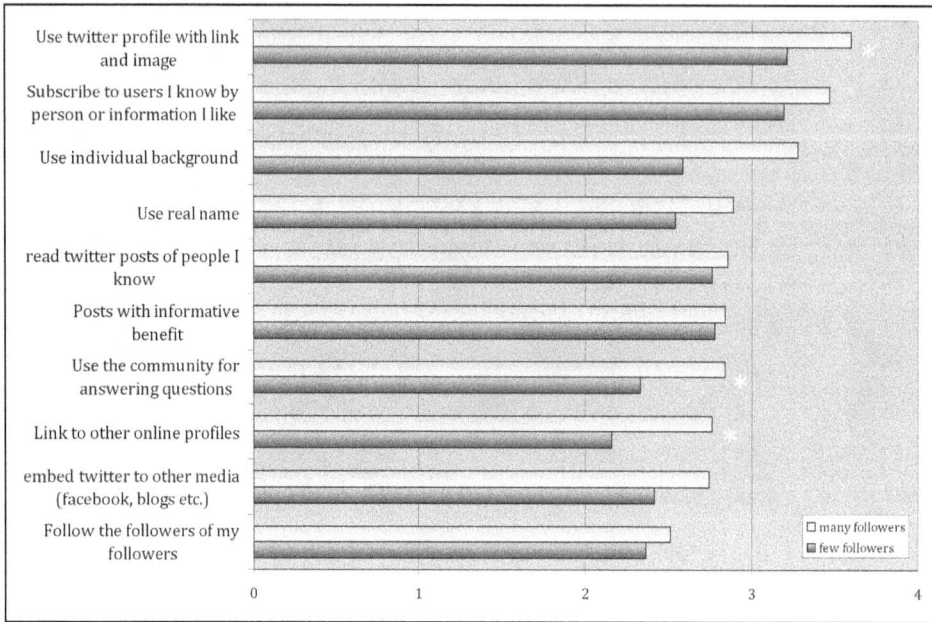

Fig. 4: Activities for getting more followers differentiated between many and few followers

Another item dealt with the question whether users think, that certain aspects are important to themselves or also to other *Twitter* users. For example, 'communication with others' is important for the people that took the survey, but these subjects also think it is important to others (see Fig. 5).

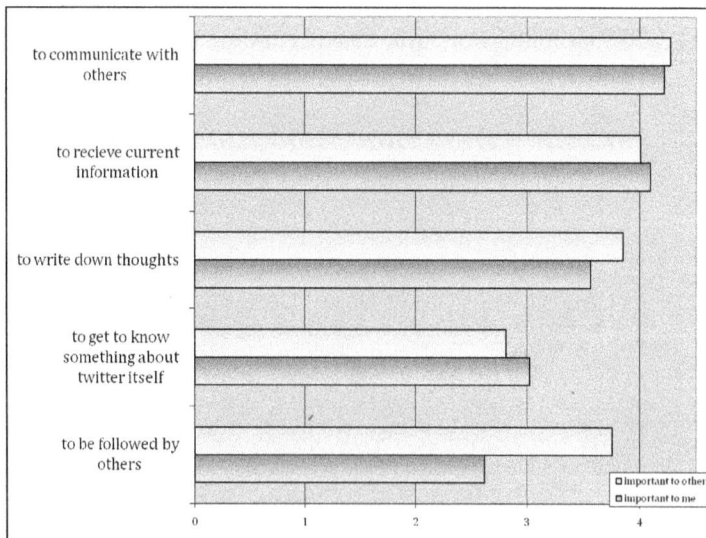

Fig. 5: Aspects for using Twitter differentiated by importance

What is most interesting in this chart is the last item. Over 64% of the users agree totally or rather to the statement 'for others users it is important to be followed by others'. People seem to impute the relevance of followers to each other, but no one seems to admit this openly. Especially those, who say is not important for them to have many followers, say it is – from their point of view – important to others.

These results show that users are engaged in various activities to improve their 'social reputation'. Why does this play such an important role?

Spill-over effects

Our assumption is that one of the factors influencing the motivation of gaining followers depends on the spill-over effect from one personal network to another. In a virtual world, like *SecondLife*, it is rather hard to gain reputation that is visible to others. Even active users in a forum have to write many postings that other people rate as useful and thus get positive votes. In a gaming world, like *World of Warcraft*, players have to be active for quite some time – and even have to pay money – to get a better ranking in the hierarchy (cf. Kerres & Preussler 2009, p. 7). In *Twitter* it is enough to post little messages from time to time and exchange with others in order to get more people attracted. Thus, it is much easier to become reputated quickly.

Separated worlds

Regarding the structure of personal networks in different communities we can state that there are usually separated worlds: In a forum for computer hardware we usually do not know all the other members by person and mostly do not even wish to know them. They are not part of our personal network. It is a comparable situation in *SecondLife*, where people even have a virtual name. As there are many aspects that generate anonymity, it does not surprise if a user does not know many of his or her *SecondLife* friends in real life. Regarding *XING*, the social integration is at a medium range, because *XING* can open and widen a personal network, but people normally do not exchange frequent messages. *StayFriends* – a network for school friends pictures someone's network almost 1:1 but it is not supposed to widen it, because the number of people a person went to school with is limited. *Facebook* and especially *Twitter* make the personal network grow and put additional value to it.

This way, the social integration of virtual life and real life varies regarding the different communities (see Table 1). While the integration in a forum is at a very low level, it is rather high in *Facebook* and *Twitter*. 'Friends' or 'followers' in these networks are more likely to be or become also friends in real life.

	social integration virtual life/ real life
Forums	low
SecondLife	low
XING	medium
StayFriends	medium
Facebook	high
Twitter	high

Table 1: social integration of networks

The overlap of the various worlds creates different incentive structures. According to this, the easiest way to gain reputation is the real life (or 'first life') relating to people known by person in someone's personal network. However, there are people in this network that are also part of this person's virtual network. It might be a specific attribute of *Twitter* that reputation can be transported from one world to another. The survey described before gives additional hints relating to this idea, as, for example it is important for people to provide real information by use their real name or a personalized background.

Herwig (2009) describes the competition between different platforms and argues that *Twitter* offers optional anonymity which "competes with various incentives to reintroduce the hierarchies of existing social structures: Immediately after sign-up, users may search their email address book to identify contacts who already are on *Twitter*; they are presented with a list of popular *Twitter* users and given the option to follow them" (Herwig 2009, p. 6). This argumentation even strengthens our assumptions:

Though there are many dimensions of use that make *Twitter* successful we suppose this possibility to be an important aspect of the service, because it distinguishes *Twitter* from other communities: In addition to pure communication it allows the formation of networks in a particular and very easy way. These aspects do as well fit to *Facebook*, which also maintains a network in real life, but *Twitter* is more free of use. For example, as it allows the export of the tweets via RSS, they can be imported into *Facebook*.

Conclusion

As our results demonstrate, gaining 'followers' and improving their social reputation are relevant aspects that users of *Twitter* are concerned with.

Relating to this, it is necessary to deal with the question to what extent the spill-over effect of transporting reputation from a real life network into *Twitter* and vice versa takes place and what implications for learning can be educed. Taking into account seriously that *Twitter* is a tool for collaborative activities, in what way can a reputation system influence the learning activities? How does online reputation manipulate group structures within learning groups?

For the collaborative use of *Twitter*, these questions are relevant. On the one hand, people with few followers can profit from those with many followers – e.g. be part in their network. On the other hand, those who have successfully gained followers might be more powerful and higher in the hierarchy, as they have a higher reputation. Especially when they are part of a learning group consisting of few-follower co-learners, this can be compared to the 'big fish little pond'-effect (cf. Marsh 1987). In case of *Twitter*, it is hardly possible to homogenize the learners on the same level. Even a separate account for learning issues would not solve the problem, because reputation is not based on accounts but on persons. A learner with a high reputation can easily gain many followers, just by informing his or her existing network about this.

If, for example, a learning task is to reflect about one's learning process, people with many followers are able to receive more feedback to their postings and thus, have a better possibility to incorporate this. If they have a specific question, they can ask their network instead of using search engines. As their reputation is higher, their social capital is higher as well.

Educational institutions have to find a way to deal with those different conditions of the learners when focusing on collaborative activities on *Twitter*.

References

Bächle, Michael (2006) Social Software. *Informatik Spektrum*, vol. 29, no 2 (2006), pp. 121–124.

Barnes, S. J. & Böhringer, M. (2009) *Continuance Usage Intention in Microblogging Services: The Case of Twitter*. Proceedings of the 17th European Conference on Information Systems (ECIS), Verona, Italy, June 08-10, 2009. Available from: <http://www.ecis2009.it/papers/ecis2009-0164.pdf> [Accessed 07 October 2009].

Brass, D.; Butterfield, K. & Skaggs, B. (1998) Relationships and Unethical Behavior: A Social Network Perspective. *The Academy of Management Review*, Vol. 23, No. 1 (Jan., 1998), pp. 14–31.

Döring, N. (2004) Wie verändern sich soziale Beziehungen durch Mobilkommunikation? In: Thiedecke, U. (2004) *Soziologie des Cyberspace. Medien, Strukturen und Semantiken.* Wiesbaden, VS Verlag für Sozialwissenschaften, pp 240–280.

Döring, N. (2003) *Sozialpsychologie des Internet. Die Bedeutung des Internet für Kommunikationsprozesse, Identitäten, soziale Beziehungen und Gruppen.* 2., vollst. überarb. und erw. Auflage. Göttingen, Hogrefe.

Ebner, M. & Maurer, H. (2008) *Can Microblogs and Weblogs change traditional scientific writing?* Proceedings of E-Learn 2008, Las Vegas, pp. 768–776, 2008. Available from: <http://lamp.tu-graz.ac.at/~i203/ebner/publication/08_elearn01.pdf> [Accessed 8 February 2009].

Eisenegger, M. (2005) *Reputation in der Mediengesellschaft. Konstitution – Issues Monitoring – Issues Management.* Wiesbaden, VS Verlag.

Herwig, J. (2009) *Liminality and Communitas in Social Media: The case of Twitter.* Paper to be presented at the AoIR's Internet Research 10.0. Internet: Critical Conference in Milwaukee, October 2009 (Extended draft version). Available from: <http://digiom.files.wordpress.com/2009/10/herwig_ir10_liminalitycommunitasTwitter_v5 oct09.pdf > [Accessed 8 October 2009].

Humer, S. (2008) *Digitale Identitäten. Der Kern digitalen Handelns im Spannungsfeld von Imagination und Realität.* Winnenden, CSW-Verlag.

Gräf, L. (1997) Locker verknüpft im Cyberspace. Einige Thesen zur Änderung sozialer Netzwerke durch die Nutzung des Internet. In: Gräf, L. & Krajewski, M. (Hg.). *Soziologie des Internet.* Frankfurt am Main, Campus, pp 99–124.

Grosseck, G. & Holotescu, C. (2008) *Can we use twitter for educational activities?* Paper presented at the 4th International Scientific Conference eLearning and Software for Education, Bucharest, April 7-18, 2008. Available from: <http://adl.unap.ro/else/papers/015.-697.1.Grosseck%20Gabriela-Can%20we%20use.pdf > [Accessed 9 February 2009].

Java, A.; Song, X.; Finin, T. & Tseng , B. (2007) *Why We Twitter: Understanding Microblogging Usage and Communities.* International Conference on Knowledge Discovery and Data Mining. Proceedings of the 9th WebKDD and 1st SNA-KDD 2007 workshop on Web mining and social network analysis. Available from: <http://portal.acm.org/citation.cfm?id=1348556> [Accessed 9 February 2009].

Johnson, L., Levine, A., & Smith, R. (2009) The personal web. In Johnson, L., Levine, A., & Smith, R. (2009) *The 2009 Horizon Report.* Austin, Texas, The New Media Consortium, pp. 19–22.

Kerres, M. & Preussler, A. (2009) Soziale Netzwerkbildung unterstützen mit Microblogs (Twitter). In: Wilbers, K. & A. Hohenstein (Hg.) *Handbuch E-Learning.* DWD-Verlag.

Klewes, J., & Langen, R. (2008) *Change 2.0: beyond organisational transformation*. Berlin, Springer.

Marsh, H. W. (1987) The big-fish-little-pond effect on academic self-concept. *Journal of Educational Psychology*, 79, pp. 280–295.

Preußler, A. & Kerres, M. (2009) *Art und Intensität der Nutzung von Twitter. Ergebnisse einer Umfrage bei Nutzenden des Mikroblogging-Dienstes Twitter (Kurzfassung)*. Universität Duisburg-Essen, Lehrstuhl für Mediendidaktik und Wissensmanagement. Available from: <http://mediendidaktik.uni-duisburg-essen.de/node/4977> [Accessed 7 October 2009].

Simon, N., & Bernhardt, N. (2008) *Twitter: Mit 140 Zeichen zum Web 2.0*. München.

Voswinkel, S. (2001) *Anerkennung und Reputation: Die Dramaturgie industrieller Beziehungen. Mit einer Fallstudie zum "Bündnis für Arbeit"*. Konstanz, UVK Verl.-Ges.

Genderunterstützung beim Lernen mit neuen Medien

Bernhard Ertl & Kathrin Helling

Zusammenfassung

Gender ist ein wichtiger Aspekt im Kontext neuer Medien und im Rahmen von Informations- und Kommunikationstechnologien (IKT). Studien belegen, dass die IKT-Nutzung einer Gender-ungleichheit unterliegt, sowohl in Bezug auf IKT-Aktivitäten als auch für das spezifische Interesse an IKT-bezogenen Themen und die dafür aufgewendete Zeit. Dieser Beitrag greift die Frage auf, wie Lehren und Lernen mit neuen Medien zur Förderung der Chancengleichheit von Mädchen und Jungen beitragen kann. Basierend auf empirischen Studien werden besondere Bereiche, die durch genderspezifische Ungleichheiten beeinträchtigt sind, aufgezeigt und Beispiele für deren Auswirkungen in den Klassenzimmern dargestellt. Dysfunktionale Attribuierungsmuster, die zum Beispiel durch Interaktionen im Klassenzimmer hervorgerufen werden können, verringern die Motivation der Mädchen im Umgang mit IKT und können auch ihre Leistung negativ beeinflussen. Der Beitrag stellt drei Arten der Genderunterstützung im Kontext des Lernens mit neuen Medien vor: Die Ansätze der Reflexion von Genderstereotypen, die Reattribuierung von IKT-Fähigkeiten und Leistungen, sowie die Nutzung von Gender-Re-Skripts zur Förderung von kollaborativen Prozessen im Klassenzimmer.

Phänomene: Gender und neue Medien

Auf Grund der raschen Entwicklung der neuen Medien und der Informationstechnologien sind die Bemühungen, Schülerinnen und Schüler in diesem Gebiet zu unterrichten, entsprechend der Aktualität und Relevanz des Inhalts kontinuierlich zu beobachten und zu evaluieren. Für das Lehren und Lernen im Bereich der Medienbildung und Medienkompetenz ist die Nutzung von Informations- und Kommunikationstechnologien (IKT) und der neuen Medien zu berücksichtigen (siehe z.B. BLK 1987; Europäische Kommission 2007; Gesellschaft für Informatik 1999b) – insbesondere da Unterschiede in Mediennutzung und -kompetenzen zwischen Schülerinnen und Schülern bestehen. Bezüglich der Situation in Deutschland zeigt eine aktuelle Studie zur Internetnutzung eine gleichmäßige prozentuale Nutzung von weiblichen und männlichen Jugendlichen im Alter von 14 bis 19 Jahren, wobei die weiblichen sogar etwas vorne liegen (Initiative D21 2008; zu ähnlichen Ergebnissen kamen auch Imhof, Vollmeyer & Beierlein 2007; und MPFS 2008). In allen anderen Altersgruppen ab 20 Jahren gibt es mehr männliche Internetnutzer und dieses Gefälle erhöht sich mit dem Alter (siehe Tabelle 1).

Alter	Männliche Onliner	Weibliche Onliner	Unterschied
14–19	93,2%	94,3%	-1,1%-Punkte
20–29	90,9%	88,6%	2,3%-Punkte
30–39	88,2%	82,5%	5,7%-Punkte

Tabelle 1. Männliche und weibliche Internetnutzer nach Altersgruppen (Initiative D21 2008).

Auf den ersten Blick offenbart Tabelle 1 ermutigende Ergebnisse in Bezug auf die Chancengleichheit der Geschlechter in der Altersgruppe der Teenager. Jedoch ist diese generelle Internetnutzung nur ein Aspekt der Mediennutzung, gerade in Bezug auf Gender. Jenseits der reinen Nutzungsstatistiken ist es wichtig die Fertigkeiten und Fähigkeitsselbstkonzepte von Schülerinnen und Schülern in Bezug auf den Umgang mit IKT zu betrachten. Hier bietet die PISA Studie (OECD 2005) genauere Erkenntnisse. Grafik 1 zeigt den Prozentsatz von Schülerinnen und Schülern in Deutschland (Altersgruppe ca. 15 – 16 Jahre), die sich zutrauen, bestimmte anspruchsvolle Aufgaben an einem Computer souverän auszuführen. Die Ergebnisse basieren auf den Selbsteinschätzungen der Schülerinnen und Schüler und zeigen deutlich, dass sich Jungen bei der Ausführung von anspruchsvollen Aufgaben in allen Kategorien sicherer fühlen als Mädchen.

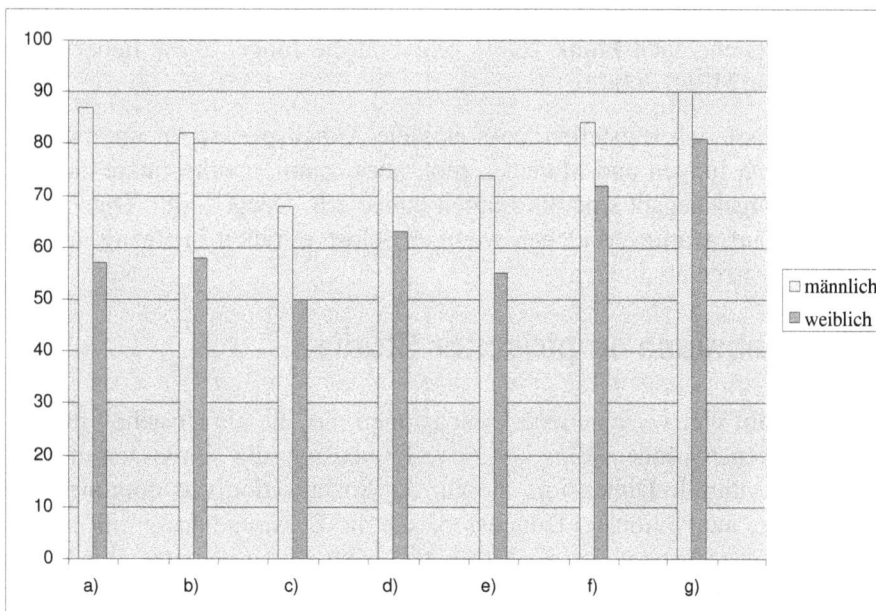

Grafik 1: Prozentsatz der Schülerinnen und Schüler in Deutschland, die sich zutrauen, anspruchsvolle Aufgaben am Computer souverän zu erledigen (Quelle: PISA; OECD 2005). Kategorien: a) Software nutzen, um Computerviren aufzufinden und zu beseitigen; b) Eine

Multimedia-Präsentation erstellen (mit Ton, Bildern, Video); c) Ein Computerprogramm (z.B. in <Logo, Pascal, Basic>) schreiben; d) eine Webseite aufbauen; e) Eine Präsentation erstellen (z.B. unter Verwendung von <Microsoft PowerPoint>); f) Eine Tabellenkalkulation nutzen, um ein Diagramm zu zeichnen; g) Eine Datenbank nutzen, um eine Adressenliste zu erzeugen.

Die Grafik spiegelt verschiedene Forschungsergebnisse anderer Länder wider und wird von diesen bestätigt. So berichtet die British Educational Communications and Technology Agency (Becta 2008), dass die Anwendung von IKT im Unterricht die Motivation und die Leistungen von Jungen und Mädchen verbessert. Jedoch fällt diese Steigerung für Jungen in einem höheren Maß aus. Dies korrespondiert mit Ergebnissen, dass Mädchen IKT zu Hause eher nur für ihre Schularbeiten einsetzen, während Jungen IKT darüber hinaus für Freizeitaktivitäten nutzen (Becta 2008; MPFS 2008; Imhof, Vollmeyer & Beierlein 2007). Nach Schnirch & Welzel (2004) nehmen die neuen Medien einen proportional geringeren Anteil im Interessenprofil von Mädchen ein als im Interessenprofil von Jungen. Darüber hinaus betont Becta (2008) den Faktor des sozialökonomischen Hintergrunds: In Großbritannien zeigte sich, dass für den Zugang zu IKT und für die Nutzung von IKT der sozioökonomische Hintergrund bei Mädchen als größerer Einflussfaktor anzusehen ist als bei Jungen. Zudem berichten Faulstich-Wieland und Nyssen (1998) aus Deutschland, dass Eltern IKT-Fertigkeiten für Mädchen als weniger wichtig einschätzen als für Jungen. Im Allgemeinen gelangte Becta (2008) zu dem Ergebnis, dass Mädchen den sozialen und kreativen Einsatz von IKT (siehe auch MPFS 2008) und kooperative Arbeit, sowie die Anwendung von IKT beim Lernen in formellen und informellen Zusammenhängen bevorzugen (siehe auch Munk 2007), während die Jungen diese lieber für Computerspiele einsetzen (siehe MPFS 2008).

Zusammenfassend lässt sich feststellen, dass es viele Anhaltspunkte für unterschiedliche IKT Nutzungsmuster durch Jungen und Mädchen gibt, aber kaum Anhaltspunkte dafür, dass Mädchen tatsächlich weniger begabt sind als Jungen (siehe z.B. Becta 2008). Dies wirft die Frage nach den Ursachen auf, warum Mädchen weniger Selbstvertrauen in Bezug auf die konkrete Nutzung von IKT besitzen als Jungen.

Ursachen: Ergebnisse empirischer Studien

Die Literatur weist auf vier verschiedene Dimensionen hin, die als Ursachen für die beschriebenen Phänomene dienen können: Eine kognitive Dimension, die Vorwissen und Erfahrungen umfasst, eine soziokulturelle Dimension, die auf die Sozialisation von dominierenden Stereotypen hinweist, eine motivationale Dimension, die in Zusammenhang mit Attribuierungsmustern und ihren Auswirkungen auf die Motivation steht, und eine perzeptive Dimension, die sich auf die wahrgenommene Kompetenz bei der Interaktion mit dem Computer bezieht. Im Folgenden werden diese vier Dimensionen dargestellt und an Hand von Ergebnissen aus einer empirischen Studie belegt. Diese Studie wurde mit Schülerinnen und Schülern der 11. und 12. Klasse an einer Fachoberschule für Wirtschaft, Verwaltung und Rechtspflege durchgeführt. Die Daten wurden durch eine Befragung der Schülerinnen und Schüler und durch Analyse der transkribierten Interviews gewonnen. Insgesamt nahmen 14 Schülerinnen und Schüler an der Studie teil, von denen 6 Jungen und 8 Mädchen waren. 3 Jungen und 6 Mädchen waren aus einem geschlechterhomogenen Unterricht in IKT, 3 Jungen und 2 Mädchen aus gemischtem Unterricht in Wirtschaftsinformatik.

Kognitive Dimension

Die kognitive Dimension bezieht sich auf Vorwissen, aufgabenbezogenen Fertigkeiten, Kompetenzen und Erfahrungen der Schülerinnen und Schüler. Verschiedene Studien haben gezeigt, dass das Vorwissen des Individuums der Schlüssel für den Aufbau neuen Wissens ist (siehe Dochy 1992; Kalyuga et al. 1998, 2000; O'Donnell & Dansereau 2000; Renkl et al. 1998; Shapiro 2004; Stark & Mandl 2002; Weinert & Helmke 1998). Dies bedeutet, dass Schülerinnen und Schüler, die bereits auf einen großen Wissensbestand zurückgreifen können, auch weniger Schwierigkeiten haben, neues Wissen in ihre Wissensbasis zu integrieren. Man bezeichnet dies auch als den Matthäus-Effekt nach dem Bibelzitat: "Denn wer da hat, dem wird gegeben werden, dass er Fülle habe; wer aber nicht hat, von dem wird auch genommen, was er hat." (Mt *25,29,* siehe auch Adams 1990). Dieser Effekt kann in Zusammenhang mit genderspezifischem Nutzungsverhalten neuer Medien in der Freizeit eine große Auswirkung auf dem Gebiet der IKT-Kompetenz und des IKT-Wissens haben. Jungen können, da sie sich sehr viel mehr mit IKT in ihrer Freizeit beschäftigen als Mädchen, ein weit größeres Fachwissen aufbauen, welches als Vorwissen für die IKT Nutzung im schulischen Kontext dient. Da während des Unterrichts auf solches Wissen zurückgegriffen wird, können sich Unterschiede in Effekten auf das Selbstvertrauen der Schülerinnen und Schüler auswirken:

Ein Mädchen (18, aus einer Mädchenklasse): *"Da langweilen sich die Jungs wenn einem der Lehrer das näher erklärt weil die des schon alles wissen ...."*

Ein Junge (18, aus einer gemischten Klasse): *"Es is halt so dass ähm wir ham ja ab und zu auch in der 6. Stunde halt da auch ne Wirtschaftsinformatik und dann sind wir auch manchmal oben im Computerraum mit allen mit Jungs und Mädchen und äää und da find ichs so dass die einfachen Fragen da denk ich mir gerade des muss ich jetzt glaub ich ned beantworten und die Mädels sind da immer glei voll dabei und jaoh des fällt mir auf einfach die die ähh [...]die hängen sich da so richtig rein."*

Dennoch gilt es zwischen allgemeinen Fertigkeiten im Umgang mit Computern (wie z.B. der Anpassung des eigenen Computers an spezifische Bedürfnisse von Computerspielen) und spezifischen Fertigkeiten, die notwendig sind, um bei den im Klassenzimmer zu erfüllenden Aufgaben gute Leistungen zu erbringen (wie z.B. den Aufbau von Datenbanken oder Tabellenkalkulationen), zu unterscheiden. Nach Faulstich-Wieland und Nyssen (1998) bedeutet dies, dass es erforderlich ist, die früher erworbenen Erfahrungen angemessen zu berücksichtigen.

Soziokulturelle Dimension

Neben dem kognitiven Faktor trägt der soziokulturelle Hintergrund von Schülerinnen und Schülern, ihren Eltern und ihren Lehrenden zu Phänomenen der genderspezifischen Ungleichheit bei (siehe Nyssen 2004; Schober, Dresel & Ziegler 2007). Die soziokulturelle Dimension bezieht sich auf sozialisierte Stereotypen, die nahe legen, dass technische Dinge und IKT männliche Domänen sind (siehe Munk 2007). Nach Terry und Calvert (1997) wird Computertechnologie oft als eine "männliche" Maschine in der westlichen Welt angesehen, Jungen werden stereotypischerweise oft als in diesen Bereichen begabter betrachtet und Computerkompetenz wird oft mit marginalisierten Formen von Maskulinität assoziiert (siehe Holloway & Valentine 2003). Dies spiegelt sich in allgemeinen Aussagen über zugeschriebene Begabungen wider:

Ein Mädchen (18, aus einer Mädchenklasse): *"weil die [... Jungs] schon technisch begabt sind."*

Munk (2007) berichtet darüber hinaus, dass Mädchen die Nutzung von Computern oft als "Hacken" wahrnehmen, welches sie eindeutig als eine Jungendomäne attribuieren und deshalb für sich selbst als uninteressant betrachten. Auf einer individuellen Ebene sind sie jedoch in der Lage, zwischen Kompetenzebenen zu differenzieren:

Ein Mädchen (19, aus einer Mädchenklasse): *"Die [Jungs] wissen auch nich immer alles aber die wolln sich halt immer aufspieln."*

oder nach Buchen (2004, S. 69) aus einer Studie über Mädchen und PC/Internetpraxis:

Ein Mädchen: „Z.B. *jetzt (.) ein Kumpel von mir, der hat null Ahnung am Computer. Da weiß ich z.B. viel mehr wie der."*

Allerdings bleibt festzustellen: Auch wenn Schülerinnen und Schüler diese Fertigkeiten auf individueller Ebene differenzierter wahrnehmen, haben sie dennoch oft ein stereotypisches Fähigkeitskonzept in Bezug auf IKT. Becta (2008) stellt fest, dass dies eine der Ursachen dafür sein kann, dass Mädchen im gemischten IKT-Unterricht eine weniger gute Leistung erbringen. Ferner können solche stereotypischen Selbstkonzepte durch das Design und die Inhalte von Schulbüchern verstärkt werden, da diese oft weniger Rollenvorbilder und Identifikationsfiguren für Mädchen im IKT-Bereich bieten (Nyssen 2004) und auch durch stereotypische Ansichten von Lehrenden und Eltern (Dresel, Schober & Ziegler 2007) gefestigt werden.

Motivationale Dimension

Auch motivationale Aspekte haben einen großen Einfluss auf genderspezifische Unterschiede im Umgang mit IKT und dem Lernen mit neuen Medien. Motivation für Leistungen resultiert oft aus dem Selbstvertrauen und den Attribuierungen von Erfolg und Misserfolg bei Schülerinnen und Schülern. Schober, Dresel und Ziegler (2007) berichten darüber, dass Mädchen eher dazu neigen, ihre Leistungen zu unterschätzen, dass sie weniger Vertrauen in ihre Fähigkeiten haben (siehe auch Nyssen 2004), und dass sie dadurch ihre Erfolgsaussichten geringer einschätzen. Auf Grund ihrer Erfahrungen neigen Mädchen oft dazu, sich als weniger begabt zu attribuieren (siehe auch Heller & Ziegler 1996), z.B.:

Ein Mädchen (18, aus einer Mädchenklasse): *"Naja [...] meine Begabungen liegen eher nich so in so technischen Sachen."*

Daneben berichtet Nyssen (2004) darüber, dass auch Lehrende oft eine geringere Einschätzung der Leistungen von Mädchen haben. Dies kann sich darin auswirken, dass Lehrende eher geneigt sind, Mädchen zu kritisieren und Jungen zu loben (Faulstich-Wieland et al. 2008), insbesondere dann, wenn die Lehrenden Genderstereotype nicht reflektieren (Kreienbaum 2004). Schober et al. (2007) betonen in diesem Zusammenhang, dass Mädchen bei der Erklärung von Erfolg und Misserfolg häufig weniger förderliche Attribuierungsmuster an den Tag legen. Mädchen neigen eher dazu, Misserfolg auf fehlende Begabung zu attribuieren, während sie Erfolg eher auf Zufall und auf ein In-der-Gunst-des-Lehrenden-Stehen attribuieren (Dresel, Schober & Ziegler 2007). Solche Attribuierungsmuster könnten zu einem negativen Attribuierungszyklus führen, so dass die negativen Attribuierungen eine nachteilige Wirkung auf die Motivation und die damit verbundenen Anstrengungen haben und dadurch zu schwächeren Resultaten führen (siehe Möller & Köller 1996).

Interaktionale Dimension

Kognitive, soziokulturelle und motivationale Aspekte bilden häufig einen Hintergrund für Interaktion im Klassenzimmer und können die eigene und wechselseitige Kompetenzwahrnehmung beeinflussen. Ding (2009) berichtet zum Beispiel darüber, dass Jungen dazu neigen, ihren Klassenkameradinnen weniger ausführliche Erklärungen zu geben als ihren Klassenkameraden, wenn sie in Zweiergruppen zusammenarbeiten. Fussell und Krauss (1989) bezeichnen eine solche Art von Phänomenen als Zielgruppendesign. Sie fanden heraus, dass Personen z.B. ihren Freundinnen und Freunden ausführlichere Erklärungen gaben als weniger vertrauten Personen. Eine solche Art von Zielgruppendesign kann problematisch sein, wenn Stereotype über Fähigkeiten der Zielgruppe existieren, z.B. Annahmen, dass eine Partnerin oder ein Partner in einem bestimmten Bereich nicht begabt ist. Latentes Zielgruppendesign kann daher in der Interaktion zu unausgewogenen Beitragsstrukturen und Dominanzstrukturen in Bezug auf Gender führen. Nyssen (2004) sowie Faulstich-Wieland, Weber & Willems (2004) berichten von solchen Dominanzstrukturen von Jungen in technischen Fächern; diese zeigen sich auch in den Befragungen unserer Studie:

Ein Mädchen (18, aus einer genderheterogenen Klasse): *"wir ham ja jetzt danach nochma ne Stunde [...] und da machen die Jungs alles und wir Mädels passen eigentlich gar nich auf"*.

Die Dominanz der Jungen während der Interaktion im Klassenzimmer kann sich auch in den Kommentaren der Jungen über die Beiträge von Mädchen offenbaren, z.B.:

Ein Mädchen (18, aus einer genderheterogenen Klasse): *"weil wenn ichs dann sage dann ernte ich dafür solche ähhhhöghs [negative Kommentare] oder so"*.

Ferner können solche Dominanzstrukturen auch eine größere Aufmerksamkeit der Lehrenden für die Jungen hervorrufen (siehe auch Kreienbaum 2004; Nyssen 2004) und Mädchen in die

Lage versetzen, dass sie ihre Fertigkeiten sehr viel mehr beweisen müssen. Buchen (2004, S. 69) zeigt dies beispielhaft:

Ein Mädchen: *"Ja, es ist bloß so, wenn Jungs da sind, da muss man sich viel mehr am Computer beweisen oder so."*

Wechselbeziehungen

Diese vier Dimensionen sind nicht klar voneinander abgegrenzt; sie stehen miteinander in Beziehung und beeinflussen sich gegenseitig. Modelle, wie z.B. das von Dick & Rallies (1991), beschreiben, wie Begabungen und die kulturelle Lebenswelt die Wahrnehmung von Sozialisationsfaktoren und die Interpretation von Erfahrungen beeinflussen. Solche Wahrnehmungen und deren Interpretation beeinflussen das eigene Selbstverständnis und die Wertvorstellungen für berufliche Laufbahnentscheidungen. Ferner kann das eigene Selbstverständnis zu einer Fokussierung auf besondere Interessengebiete führen und dadurch die Möglichkeit, (Vor-)Wissen und Fähigkeiten in anderen Bereichen aufzubauen, verringern. Dies bedeutet, dass die stereotypische Sozialisation von Mädchen sie daran hindern kann, ein Selbstverständnis und Wissen aufzubauen das ihnen erleichtert, sich als kompetent im IKT-Bereich zu erleben, insbesondere im Vergleich zu Jungen. Fehlendes Vorwissen und traditionelle Stereotypen können des Weiteren negative Attribuierungszyklen hervorrufen (siehe Schlag 2006), die in einer geringeren Motivation, damit verbundenen geringeren Anstrengungen und somit in schwächeren Resultaten der Mädchen in Bezug auf IKT-Fertigkeiten resultieren (Möller & Köller 1996) – mit nachteiligen Auswirkungen auf den weiteren Wissensaufbau und die Manifestation von Stereotypen. Alle drei Dimensionen, die kognitive, die motivationale und die soziokulturelle können Interaktionen im Klassenzimmer beeinflussen. So können der relativ geringere Grad an Vorwissen von Mädchen und soziokulturell verfestigte Stereotypen dazu führen, dass sich die Mädchen selbst als auf dem Gebiet der IKT weniger begabt wahrnehmen, weniger motiviert sind und deshalb Dominanzstrukturen von Jungen in der Interaktion ermöglichen. Zusammenfassend gilt es festzustellen, dass es verschiedene Ursachen gibt, die eine falsche Wahrnehmung von Mädchen als weniger begabt hervorrufen können und daraus eine resultierende Verringerung ihrer Anstrengungen und Interessen in IKT-bezogenen Fächern in der Schule bewirken können.

Lösungsansätze

Die Wechselbeziehungen zwischen den verschiedenen Ursachen zeigen, dass es keinen Königsweg zur Auflösung von Genderunterschieden im Kontext der IKT-Nutzung beim Lernen gibt, und dass verschiedene Lösungsansätze existieren. Humbert und Weigand (2008) stellen z.B. einen motivationalen, hardwarespezifischen Ansatz vor und setzen Mobiltelefone zum Programmieren in Informatikkursen ein. Sie vertreten den Standpunkt, dass diese Geräte ein "weiblicheres" Image haben und die Durchführung von Computerkursen in normalen Klassenzimmern erlauben, was den Lernvoraussetzungen von Mädchen entgegen kommt (Humbert & Weigand 2008). Munk (2007) führt den Ansatz der Mädchen-spezifischen Bildungssoftware ein, der zum Aufbau eines positiven Images den Akzent auf Kreativität und Multimedia setzt, und sich so von dem wahrgenommenen Hackerimage der IKT unterscheidet. Andere Ansätze versuchen die Motivation der Schülerinnen und Schüler im Allgemeinen zu erhöhen, z.B. durch eine genderadäquate Aufgabenstruktur und Aufgaben, die den unterschiedlichen Interessen von Mädchen und Jungen angemessen sind (siehe Faulstich-Wieland et al. 2008; Hartmann, Wiesner & Wiesner-Steiner 2007). Höher motivierte Schülerinnen und Schüler, so wird dabei angenommen, werden größere geistige Anstrengungen im Fach erbringen, was häufig ein Schlüssel für bessere Lernergebnisse ist (siehe Salomon 1984).

Anspruchsvollere Ansätze, wie z.B. die reflexive Koedukation (siehe Faulstich-Wieland & Nyssen 1998) berücksichtigen verschiedene Aspekte, von denen einige genderspezifisch sind und andere sich auf eine eher allgemeine Verbesserung der Unterrichtsqualität beziehen. Nach Nyssen (2004) ist das hauptsächliche Ziel reflexiver Koedukation:

- Lehrpläne zu überarbeiten, um sie den Erfahrungen, Interessen und Lebensperspektiven von Mädchen und Jungen anzupassen,
- Genderstereotypen von Lehrenden zu reflektieren und reduzieren und
- die Jungen und Mädchen in ihrer Individualität ernst zu nehmen, ohne sie auf ihr Geschlecht zu reduzieren.

Reflexive Koedukation betont den Bedarf an Lernszenarien, welche aktives und kooperatives Lernen in authentischen Kontexten fördern (Bessenrodt-Weberpals 2007; Hartmann et al. 2007). Solche Lernszenarien bringen Vorteile für Schülerinnen und Schüler, da sie zur aktiven mentalen Beschäftigung mit dem Lernmaterial anregen, was nach Salomon (1984) Voraussetzung für Lernerfolge ist. Ihre genderspezifische Relevanz ist dadurch begründet, dass sich gerade im IKT-Bereich Mädchen auf Grund mangelnder Interessen und ungünstiger Interaktionen mental oft weniger mit dem Unterricht beschäftigen. Solche Effekte können durch den Einsatz von geeigneten Lernszenarien reduziert werden. Daher werden im Folgenden zuerst wichtige Aspekte für die Förderung aktiven Lernens beschrieben und ergänzend dazu ein Fokus auf drei verschiedene genderspezifische Interventionen gelegt: Ansätze der Reflexion, Reattribution und Re-Scripting.

Förderung aktiven Lernens

Die pädagogische Forschung untersucht seit mehr als zwei Jahrzehnten die Frage, wie aktives Lernen gefördert werden kann. Diese Ansätze umfassen konstruktivistische und problembasierte Lernszenarien (siehe Ertl, Winkler & Mandl 2007; Reinmann-Rothmeier & Mandl 2001), die unterschiedliche Aspekte hervorheben. Danach ist Lernen

- *ein aktiver Vorgang.* Es erfordert die aktive Einbeziehung der/des Lernenden.
- *ein selbstgesteuerter Vorgang.* Nur dann, wenn die Lernenden selbst die Kontrolle übernehmen und für ihren Lernerfolg eigenverantwortlich sind, können sie aktiv arbeiten.

- *ein konstruktiver Vorgang.* Die Lernenden müssen neues Wissen in ihre vorhandenen Wissensstrukturen integrieren, um Wissensfragmentierung zu vermeiden.

- *ein sozialer Vorgang.* Lernen läuft in einem sozialen Kontext ab und während des Lernens interagieren die Lernenden direkt oder indirekt über das Lernmaterial.

- *ein situativer Vorgang.* Der Lernvorgang ist an einen spezifischen Kontext gebunden und das aufgebaute Wissen bleibt mit diesem Kontext verbunden.

- *ein emotionaler Vorgang.* Das Lernen wird durch Emotionen in Bezug auf soziale Werte und Leistung beeinflusst. Die Motivation zum Lernen resultiert häufig aus diesen Emotionen.

Problembasierte Lernumgebungen erlauben den Lernenden ein selbstgesteuertes Lernen. Um effektiv zu lernen, bedürfen sie jedoch auch einer instruktionalen Komponente (siehe Mandl, Gruber & Renkl 1996; Mandl, Gräsel & Fischer 1998). In Entsprechung zu ihren jeweiligen Fähigkeiten und Voraussetzungen ist instruktionale Unterstützung notwendig, um die aktive Beteiligung der Lernenden beim Wissensaufbau zu ermöglichen (siehe Kollar & Fischer 2004; Renkl, Gruber & Mandl 1999; Weinberger et al. 2005). Demzufolge bringen Lernende die besten Leistungen, wenn die Lernumgebung über ein angemessenes Niveau von Instruktion und Konstruktion (siehe Kirschner, Sweller, & Clark 2006; Reinman-Rothmeier & Mandl 2001) bzw. über entsprechende Freiheits- und Anleitungsniveaus (Hartmann et al. 2007) verfügt. Diese allgemeinen Aspekte stehen hauptsächlich mit der Erhöhung der Aktivität der Lernenden durch die Individualisierung von Kursen in Zusammenhang (siehe Faulstich-Wieland & Nyssen 1998). Ihre besondere Bedeutung beziehen diese Ansätze aus dem Ziel, die investierte geistige Anstrengung aller Lernenden zu erhöhen, was sich insbesondere auf die Lernergebnisse auswirkt (siehe Salomon 1984).

Neben der allgemeinen Anwendung aktiven Lernens im Kontext von IKT, die eher genderunabhängig ist, gibt es drei weitere Aspekte, die besonders den Genderaspekt aufgreifen: Reflexion, Reattribution und Re-Scripting.

Reflexion

Reflexion bedeutet in diesem Kontext die spezifische Reflexion von Genderstereoypen, die während des Unterrichts zu Tage treten. Der Schlüssel zu diesen genderreflexiven Aktivitäten ist die/der Lehrende (siehe Nyssen 2004; Schrodt 2007), die/der der Genderproblematik aufgeschlossen gegenüber stehen muss und bereit ist, Mädchen zu fördern, ohne Jungen zu vernachlässigen (siehe Faulstich-Wieland & Nyssen 1998). Dies bedeutet eine bewusste Reflexion von Unterschieden, die durch Sozialisation und ihre Auswirkung auf Schülerinnen und Schüler im Klassenzimmer verursacht werden. Schrodt (2007) diskutiert, dass solch eine Reflexion eine ganz neue Sicht der Genderunterschiede eröffnen kann, welche in der Umgebung der Koedukation oft verschwimmen, indem sie eine Mädchen- und eine Jungenperspektive offenbart: die Mädchenperspektive verfolgt das Ziel, das Hindernis von Genderstereotypen zu überwinden und einen Raum für die Bedürfnisse der Mädchen zu schaffen während die Jungenperspektive die Entwicklung von Fähigkeiten auf dem Gebiet der Zusammenarbeit anstelle des

Wettbewerbs in das Zentrum der Aufmerksamkeit rücken sollte. Das Aufgreifen beider Perspektiven im Klassenzimmer erfordert ausgeprägte reflexive Kompetenzen der Lehrenden, welche durch gezielte Maßnahmen zu stärken sind (siehe Faulstich-Wieland & Nyssen 1998).

Reattribution

Die Methode der Reattribution verfolgt das Ziel, den Schülerinnen und Schülern lernförderliche Attribuierungsmuster zur Verfügung zu stellen und den Einsatz von für den Lernerfolg abträglichen Attribuierungsmustern zu verringern (Faulstich-Wieland 1998). Nach Heller und Ziegler (1996) zielt diese Intervention darauf ab, "begabten Schülerinnen ein realistisches Wissen über ihr individuelles Können und Wissen zu vermitteln" (S. 200). Ein erster Schritt besteht daher darin, den Schülerinnen und Schülern ein leistungsbezogenes Feedback anzubieten (siehe Hartmann et al. 2007), insbesondere, wenn sie weniger gute Zensuren haben, z.B. "Die Leistung in dieser Klassenarbeit war nicht gut" anstelle eines personenbezogenen Feedbacks, z.B. "Du hat in dieser Klassenarbeit schlecht abgeschnitten". Es kann des Weiteren vorteilhaft sein, Schülerinnen und Schülern bei der Erklärung ihrer Resultate zu unterstützen. Studien haben ergeben, dass die Attribuierung von schwachen Resultaten auf eine variable Ursache, z.B. "Du hast nicht gut genug für diese Klassenarbeit gelernt", den Schülerinnen und Schülern eine bessere Motivation für zukünftiges Lernen bietet als eine Attribution bei stabilen Ursache wie z.B. "Du bist nicht begabt". Wenn Schülerinnen und Schüler sehr gute Lernerfolge erzielen, kann es im Gegensatz dazu vorteilhaft sein, dies mit internalen Faktoren, z.B. der Begabung der Schülerinnen und Schüler zu erklären, anstelle von externalen Faktoren wie z.B. der Aufgabenschwierigkeit oder Zufall. Somit können Interventionen im Kontext der Reattribution unterschiedliche Wirkungen haben: sie sind dazu geeignet, ein besseres Fundament für die Einschätzung des eigenen Wissens und des individuellen Könnens zu bilden und zudem können sie zur Vermittlung einer positiven Lernmotivation und lernförderlichen Emotionen beitragen (siehe auch Frenzel, Pekrun & Götz 2007).

Re-Scripting

Skripts werden in ihrer ursprünglichen Bedeutung von Schank & Abelson (1977) als automatisierte kognitive Vorgänge, die durch besondere Ereignisse ausgelöst werden, eingeführt. An Hand des *Restaurantskripts*, weiß man, wie man mit einer Bedienung im Restaurant zu interagieren hat – ein Vorgang, der jedes Mal, wenn jemand ein Restaurant besucht, in annähernd der gleichen Art und Weise abläuft. Diese Art von Skripts bezieht sich auf internalisierte Abläufe und Einschätzungen, die aus Erfahrungen oder Stereotypen resultieren können. Somit können solche Skripts auch in den Interaktionen im Klassenzimmer zu Tage treten, wenn z.B. grundsätzlich von Jungen erwartet wird, dass sie technische Probleme am Computer lösen. In der pädagogischen Forschung hat der Terminus der Skripts zudem eine weitere, etwas andere Bedeutung und bezeichnet eine durch die Lernumgebung vorgegebene instruktionale Struktur zur Interaktion im Klassenzimmer (siehe z.B. Fischer, Kollar, Mandl & Haake 2007; O'Donnell 1996; O'Donnell & Dansereau 1992; O'Donnell & King 1999; Palincsar & Brown 1989). Somit muss man sich im Kontext der Genderfrage im Klassenzimmer mit zweierlei

Arten von Skripts befassen: den impliziten Gender-Skripts, die aus bestehenden Stereotypen resultieren und instruktionalen Skripts, die die Zielsetzung verfolgen, die Interaktion im Klassenzimmer aus einer genderreflexiven Perspektive zu restrukturieren. Um Verwechslungen zu vermeiden wird dieser Ansatz des Einsatzes von Skripts zum Aufbrechen von bestehenden Genderstereotypen und zur Restrukturierung von damit zusammenhängenden Genderprozessen im Folgenden als Re-Scripting bezeichnet. Gender-Re-Scripting kann sich aus verschiedenen charakteristischen Merkmalen zusammensetzen (siehe Ertl & Mandl 2005): Der Unterteilung des Lernprozesses in verschiedene Phasen (Sequenzierung), der Zuteilung verschiedener Rollen an die Lernenden (Rollenzuteilung), und der Einführung spezifischer Strategien im Lernprozess (Strategieanwendung). Diese Charakteristika können entweder für sich allein oder kombiniert umgesetzt werden. In diesem Beitrag liegt das Hauptaugenmerk auf der Sequenzierung und der Rollenzuteilung während einer zeitlich abgegrenzten Vorstrukturierung von Lerneinheiten mit neuen Medien in nach Geschlecht getrennten Phasen. Diese Phasen eröffnen einen Rahmen für die Einführung von genderspezifischen Arbeitsstilen und Strategien und unterstützen dabei die individuellen Arbeitsstile von Mädchen und Jungen. Schnirch und Welzel (2006) fanden bei einem Vergleich von nach Geschlecht getrennten Gruppen von Jungen und Mädchen heraus, dass die Mädchengruppen bei aufgabenspezifischen Aktivitäten sehr viel Wert auf Zusammenarbeit legten, während die Jungen dazu neigten, die Aufgabe individueller zu bearbeiten. Gender-Re-Scripting kann die Anwendung von spezifischen Arbeitsstrategien im Klassenzimmer unterstützen, um eine nachhaltige Wirkung zu erzielen. So fanden Schnirch und Welzel (2006) beim Vergleich von Mädchen und Jungen aus ko- und monoedukativen Schulen heraus, dass die Mädchen in monoedukativen Lerneinheiten größeres Interesse zeigten, mehr Spaß hatten, sich selbst als in höherem Maße kompetent, wichtig und selbstgesteuert wahrnahmen, mehr Entschlossenheit und weniger Stress empfanden, als Jungen und Mädchen aus koedukativen Lerneinheiten. Auf Grund solcher Ergebnisse betont Schrodt (2007) den Wert von partieller Monoedukation (auch Plaimauer 2007), entweder in Bezug auf einen bestimmten Zeitraum oder ein spezifisches Fachgebiet. Hasselhorn, Schreiber, und Zbozhna (2009) berichten zudem über eine große Akzeptanz einer solchen Art von Kursen durch die Lernenden. Dennoch heben Faulstich-Wieland und Nyssen (1998) hervor, dass Lehrerinnen und Lehrer sowie Schülerinnen und Schüler das Fehlen von genderspezifischen Rollen in einer monoedukativen Umgebung ausgleichen müssen. Ludwig (2007) unterstützt dies, indem er betont, dass eine zeitlich begrenzte Trennung der Mädchen und Jungen allein nicht ausreicht, um vorteilhafte Wirkungen zu erzielen. Er postuliert, dass die Lehrmethoden der Lehrenden eine größere Auswirkung haben als eine bloße Separation in genderheterogene und genderhomogene Kurse. Dies wird durch die Ergebnisse von Ertl und Mandl (2005) untermauert, die die Wirkung der Sequenzierung bei Skripts primär bedingt durch die damit verbundene Strategieanwendung sehen.

Diskussion und Schlussfolgerungen

Dieser Beitrag fokussierte die Genderproblematik im Kontext neuer Medien. Es bleibt festzustellen, dass inzwischen die Internetnutzung von Mädchen und Jungen in Deutschland in der

Altersgruppe von 14 bis 19 Jahren annähernd gleich ist, jedoch immer noch erhebliche Unterschiede in Bezug auf IKT-Fertigkeiten und das Fähigkeitsselbstkonzept bestehen. Die Ursachen dafür können aus verschiedenen Dimensionen resultieren: aus einer kognitiven, einer soziokulturellen, einer motivationalen und nicht zuletzt aus den wahrgenommenen Interaktionen im Unterricht. Ein Ausgangspunkt zur Unterstützung der Chancengleichheit der Geschlechter in Bezug auf Erwerb und Anwendung von IKT-Kompetenz liegt in der Bereitstellung von genderadäquaten Lernszenarien im IKT-Unterricht und beim fächerübergreifenden Einsatz neuer Medien. Der Schlüssel dazu ist die Förderung aktiven Lernens, um alle Schülerinnen und Schüler zur Wissenskonstruktion anzuregen. Dies ist zu verbinden mit der Reflexion von genderspezifischen Prozessen und Stereotypen im Klassenzimmer und in der Bereitstellung von angemessenen Attributionsmustern für schulische Leistungen. Einen weiteren Schritt kann die Einführung von Gender-Re-Scripting darstellen. Dies ist in einer ersten Näherung die zeitlich begrenzte Trennung von Mädchen und Jungen, wodurch ihnen die Arbeit mit den von ihnen bevorzugten Arbeitsweisen im Kontext neuer Medien ermöglicht wird. Dieser erste Schritt ist jedoch nicht ausreichend. Gender-Re-Skripting sollte dahingehend weiterentwickelt werden, dass es Jungen und Mädchen unterstützt, ihren eigenen speziellen Ansatz bei der Nutzung von IKT auszubilden und dennoch IKT auch aus der Perspektive des jeweiligen anderen Geschlechts zu betrachten. Es mag sein, dass Jungen erfahrener im Umgang mit der allgemeinen Hardware und Software sind, daher können sie den Mädchen behilflich sein, Fertigkeiten auf diesen Gebieten aufzubauen. Im Gegensatz dazu offenbaren Mädchen häufig einen auf mehr Zusammenarbeit gerichteten Arbeitsstil (siehe Schnirch & Welzel 2006). Sie können den Jungen dabei helfen, ihre Kompetenzen als Mitglied eines Teams zu stärken. Differenziertere Skripts können gemischtgeschlechtliche Dyaden fokussieren und dabei Lehrenden- und Lernendenrollen vergeben, die die Jungen und die Mädchen ermutigen, voneinander zu lernen. Diese gegenseitige Unterstützung ist ein wesentlicher Aspekt bei der Genderförderung im Kontext neuer Medien und kann zudem die Chancengleichheit der Geschlechter weiter voran bringen (siehe auch Schrodt 2007). Dennoch ist es notwendig, dass auch die Gesellschaft diese Bemühungen honoriert (siehe Schober, Dresel, & Ziegler 2007), um nachhaltige Effekte auf die Chancengleichheit zu erreichen: Bemühungen um eine genderspezifische Chancengleichheit beim Umgang mit IKT in der Schule scheitern hinsichtlich einer nachhaltigen Wirkung auf eine mögliche Berufswahl von Mädchen im IKT-Bereich, wenn der soziokulturelle Kontext außerhalb der Schule diese nicht mit trägt, sondern dem entgegen steht.

Acknowledgements

Teile des vorliegenden Beitrags greifen auf Projektarbeiten zurück, die von EU (LLP-Programm, Projekt PREDIL 141967-2008-LLP-GR-COMENIUS-CMP) und DAAD (Projekt D0813016, Comparative study on gender differences in technology enhanced and computer science learning: Promoting equity) finanziell unterstützt wurden.

Literatur

Adams, M.J. (1990) *Beginning to Read: Thinking and Learning about Print*. Cambridge, MA, MIT Press.

Becta – British Educational Communications and Technology Agency (2008) *How do boys and girls differ in their use of ICT?*

Bessenrodt-Weberpals, M. (2007) Geschlechtergerechtes Lehren und Lernen in Naturwissenschaft und Technik. Aktiv, kooperativ und authentisch durch Kontextorientierung und reflexive Koedukation. In: Leicht-Scholten, C. (Hg.) *"Gender and Science" Perspektiven in den Natur- und Ingenieurwissenschaften*. Bielefeld, Transcript Verlag.

BLK – Bund-Länder-Kommission für Bildungsplanung und Forschungsförderung (1987) Gesamtkonzept für die informatische Bildung. Materialien zur Bildungsplanung und Forschungsförderung, 16.

Buchen, S. (2004) PC/ Interneterfahrungen von Schülerinnen einer katholischen Mädchenrealschule. Die Nutzungspraxis als funktionales Äquivalent für andere Handlungsmodi. In: Buchen, S., Helfferich, C. & Maier, M.S. (Hg.) *Gender methodologisch. Empirische Forschung in der Informationsgesellschaft vor neuen Herausforderungen*. Wiesbaden, VS Verlag für Sozialwissenschaften.

Dick, T.P. & Rallis, S.F. (1991) Factors and influences on high school students' career choices. *Journal for Research in Mathematics Education, 22*, pp.281–292.

Dochy, F.J.R.C. (1992) *Assessment of prior knowledge as a determinant for future learning. The use of prior knowledge state tests and knowledge profile*. Utrecht, Uitgeverij Lemma B.V.

Dresel, M., Schober, B. & Ziegler, A. (2007) Golem und Pygmalion. Scheitert die Chancengleichheit von Mädchen im mathematisch-naturwissenschaftlich-technischen Bereich am geschlechtsstereotypen Denken der Eltern? In: Ludwig, P.H. & Ludwig, H. (Hg.) *Erwartungen in himmelblau und rosarot. Effekte, Determinanten und Konsequenzen von Geschlechterdifferenzen in der Schule*. Weinheim, Juventa.

Ertl, B. & Mandl, H. (2005) Kooperationsskripts. In: Mandl, H. & Friedrich, H.F. (Hg.) *Handbuch Lernstrategien*. Göttingen, Hogrefe.

Ertl, B., Winkler, K. & Mandl, H. (2007) E-learning – Trends and future development. In: Neto, F.M.M. & Brasileiro, F.V. eds. *Advances in Computer-Supported Learning*. Hershey, PA, Information Science Publishing.

European Commission (2007) Key Competences for Lifelong Learning – A European Framework. (2007). Annex of the Recommendation of the European Parliament and of the Council of 18 December 2006 on key competences for lifelong learning (2006). *Official Journal of the European Union*.

Faulstich-Wieland, H. & Nyssen, E. (1998) Geschlechterverhältnisse im Bildungssystem – Eine Zwischenbilanz. In: Rolff, H.-G., Bauer, K.-O., Klemm, K. & Pfeiffer, H. (Hg.) *Jahrbuch der Schulentwicklung*. Weinheim, Juventa.

Faulstich-Wieland, H., Weber, M. & Willems, K. (2004) *Doing gender im heutigen Schulalltag. Empirische Studien zur sozialen Konstruktion von Geschlecht in schulischen Interaktionen*. Weinheim, Juventa.

Faulstich-Wieland, H., Willems, K., Feltz, N., Freese, U. & Läzer, K.L. (Hg.) (2008) *Genus - Geschlechtergerechter naturwissenschaftlicher Unterricht in der Sekundarstufe*. Bad Heilbrunn, Klinkhardt.

Fischer, F., Kollar, I., Mandl, H. & Haake, J.M. eds. (2007) *Scripting computer-supported communication of knowledge – Cognitive, computational, and educational perspectives*. Berlin, Springer.

Frenzel, A.C., Pekrun, R. & Goetz, T. (2007) Girls and mathematics – A "hopeless" issue? A control-value approach to gender differences in emotions towards mathematics. *European Journal of Psychology of Education,* 22, pp.497–514.

Fussell, S.R. & Krauss, R.M. (1989) Understanding friends and strangers: The effects of audience design on message comprehension. *European Journal of Social Psychology,* 19, pp.509–525.

Gesellschaft für Informatik (GI) e.V. (1999b) Informatische Bildung und Medienerziehung. Empfehlung der Gesellschaft für Informatik e.V.. Beilage zu LOG IN 19 (1999) Heft 6.

Hartmann, S., Wiesner, H. & Wiesner-Steiner, A. (2007) Robotics and gender: The use of robotics for the empowerment of girls in the classroom. In: Zorn, I., Maas, S., Rommes, E., Schirmer, C. & Schelhowe, H. eds. *Gender Designs IT. Construction and Deconstruction of Information Society Technology*. Wiesbaden, VS Verlag für Sozialwissenschaften.

Hasselhorn, F., Schreiber, G. & Zbozhna, O. (2009) Girls only class in computer science at the upper stage secondary level. *European Symposium on Gender & ICT 2009*. Bremen.

Heller, K.A. & Ziegler, A. (1996) Gender differences in mathematics and the sciences: Can attributional retraining improve the performance of gifted females? *Gifted Child Quarterly,* 40, pp.200–210.

Holloway, S. & Valentine, G. (2003) *Cyberkids: Children in the information age*. London, Routledge.

Humbert, L. & Weigend, M. (2008) Informatik und Gender – nehmt die Forschungsergebnisse ernst! In: Thomas, M. (Hg.) *Interesse wecken und Grundkentnisse vermitteln. 3. Münsteraner Workshop zur Schulinformatik – 7. Mai 2008*. Münster, Zfl-Verlag.

Imhof, M., Vollmeyer, R. & Beierlein, C. (2007) Computer use and the gender gap: The issue of access, use, motivation, and performance. *Computers in Human Behavior, 23*, pp.2823–2837.

Initiative D21 (2008) (N)ONLINER ATLAS 2008. Eine Topographie des digitalen Grabens durch Deutschland.

Kalyuga, S., Chandler, P. & Sweller, J. (1998) Levels of expertise and instructional design. *Human Factors, 40*, pp.1–17.

Kalyuga, S., Chandler, P. & Sweller, J. (2000) Incorporating learner experience into the design of multimedia instruction. *Journal of Educational Psychology, 92*, pp.126–136.

Kirschner, P.A., Sweller, J. & Clark, R.E. (2006) Why minimal guidance during instruction does not work: an analysis of the failure of constructivist, discovery, problem-based, experiential, and inquiry-based teaching. *Educational Psychologist, 41*, pp.75–86.

Kollar, I. & Fischer, F. (2004) Internal and External cooperation scripts in web-based collaborative inquiry learning. Effects on the acquisition of domain-specific and general knowledge. In: Gerjets, P., Kirschner, P., Elen, J. & Joiner, R. eds. *Instructional design for effective and enjoyable computer-supported learning. Proceedings of the first joint meeting of the EARLI SiGs Instructional Design and Learning and Instruction with Computers [CD-ROM].* Tübingen, Knowledge Media Research Center.

Kreienbaum, M.A. (2004) Schule: Zur reflexiven Koedukation. In: Becker, R. & Kortendiek, B. (Hg.) *Handbuch der Frauen- und Geschlechterforschung. Theorie, Methoden, Empirie.* Opladen, VS Verlag für Sozialwissenschaften.

Ludwig, P.H. (2007) Steigert geschlechtergetrennter Unterricht das Selbstvertrauen von Schülerinnen tatsächlich? Monoedukative Lernumgebungen zur Aufhebung von Erwartungsunterschieden zwischen Mädchen und Jungen auf dem Prüfstand. In: Ludwig, P. H. & Ludwig, H. (Hg.) *Erwartungen in himmelblau und rosarot. Effekte, Determinanten und Konsequenzen von Geschlechterdifferenzen in der Schule.* Weinheim, Juventa.

Mandl, H., Gräsel, C. & Fischer, F. (1998) Facilitating problem-orientated learning: The role of strategy modeling by experts. In: Perring, W. & Grob, A. eds. *Control of human behavior, mental processes and awareness. Essays in honor of the 60th birthday of August Flammer.* Mahwah, NY, Erlbaum.

Mandl, H., Gruber, H. & Renkl, A. (1996) Communities of practice toward expertise: Social foundation of university instruction. In: Baltes, P.B. & Staudinger, U. eds. *Interactive minds. Life-span perspectives on the social foundation of cognition.* New York, NY, Cambridge University Press.

Möller, J. & Köller, O. (1996) Attributionen und Schulleistung. In: Möller, J. & Köller, O. (Hg.) *Emotionen, Kognitionen und Schulleistung.* Weinheim, Psychologie Verlags Union.

MPFS – Medienpädagogischer Forschungsverbund Südwest (LFK/ LMK) (2008) JIM-Studie 2008. Jugend, Information, (Multi-) Media. Basisuntersuchungen zum Medienumgang 12- bis 19-Jähriger.

Munk, B. (2007) LogoGo – An approach to the design of girl-specific educational software. In: Zorn, I., Maas, S., Rommes, E., Schirmer, C. & Schelhowe, H. eds. *Gender Designs IT. Construction and Deconstruction of Information Society Technology.* Wiesbaden, VS Verlag für Sozialwissenschaften.

Ning Ding, G. (2009) How gender composition influences individual knowledge elaboration in CSCL. In: O'Malley, C., Suthers, D., Reimann, P. & Dimitracopoulou, A. eds. *Computer supported collaborative learning practices. CSCL2009 conference proceedings.* http://www.isls.org/, International Society of the Learning Sciences (ISLS).

Nyssen, E. (2004) Gender in den Sekundarstufen. In: Glaser, E., Klika, D. & Prengel, A. (Hg.) *Handbuch Gender und Erziehungswissenschaft.* Bad Heilbrunn, Klinkhardt.

O'Donnell, A.M. (1996) Effects of explicit incentives on scripted and unscripted cooperation. *Journal of Educational Psychology,* 88, pp.74–86.

O'Donnell, A.M. & Dansereau, D.F. (1992) Scripted cooperation in student dyads: A method for analyzing and enhancing academic learning and performance. In: Hertz-Lazarowitz, R. & Miller, N. eds. *Interactions in cooperative groups. The theoretical anatomy of group learning.* New York, NY, Cambridge University Press.

O'Donnell, A.M. & Dansereau, D.F. (2000) Interactive effects of prior knowledge and material format on cooperative teaching. *Journal of Experimental Education,* 68, pp.101–118.

O'Donnell, A.M. & King, A. eds. (1999) *Cognitive perspectives on peer learning.* Mahwah, NJ, Erlbaum.

OECD (2005) Are Students Ready for a Technology-Rich World? What PISA Studies Tell Us. OECD.

Palincsar, A.S. & Brown, A.L. (1984) Reciprocal teaching of comprehension-fostering and comprehension-monitoring activities. *Cognition and Instruction,* 1, pp.117–175.

Plaimauer, C. (2007) Workshop: Reflexive Koedukation – Didaktische Anregungen für die Altersgruppe der 10- bis 14-Jährigen. In: EfEU (Hg.) *Tagung Gender Mainstreaming im Schulalltag, Eisenstadt 25. April 2007. Dokumentation.* Wien, Bundesministerium für Unterricht, Kunst und Kultur.

Reinmann-Rothmeier, G. & Mandl, H. (2001) Unterrichten und Lernumgebungen gestalten. In: Krapp, A. & Weidenmann, B. (Hg.) *Pädagogische Psychologie.* Weinheim, Beltz.

Renkl, A., Gruber, H. & Mandl, H. (1999) Situated learning in instructional settings: From euphoria to feasibility. In: Bliss, J., Saljö, R. & Light, P. eds. *Learning sites: Social and technological resources for learning.* Amsterdam, Elsevier.

Renkl, A., Stark, R., Gruber, H. & Mandl, H. (1998) Learning from worked-out examples: The effects of example variability and elicited self-explanations. *Contemporary Educational Psychology,* 23, pp.90–108.

Salomon, G. (1984) Television Is "Easy" and Print Is "Tough": The Differential Investment of Mental Effort in Learning as a Function of Perceptions and Attributions. *Journal of Educational Psychology,* 76, pp.647–658.

Schank, R.C. & Abelson, R.P. (1977) *Scripts, plans, goals and understanding.* Hillsdale, NJ, Erlbaum.

Schlag, B. (2006) *Lern- und Leistungsmotivation.* Wiesbaden, VS Verlag für Sozialwissenschaften.

Schnirch, A. & Welzel, M. (2004) Nutzung neuer Medien im Bereich des naturwissenschaftlichen Unterrichts der Realschule. Eine Studie unter Genderperspektive. In: Buchen, S., Helfferich, C. & Maier, M.S. (Hg.) *Gender methodologisch. Empirische Forschung in der Informationsgesellschaft vor neuen Herausforderungen.* Wiesbaden, VS Verlag für Sozialwissenschaften.

Schnirch, A. & Welzel, M. (2006) Neue Medien im Schulalltag – Ein Versuch, eine gendersensitive computerunterstützte Lernumgebung für den Physikunterricht zu konzipieren. In Treibel, A., Maier, M.S., Kommer, S. & Welzel, M. (Hg.) *Gender medienkompetent. Medienbildung in einer heterogenen Gesellschaft.* Wiesbaden, VS Verlag für Sozialwissenschaften.

Schober, B., Dresel, M. & Ziegler, A. (2007) Warum Elterneinflüsse in der Koedukationsdebatte berücksichtigt werden sollen. Erwartungen, Einstellungen und Überzeugungen von Eltern von monoedukativ und von koedukativ unterrichteten Mädchen. In: Ludwig, P.H. & Ludwig, H. (Hg.) *Erwartungen in himmelblau und rosarot. Effekte, Determinanten und Konsequenzen von Geschlechterdifferenzen in der Schule.* Weinheim, Juventa.

Schrodt, H. (2007) Mädchenförderung? Bubenförderung? Gender Mainstreaming? Auf dem Weg zu einer geschlechtssensiblen Schule – Gymnasium Rahlgasse, Wien. In EfEU (Hg.) *Tagung Gender Mainstreaming im Schulalltag, Eisenstadt 25. April 2007. Dokumentation.* Wien, Bundesministerium für Unterricht, Kunst und Kultur.

Shapiro, A.M. (2004) Prior Knowledge Must Be Included as a Subject Variable in Learning Outcomes Research. *American Educational Research Journal,* 41, pp.159–189.

Stark, R. & Mandl, H. (2002) "Unauffällige", "Vorwissensschwache", "Unmotivierte" und "Musterschülerinnen und -schüler": Homogene Untergruppen beim Lernen mit einem komplexen Lösungsbeispiel im Bereich empirischer Forschungsmethoden. (Forschungsbericht Nr. 147) München, Ludwig-Maximilians-Universität, Lehrstuhl für Empirische Pädagogik und Pädagogische Psychologie.

Terry, J. & Calvert, M. (1997) *Processed lives: Gender and technology in everyday live.* London, Routledge.

Weinert, F.E. & Helmke, A. (1998) The neglected role of individual differences in theoretical models of cognitive development. *Learning and Instruction,* 8, pp.309–323.

Teil 3: Kollaboration

The Invisible Coat-tail: Successful Collaboration in Open-Source Communities

Andrea Hemetsberger & Christian Reinhardt

Abstract

Online collaboration is often organized without strong predetermined rules or central authority, which is why coordination and ways of organizing cooperation become crucial elements of collaboration. This article investigates how online projects can overcome problems of dispersed work, solve inherent contradictions, and utilize tensions in the activity system to develop collaborative artifacts and practices. To this end, we introduce cultural-historical activity theory as our theoretical framework. We introduce the notion of 'coat-tailing' – a term used to denote the parallel pursuit of individual and collective objectives – as a successful mechanism for online coordination and cooperation in co-configurative (Engeström 2004) online projects. Empirical evidence is based on a detailed observation of a successful open-source project – the K Desktop Environment (KDE). Our findings show that work tools and rules are designed to match individual expectations and to enable individual activity, where the collective activity is achieved by 'piggybacking' on the fulfilment of the individual task. In other words, coat-tailing systems enable 'doing just one thing together'.

Introduction

The Internet has opened up new space for boundary-spanning collaboration and has generated invaluable technological improvements for the coordination of online projects. In such online work groups, work is often organized without strong predetermined rules or central authority, which is why coordination and ways of organizing cooperation become crucial elements of collaboration. This article introduces the notion of coat-tailing as a successful mechanism for online coordination and cooperation in co-configurative (Engeström 2004) online projects that integrate users and other external actors. The central argument is that online cooperation is not only a matter of task coordination but rather a question of overcoming tensions that derive from the alignment of strategic activity and individual action within a highly dispersed group.

We develop the argument based on a case study of an open-source (F/OSS) project – the K Desktop Environment (KDE) – that employs a complex activity system for coordination and cooperation. This article is intended to shed light on how co-configurative projects can overcome problems of dispersed work, solve inherent contradictions, and utilize tensions in the activity system to develop collaborative artifacts and practices. Based on activity theory and F/OSS-related research, we analyze the complex activity system of the KDE project in-depth, and discuss the ways in which our findings contribute to activity theory and online collaboration.

F/OSS communities as activity systems

Activity theory defines activity as the central unit of analysis (Vygotsky 1978). Cultural-historical activity theory argues that social practice should be understood as tool-mediated activity (Leontiev 1978; 1981; Cole 1996). This idea of *mediation* via tools is central to activity theory (Kaptelinin 1996). At the primary level, tools include physical tools which mediate people's thoughts and behavior. Conversely, people's thoughts also shape technological artifacts and their usage. More recent conceptualizations of activity theory have moved to a collective, artifact-mediated and object-oriented definition of the activity system (Engeström 1997; 1999; Nardi 1996; Cole et al. 1997). Engeström introduced the *community* as the collective which is interested in an object, *rules* which mediate the relationship between a community and the subject of an activity, and *division of labor* as the way the community is related to the object of the activity.

Activity theory suggests three interrelated levels of interaction – coordination, cooperation, and co-construction (Engeström 1997; Bardram 1998). Coordination ensures that *what* people are doing independent of each other results in the achievement of the common task (Engeström 1987). Cooperation concerns *how* coordination is achieved, and involves the social interaction of group members when doing things together. Co-construction corresponds to the re-elaboration or re-construction of work practices and demands reflective communication on a meta-level (Engeström 1987). At this level, work itself is the subject of contemplation (Barthelmess and Anderson 2002). By distinguishing these levels, activity theory draws particular attention to these boundaries and how they are managed in work groups. In order to manage these boundaries, artifacts need to be established that serve as *anchors* between different levels.

Activity theory is an approach that explicitly focuses on the dialectical aspects of the activity system. Research is directed towards contradictions within the system, and discourse as an important catalyst for change and the co-construction of meaning (Wells 2002; Engeström & Blackler 2005). Through collective reflection, cooperative processes become visible and give rise to awareness for the need for improvement. By focusing on contradictions in existing activity systems, activity theory is particularly well-suited to identifying how complex and highly dispersed activity systems cope with these contradictions and how they use them for improvement.

In an attempt to address new forms of collaboration, Engeström (2004) integrated the concept of co-configuration work into activity theory. Co-configuration is a *participatory* model that is not confined to collaboration between professionals, and integrates users as active subjects. F/OSS projects are prototypical examples of co-configurative work, including professionals, experts, and users. Collaboration among people with such varying expertise necessitates a dynamic, dialogic relationship between multiple actors; it is a relationship characterized by collaborative and discursive construction of tasks (Engeström 2004).

In co-configuration work, participants are required to recognize and engage with different goals of action and different expertise distributed across group members. Work in F/OSS projects is voluntary; task assignment and decisions cannot be enforced (Demil & Lecoq 2006). Hence, conflicting goals of different actors could impede the pursuit of the activity and the achievement of the object. As a consequence, it is easy to lose sight of the overall objective in such complex collaborative online projects (Blackler et al. 2000). F/OSS researchers have reported concordantly that openness of source code and open communication in mailing lists is considered key to successful coordination. Parallel and overlapping activities are possible without losing sight of the current version of their work (Yamauchi et al. 2000; Kuk 2006). Tasks are of modular character and are self-selected by contributors according to their expertise and interests (Lanzara & Morner 2003; Lee & Cole 2003). Although openness and modularity decreases complexity for the individual, it increases the complexity of the overall activity. Most researchers agree that parallel software development, peer review, and user involvement combined with 'openness' are the most important ingredients of F/OSS collaboration (Feller & Fitzgerald 2001). What has been left open is how F/OSS projects cope with the tensions that the pursuit of individual goals and collective activity entails. This study aims to explore this question in order to gain important insights for the design of co-configurative work in highly dispersed groups.

Methodology

This case study is part of a bigger F/OSS research program. Research proceeded in several phases. First, a case was selected that provided deep insight into the collaboration process. Secondly, data had to be gathered over a sufficient period of time in order to achieve theoretical saturation (Goulding 2002). Thirdly, and in parallel with data generation, the research team was constantly involved in writing memos, coding, discussing emergent categories and interpretations, and analyzing data. Prior to the selection of an appropriate F/OSS community for investigation, the researchers defined three requirements. In accordance with Crowston et al. (2004), we used (1) the time of existence, (2) the number of members, and (3) the rate of innovation and diffusion, as indicators. After an extensive exploration of other open-source projects and careful consideration, we ultimately selected the K Desktop Environment (KDE) project for our research purpose. KDE is a desktop environment for UNIX workstations, similar to those found under MacOS or Microsoft Windows. KDE is one of the largest F/OSS projects in the world. More than 1000 developers have contributed over four million lines of code.

We applied a grounded theory approach (Goulding 2002; Charmaz 2006) adding non-participatory elements from Kozinet's (2002) netnography. The research team closely monitored the project community for a four-month period in order to gain a deep understanding of what they were doing. We observed the community regularly, included external open-source affiliates in our discussions and attended F/OSS conferences in order to observe their culture and grasp their technical jargon.

The primary data source were the core developers' mailing list, which is used for discussion about the development of the main developer tools and strategic activities, and the developer list, which is used for general discussions regarding KDE source code development. For the purpose of studying co-construction, we additionally sent short email questionnaires to four core members, including two developers, who initiated the change, and two, who are responsible for the version control system. Their answers informed our data and interpretation with motives for the initiation of this major change, with technical details, timing issues, and explanation of rules.

Findings

New member integration

The integration of expert users is at the core of co-configurative work, and has obvious advantages for F/OSS communities. First, user feedback is integrated into innovative software solutions. Secondly, it increases opportunities by enlarging the workforce. However, for user integration to be successful, co-configurative workgroups have to cope with some inherent contradictions. Users must be made aware of the opportunities to contribute. Yet, users have different expertise with regard to usage, and programming. Hence, co-configurative work needs educational facilities starting at different levels. While communities of practice apply an apprenticeship approach where mentor and apprentice work closely together, F/OSS project members have to rely on remote training and interactive help from more experienced programmers. However, attracting new members should not interfere with the primary task of programming. The goal of user integration, therefore, is to integrate aspirant members with different expertise, but to avoid distraction from pursuing core activities. Furthermore, F/OSS projects have to solve the tension between volunteer work and task prioritization. The KDE community tries to solve these contradictions through *designing the cultural entrée*, *providing learning opportunities* at different levels, and integrating users in *continuous improvement*.

Aspirant members' first contact with the KDE community is usually established through the project's online contents. A conglomeration of detailed descriptions and rules allows the newcomer to become familiar with the community, its culture, and its activities. KDE is an open, but also a political-ideological culture in its basic tenets. As the objective and typical working style of F/OSS projects is firmly based on its cultural values, cultural discourse is particularly present in communication with newcomers. Here the community seeks to avoid distraction. The technologies used are simple: publicly observable sites, FAQs (frequently asked questions), and discourse. Aspirant developers also benefit from discursive events, stored chronologically in mailing list archives; they are encouraged to *observe* common practice and discourse before they become a member. Presenting discourse in a sequential order enables internalization of the cultural norms of the group and their way of thinking. Open communication enables newcomers to *re-experience* community history – which brings aspirant members a step closer to contributing.

The goal is to provide help for different levels of expertise and to offer different opportunities to participate. KDE supports the first steps of integration by providing tutorials. In contrast to documentation, which only provides an abstract description of how things work, tutorials are much more oriented towards the activity of using work tools and coding itself. Once newcomers are familiar with the community's technology and programming style, they engage in small, simple tasks according to their level of expertise. F/OSS communities must work with the constant contradiction of having a voluntary workforce while at the same time getting things done that have to be done. Therefore, the community must find ways in which to encourage participation in activities which contribute to the common objective. Task prioritization is partly fostered by discourse which conveys the message that contributors should bear the community's overall objective in mind. Initial contributions are further encouraged by propagating a pragmatic approach of *doing*. It fosters, of course, learning by doing, but also prevents newcomers from doing 'invisible' work. This particular meritocratic approach is enabled by several work tools, including bug tracking technology. The specific way F/OSS projects handle bug fixing is reputed to be one of the main advantages of their development model (Kuk 2006). The primary advantage of the bug tracking system is that the detection of bugs and bug fixing are split among individuals with different expertise. This makes the system exceptionally well-suited to fostering self-selection of high priority tasks. The bug tracking system is the work tool that enables advanced users to report a bug or a missing feature in a way that enables developers to fix it. User voting for the most hated defect or the most desired feature further reflects the severity of the problem, which helps with the prioritization of tasks. New members benefit from receiving comments on rejections, much like in academic reviewing. This results in the continual improvement not only of code, but also of developers' skills.

Developers who have reached an acceptable level of competence are invited to ask for write access to the source code repository so they can integrate patches to the source code. Being granted write access entails strong social symbolism. It engenders pride on the side of the ambitious developer as it marks the transition from a newcomer to an integrated member of the KDE project. Hence, it is an important cultural means to foster excellence.

Collective development

In their manifesto the KDE community commits itself to excellence. The outcome of their activity should be no less than the best desktop environment. *Concerted development* is one way the community tries to achieve this excellence. Peer reviewing and feedback contributes to this. KDE reuses peer reviewed code, because it prevents the community from reinventing the wheel. However, new ideas develop out of variation and *continuous experimentation* (Lanzara & Morner 2005). As a consequence, KDE set up technology and rules which enable both reuse and redundancy. This produces an enormous amount of code as well as discourse for *collective innovation*, which calls for the reduction of complexity. In the following, we describe how the community solves these contradictions.

Task complexity is especially problematic when a huge number of developers are involved (Brooks 1995). Modularization breaks the whole source code down into manageable parts. Consequently, complexity for the individual is low as members can work on modularized tasks which fit their expertise. Furthermore, specific modules can be used for several applications. The rule of reuse adds to this by forcing contributors to actively search for modules that are peer-reviewed and can be incorporated in a further piece of work. Modularity and reuse combined, thus contribute to both an increase in variety and a reduction in complexity. As this dynamism is at the core of KDE's collaborative work, corresponding rules are sometimes fervently defended, and violations provoke unfriendly replies.

In F/OSS projects, several developers work on the same application, sometimes even on the same module. Concerted action through common artifacts (Bødker 1997; Bardram 1998) is therefore crucial. The KDE project uses the version control system SVN (Subversion). Continuous coordination systems (van der Hoek 2004) avoid change collisions in the code base, therefore they are of utmost importance for the coordination and development of KDE's codebase. Version control systems help people see at a glance what others are doing and hence improve visibility (van der Hoek 2004). In order to make changes in source code visible, SVN provides a very simple tool with the 'diff' function. The use of different colors enables developers to quickly scan the changes made in the repository. As with almost every other technology used in the community, its complexity-reducing functionality lies in its simplicity. Such work tools not only coordinate work and encourage reuse, they also foster productive redundancy.

Mailing lists and IRC channels provide platforms to solve problems and collectively think about action. Developers reflect on their work and evaluate simple ideas for implementation. KDE is exploiting the fact that mailing lists open the opportunity for self-selection, whereby help is provided by those developers who think they are most likely to have a good answer. The communicative interactions that emerge can involve a variety of different contributors with different expertise. On the Internet it is not important to know *who-knows-what* (Faraj & Sproull 2000); it is sufficient to know *where* to post or to search for. As the addressee is the entire group of participants who are subscribed to a mailing list, helping behavior in mailing lists is extensive.

However, the fact that anybody can talk is both an advantage and a disadvantage. Written communication encourages reflection before someone hits the send button. Even so, core developers also admit that 'social interaction on the mailing lists could be drastically improved'. Still, due to the fact that mailing lists are powerful 'help desks', they have never been changed in their basic functionality. However, the constant influx of new members and an increase in code and subprojects has led to several refinements of the system. Mailing lists split from time to time into new, topic-specific mailing lists in order to keep the amount of discourse on the lists within digestible limits. Furthermore, mailing list digests reduce the overwhelming number of mails received.

Developers can also search mailing list archives. Archived discourse with experts constitutes an invaluable source for productive inquiry when developers look for solutions to their coding problems. Developers primarily use source code, and error messages in particular, to express their problems. Another common way to express technical problems is to present solutions which have already been tried out, in order to make other developers understand the problem. Code is the common language of the audience and is in itself an invaluable mental artifact, because it reflects the mental models of its creators.

Together with the code repository, mailing lists build the project's platform for technical help, but also for reflection, and idea generation. Collective reflection shapes goals and produces collective ideas that go beyond individual thinking. These collectively produced ideas are the source of innovation. Yet, collective reflection on new ideas demands shared understanding of the problem or issue involved, which is difficult to achieve online. Developers use various mechanisms to overcome the drawbacks of physical distance, for instance recapitulating an idea, or elaborating the idea in more depth. They further support ideas, present different perspectives of the problem, point out flaws, insist on their views, disagree, and defend their own ideas in a constant process of idea generation and reviewing.

However, for joint conceptualizations, KDE developers use other mental artifacts such as programming language (e.g.: plain code; "what if, if then" arguments), analogies, and future usage scenarios for collective reflection. One simple variant is to use analogies. Developers 'de-contextualize' their idea from the technical background and put their thoughts in a comprehensible, everyday context. Contrary to 'tech-talk', the language here changes drastically in order to achieve a common understanding of a problem. Another common method of supporting the presentation of an idea is to describe future outcomes or usage scenarios, and collectively develop ideas in a way that describes a 'virtual reality', that is, plays with the future realization of the respective idea.

The use of language as a mental artifact enables developers to collectively create innovative ideas. Discussants collectively work to circumscribe their ideas, thus trying to achieve shared understanding and setting goals for future action. These processes, of course, do not run smoothly. Analysis has shown that during discourse, ideas are constantly contested. In a way, ideas are peer-reviewed. Idea reviewing differs from the peer review of source code because of its emphasis on generating rather than selecting ideas. Using the reuse rule here would be detrimental for idea generation. Instead, for innovative and co-constructive tasks, the community has put a focus on *doing,* which provides the ultimate feedback – either it works, or it doesn't!

Co-constructing the activity system

Work tools are changed or developed when there is tension, be it a technological or a social problem, or when new opportunities arise (Bardram 1998). Discussions on the object of work are extremely rare; however, the growth of the KDE code- and developers base has led to tensions that derive from the usage of work tools, such as the version control system. KDE originally decided to work with the 'Concurrent Versions System' (CVS). Their switch from CVS to SVN was one of the most far-reaching changes in recent years. Restrictions in reorganizing and renaming parts of the source code without losing a file's history, for example, hindered developers from experimenting on more innovative software concepts in parallel. This contradiction triggered discussions among core developers. Decisions with such far-reaching consequences are first discussed face-to-face.

A one-year discussion was held on the core developers' mailing list in order to retrieve opinions from everyone concerned and achieve a shared understanding of the problems involved.

The core developers list is the only list where participation is restricted to developers, but it is publicly accessible. This reduces the perils of an unmanageable amount of discourse and at the same time enables all interested members to gain a shared understanding of the ongoing issues. Analysis of related threads showed that the decision-making process follows a particular path. In a first step, all developers are invited to contribute to the discussion. Extensive information on SVN and other version control systems was collected, evaluated and discussed. Developers considered not only the impact of the new system on their future work but also the consequences of the switch itself.

The rules of decision making are consensus and 'he who does the work decides'. When mutual consent among KDE developers had become apparent, one of the core developers took over the lead and wrote a task list. This was followed by a call for active commitment. Task lists and commitments signal a switch towards action. After decision-making, further discussion is unwanted. The community sets clear rules: democracy and meritocracy, not in a political sense, but as a rule as to how to do things. While democracy manifests itself through open discussions, meritocracy is the way in which those who commit themselves to work are empowered. Although seemingly contradictory, both entail important functions. As with regard to the strategic decision, open discussions increase the knowledge-base and increase acceptance. After finalizing the decision, further discussions distract from implementation, thus meritocracy takes over.

Discussion

It has been argued that the world of work is going through some major transformations as global, decentralized, participatory, creative online organizations are taking shape (Engeström 2006). Our study was intended to enrich the increasing body of research in the field of online collaboration and co-configurative work. It contributes to the existing literature in two important ways. First, we address and extend the recent assertion in co-configurative work research that the overall objective and the goals of activities of the many and diverse actors have to be 'anchored' in order to link coordination and cooperation in complex activity systems. Second, our research contributes to our knowledge of how to design online activity systems that are able to cope with the contradictions inherent in co-configurative work.

A central insight derived from our findings is that online co-configurative work needs what we may call *coat-tailing systems* which tie everyday actions to the overall activity of the group. Due to the fluid boundaries of co-configurative groups, and their dispersed character, coat-tailing is of critical importance. As various actors are constantly contributing in parallel, activity systems have to be designed, which weave the work of many into the web of activities. Coat-tailing systems enable *'doing just one thing together'*. Coat-tailing extends the concept of anchoring as described by Engeström (2005). Contrary to work environments where links between different levels of activities are established with particular single artifacts (Engeström 2006), in dispersed groups such boundary objects are prone to avoidance (Sapsed & Salter 2004). Dispersed groups, rather, develop what Kellog et al. (2006) have called a 'trading zone' by engaging in the practices of displaying, representation, and assembly of work through the usc of Internet technology. Work tools and rules are designed to match individual expectations and to *enable* individual activity, where the collective activity is achieved by 'piggybacking' on the fulfillment of the individual task. Coat-tailing is a subtle effect as individuals are not necessarily aware of it.

Coat-tailing systems are also restrictive and exclusive. First, as technology's mediating capacity is strongly dependent on users' understanding of the properties and functionalities of a technology (Orlikowski 2000), coat-tailing systems need appropriate technology for different users. Second, restrictions are also strongly conveyed in openly displayed discourse, content, rules, and licensing. Openness thus contributes to access restrictions. Contradictory as it may sound, this is exactly the characteristic of coat-tailing systems: to embrace contradictions in order to solve them. This is why coat-tailing systems are not a stand-alone solution, nor should they be thought of as merely technological artifacts. Technology and culture are closely interwoven to support the parallel pursuit of the long-term, collective activity and short-term, individual tasks. In order to resolve contradictions between individual action and the collective activity, combinations of artifacts are applied which flexibly adapt to different situations. Our findings support Engeström's (2006) proposition that co-configurative work tends to form integrated 'toolkits'. As a coherent system they foster mental processes, and enable action. Coat-tailing systems are geared towards making people do *and* think. While browsing through open content, newcomers, for instance, may discover interesting tasks, and engage in productive inquiry.

Our findings add yet another component to online collaboration which is important for collaborative success in dispersed group work. Coat-tailing systems foster and allow for the pursuit of individual goals *and* the strategic objective. However, contrary to Engeström (2006), who presents a hierarchical view of either upwards or downwards 'anchoring', we found that online co-configurative systems are designed so as to enable both, and at the same time. Coat-tailing systems enable parallel processing and attainment of strategic objectives and operative goals. User integration, for instance, takes place simultaneously on the strategic level of cultural integration and on the operative level of immediate task involvement. Furthermore, coat-tailing systems are geared to cope with tensions that arise from the pursuit of both. The tensions *as well as* the solutions to the strategy-task conflict are inherent in coat-tailing systems. Yet, both are important; tensions are important triggers of change, while solutions enable coordinated work. Technological artifacts become vehicles or *enablers* of human agency (Kuutti 1996; Orlikowski 2000). It is not technologically sophisticated work designs but the ability of groups to co-constructively react to tensions in activity systems which contributes to sustainable online collaboration.

Co-configurative work rests on informal relationships, liberal sharing of information, meritocracy, and openness to external members. Literature has portrayed these particularities as paradoxical as these organizations seem to act in a contradictory fashion (Kreiner & Schultz 1993). Yet, co-configurative activity systems are actually only contradictory when viewed from a *coordinative* perspective on the level of individual actions. Viewed from a collective, *cooperative* perspective, the paradoxical nature of contradictory human actions vanishes. By embracing contradictions, and weaving them into a coat-tailing system of technological, cultural, and mental artifacts, online collaboration can transgress the limitations of the dispersed group work.

References

Bardram, J.E. (1998) *Collaboration, coordination, and computer support: an activity theoretical approach to the design of computer supported cooperative work.* Ph.D. Thesis, Aarhus.

Barthelmess, P. & Anderson, K.M. (2002) A view of software development environments based on activity theory. *Computer Supported Cooperative Work*, 5(3), pp.13–37.

Blackler, F., Norman C. & McDonald, S. (2000) Organization processes in complex activity networks. *Organization* 7(2), pp.277–300.

Bødker, S. (1997) Computers in mediated human activity. *Mind, Culture, and Activity* 4(3), pp.149–158.

Brooks, F.P. (1995) *The mythical man-month: essays on software engineering.* Reading, MA, Addison-Wesley.

Chaiklin, S. & Lave, J. eds. (1993) *Understanding practice – Perspectives on activity and context.* Cambridge, Cambridge University Press.

Charmaz, K. (2006) *Constructing grounded theory – A practical guide through qualitative analysis.* London, Sage.

Cole, M., Engeström Y. & Vasquez, O. eds. (1997) Mind, culture, and activity: seminal papers from the laboratory of comparative human cognition. Cambridge, Cambridge University Press.

Cole, M. (1999) Cultural psychology: some general principles and a concrete example. In: Engeström, Y., Miettinen, R. & Punamäki, R.L. eds. *Perspectives on Activity Theory.* Cambridge, Cambridge University Press, pp.87–106.

Crowston, K., Annabi, H., Howison, J. & Masango, Ch. (2004) *Towards a portfolio of FLOSS project success measures.* ICSE Open Source Workshop.

Demil, B. & Lecocq, X. (2006) Neither market nor hierarchy nor network: the emergence of bazaar governance. *Organization Studies* 27(10), pp.1447–1466.

Engeström, Y. (1987) *Learning by expanding: an activity theoretical approach to development work research.* Helsinki, Orienta Konsultit.

Engeström, Y., Brown, K., Carol, Ch. & Gregory, J. (1997) Coordination, cooperation, and communication in the courts. In: Cole, M., Engeström, Y. & Vasquez O. (eds) *Mind, Culture, and Activity: Seminal Papers from the Laboratory of Comparative Human Cognition*. Cambridge, Cambridge University Press, pp.369–385.

Engeström, Y. (1999) Innovative learning in work teams: analyzing cycles of knowledge creation in practice. In: Engeström, Y., Miettinen, R. & Punamäki, R.L. eds. *Perspectives on Activity Theory*. Cambridge, Cambridge University Press, pp.377–404.

Engeström, Y. (2004) *New forms of learning in co-configuration work*. Presented to the LES Department of Information Systems ICTs in the contemporary world: work management and culture seminar, January 2004.

Engeström, Y. (2005) Activity theory and expansive design. In: Bagnara, S. & Crampton Smith, G. eds. *Theories and Practice in Interaction Design*. Lawrence Erlbaum Associates, pp.3–24.

Engeström, Y. & Blackler, F. (2005) On the life of the object. *Organization* 12(3), pp.307–330.

Engeström, Y. (2006) From well-bounded ethnographies to intervening in mycorrhizae activities. *Organization Studies* 27(12), pp.1783–1793.

Faraj, S.A. & Sproull, L.S. (2000) Coordinating expertise in software development teams. *Management Science*, 46(12), pp.1554–1568.

Feller, J. & Fitzgerald, B. (2001) *Understanding open source software development*. London, Addison-Wesley.

Goulding, Ch. (2002) *Grounded theory – A practical guide for management, business and market researchers*. London, Sage.

Kaptelinin, V. (1996) Computer-mediated activity: functional organs in social and developmental contexts. In: Nardi, B.A. ed. *Context and Consciousness: Activity Theory and Human Computer Interaction*. Cambridge, MIT Press, pp.23–34.

Kreiner, K. & Schultz, M. (1993) Informal collaboration in R & D. The formation of networks across organizations. *Organization Studies*, 14(2), pp.189–209.

Kuk, G. (2006) Strategic interaction and knowledge sharing in the KDE developer mailing list. *Management Science* 52(7), pp.1031–1042.

Kuutti, K. (1996) Activity theory as a potential framework for human-computer interaction research. In: Nardi, B.A. ed. *Context and Consciousness: Activity Theory and Human Computer Interaction*. Cambridge: MIT Press, pp.17–44.

Lanzara, G.F. & Morner, M. (2003) *The knowledge ecology of open-source software projects*. Paper presented at the 19th EGOS Colloquium (July), Copenhagen.

Lanzara, G.F. & Morner, M. (2005) Artifacts rule! How organizing happens in open source software projects. In: Czarniawska, B. & Hernes, T. eds. *Actor Network Theory and Organizing*. Copenhagen, Copenhagen Business School Press, pp.67–90.

Lee, G.K. & Cole, R.E. (2003) The Linux kernel development: an evolutionary model of knowledge creation. *Organization Science*, 14(6), pp.633–649.

Leontiev, A.N. (1978) *Activity, consciousness, and personality*. NJ, Prentice-Hall.

Leontiev, A.N. (1981) The problem of activity in psychology. In: Wertsch, J. ed. *The concept of activity in Soviet psychology*. Armonk, NY, Sharpe.

Nardi, B.A. ed. (1996) *Context and consciousness: activity theory and human computer interaction*. Cambridge, MIT Press.

Orlikowski, W.J. (2000) Using technology and constituting structures: a practice lens for studying technology in organizations. *Organization Science*, 11(4), pp.404–428.

Sapsed, J. & Salter, A. (2004) Postcards from the edge: local communities, global programs and boundary objects. *Organization Studies*, 25(9), pp.1515–1534.

van der Hoek, A., Redmiles, D., Dourish, P., Sarma, A., Filho, R.S. & de Souza, C. (2004) Continuous coordination: a new paradigm for collaborative software engineering tools. In: *Proceedings of the Workshop on WoDISEE*.

Vygotsky, L.S. (1978) *Mind in society*. Cambridge, MA, Harvard University Press.

Wells, G. (2002) The role of dialogue in activity theory. *Mind, Culture, and Activity*, 9(1), pp.43–66.

Yamauchi, Y., Yokozawa, M. Shinohara, T. & Ishida, T. (2000) Collaboration with lean media: how open-source software succeeds, *Proceedings of the 2000 ACM conference on Computer Supported Cooperative Work*, pp.329–338.

Kollaborative Wissenskonstruktion in virtuellen Welten: Anforderungen an die Gestaltung von Lernaufgaben

Nadine Ojstersek & Tanja Adamus

Zusammenfassung

Unter Berücksichtigung von Modellen des Instructional Design werden spezifische Anforderungen an die Gestaltung von Lernaufgaben sowie deren Funktionen und Merkmale zur Unterstützung kollaborativer Lernprozesse betrachtet. Hierbei werden die Spezifika, Potenziale und Grenzen virtueller Welten hinsichtlich der kollaborativen Wissenskonstruktion herausgestellt. Ein besonderer Schwerpunkt liegt auf der Betrachtung der virtuellen Welt Second Life. Anhand von Beispielen wird veranschaulicht, wie durch Lernaufgaben Lernprozesse aktiviert und sichergestellt werden können. Es wird deutlich, dass spezifische Anforderungen und Voraussetzungen erfüllt sein müssen, um eine kollaborative Wissenskonstruktion in virtuellen Welten zu ermöglichen.

Einleitung

Die Auseinandersetzung mit den Potenzialen und Grenzen kollaborativer Wissenskonstruktion sowohl in face-to-face-Szenarien als auch mittels des Einsatzes digitaler Werkzeuge ist Gegenstand zahlreicher, aktueller Forschungsansätze. Dieses hohe Interesse lässt sich mit der Hoffnung begründen, durch kollaborative Lernszenarien einen größeren Lernerfolg sicherzustellen. Insbesondere die Auseinandersetzung mit der Frage, welchen Beitrag Web 2.0-Technologien hierbei leisten können, spielt in diesem Zusammenhang eine wesentliche Rolle. Obwohl virtuelle Welten ein breitgefasstes Repertoire an Möglichkeiten zur Unterstützung von Lernprozessen bieten (z. B. in der Form des freien Erkundens der Welt oder der Manipulation von Objekten), werden diese Potenziale bisher kaum genutzt. Im Folgenden werden daher Möglichkeiten und Anforderungen an die Gestaltung von Lernaufgaben aufgezeigt, welche die kollaborative Wissenskonstruktion in virtuellen Welten unterstützen können. Zunächst werden dabei die wesentlichen Begriffe und die Spezifika kollaborativen Lernens in virtuellen Welten herausgestellt. Anschließend werden die Funktionen und Gestaltungsmerkmale von Lernaufgaben erläutert. Im Anschluss werden diese Aspekte in Bezug auf die Spezifika virtueller Welten übertragen und anhand konkreter Beispiele verdeutlicht, wie Lernaufgaben konstruiert werden können, um zum kollaborativen Wissensaufbau beizutragen.

Kollaboratives Lernen in virtuellen Welten

Im Folgenden werden zunächst die zentralen Begriffe definiert, bevor auf die Merkmale und Anforderungen an kollaboratives Lernen generell und schließlich auf die Besonderheiten der gemeinsamen Wissenskonstruktion in virtuellen Welten eingegangen wird.

Begriffsbestimmungen

Im deutschsprachigen Raum werden die Begriffe *kollaboratives* und *kooperatives Lernen* üblicherweise synonym verwendet. In englischsprachigen Publikationen wird jedoch eine stärkere Differenzierung vorgenommen: Hier drückt die Bezeichnung "kollaboratives Lernen" eine stärkere Gemeinschaftsarbeit im Vergleich zum "kooperativen Lernen" aus. Beim letztgenannten steht die individuelle Bearbeitung von Teilaufgaben, die anschließend zu einem Gesamtergebnis zusammengefügt werden, im Vordergrund. In kollaborativen Lernszenarien wird hingegen permanent in einer Gruppe zusammengearbeitet, um ein gemeinsames Verständnis des Lerngegenstands zu erreichen. Nach Hinze (2008) sowie Reinmann-Rothmeier & Mandl (1999) verfolgen beim kollaborativen Lernen alle Beteiligten ein gemeinsames Ziel und legen großen Wert auf das gemeinschaftliche Aushandeln von Prozessen und Ergebnissen. Der Lernprozess an sich ist beim kooperativen Lernen zudem wesentlich strukturierter als beim kollaborativen Lernen (vgl. Haake, Schwabe & Wessner 2004). Salmon (2002) betont, dass kollaboratives Lernen mit höheren Anforderungen an die einzelnen Lernenden verbunden ist, da es sowohl individuelles Lernen, Engagement in einer Lerngemeinschaft als auch die Unterstützung und Förderung von anderen Lernenden beinhaltet.

In den weiteren Ausführungen dieses Beitrags wird unter kollaborativer Wissenskonstruktion, in Anlehnung an die weitgefasste Definition des Begriffes des kooperativen Lernens nach Konrad und Traub (2005), eine Form des Lehrens und Lernens verstanden, welche die Zusammenarbeit der Lernenden in Gruppen, mit der Absicht gemeinsame Ziele zu erreichen, beinhaltet.

Das Verständnis des Begriffes *virtuelle Welt* ist wesentlich divergenter und eine einheitliche Definition, unter der alle Erscheinungsformen subsummiert werden könnten, erscheint kaum möglich. In diesem Beitrag werden virtuelle Welten ausschließlich als computerbasierte, simulierte Umgebungen verstanden, die es mehreren Nutzern gleichzeitig ermöglichen, in einem dreidimensionalen Raum mittels einer grafischen Repräsentation ihrer selbst in der Form sog. Avatare miteinander und mit ihrer Umwelt zu (inter)agieren. Elemente der persistenten Welten können (nachhaltig) von den Nutzern manipuliert werden. Darüber hinaus stehen vielfältige synchrone und asynchrone Kommunikations- und Kollaborationswerkzeuge zur Verfügung. Als prominentestes und komplexestes Beispiel für eine solche virtuelle Welt kann Second Life (http://secondlife.com) angeführt werden, worauf auch im weiteren Verlauf dieses Beitrags besonders rekurriert werden soll. Die Nutzer, die sich selber als Bewohner bezeichnen, sind hier zugleich Konsumenten und Produzenten in einer Person. Statt fester Regeln und Ziele, wie man sie in den Online-Multiplayer-Games (MMORPGs wie World of Warcraft) findet, stehen hier vor allem Interaktion, Kommunikation und Kollaboration im Vordergrund.

Merkmale und Potenziale des kollaborativen Lernens

Kollaborativem Lernen wird vielfach eine zentrale Bedeutung für Lernprozesse konstatiert. Die ersten Forschungen hinsichtlich kollaborativen Lernens fokussieren die Frage nach der Effektivität dieser Lernform. Hierbei zeigt sich, dass kollaboratives Lernen nicht zwangsläufig effektiver ist. Daran anknüpfend verlagert sich der Forschungsschwerpunkt hin zu der Frage, unter welchen Bedingungen sich kollaboratives Lernen als besonders geeignet erweist. Da die Berücksichtigung der hier ermittelten vielfältigen Faktoren und Wechselwirkungen jedoch kaum möglich ist, stehen bei aktuellen Forschungen Analysen der tatsächlichen Interaktion während des Lernprozesses im Mittelpunkt. Hier wird bspw. der Frage nachgegangen, in welchem Umfang und mit welcher Intensität die Interaktion stattfindet, festzustellen daran, inwiefern die Lernenden gegenseitig ihre Konzepte und Vorstellungen austauschen, statt lediglich Fragen zu beantworten (vgl. Dillenbourg 2000).

Vor allem aus konstruktivistischer Sicht wird Lernen als ein aktiver und konstruktiver Prozess betrachtet, der einen starken Handlungs- und Problemlösebezug aufweisen sollte. Nach Niegemann et al. (2008) wird Wissen hierbei in Interaktion mit dem (sozialen) Umfeld konstruiert. Insbesondere durch digitale Werkzeuge sind mittlerweile viefältige Möglichkeiten gegeben, damit räumlich voneinander entfernte Lernende zur gleichen Zeit miteinander arbeiten können. An dieser Stelle sei auf Hinze (2008) verwiesen, der unter Rückgriff auf die vorhandenen empirischen Ergebnisse sowohl die negativen als auch die positiven Wirkungen kooperativen Lernens aufzeigt, wie bspw. die geringen Erwartungen der Lernenden an die Nützlichkeit der eigenen aktiven Beteiligung. Bodemer, Gaiser und Hesse (2009) betonen hingegen den positiven Einfluss einer Gruppe (u.a. Motivation, multiple Perspektiven) auf den Lernprozess.

Viel wesentlicher als die Frage nach den technischen Werkzeugen ist diejenige nach der didaktischen Konzeption kollaborativer Lernszenarien. Aufgrund der hohen Herausforderung und des Aufwands hinsichtlich der Koordination solcher Gruppenkommunikationsprozesse ist kollaboratives Lernen vor allem dann sinnvoll, wenn ein Mehrwert im Vergleich zu anderen Sozialformen entsteht (z. B. das Erreichen eines komplexen Lehr-/Lernziels). Gerade mit dem Einsatz von Web 2.0-Technologien sind diesbezüglich hohe Erwartungen verbunden, geht hiermit doch eine veränderte Art der Wahrnehmung und Nutzung des Internets einher: Lernende werden zu Autoren und ihre Lernprozesse werden zunehmend öffentlich (vgl. Kerres 2006).

Nach Jörissen und Marotzki (2008) gehört Kollaboration bereits zu den Ursprungsideen des Internets, jedoch rücken erst aktuelle Entwicklungen, wie Web 2.0-Technologien, diesen Aspekt (neben anderen) wieder in den Mittelpunkt der Betrachtungen. Das Neue hierbei ist die Konsequenz, mit der dieses Prinzip jetzt zum gemeinsamen Wissensaufbau genutzt werden kann. Dabei können entweder soziale Kontakte im Mittelpunkt stehen oder ein gemeinsam zu erreichendes Ergebnis. Partizipation und Kollaboration existieren im Web 2.0 nicht nur als Insellösungen, sondern das Web selbst transformiert sich zunehmend in einen einzigen großen Partizipationsraum. In Bezug auf Second Life spielen diese Strukturen ihrer Meinung nach (bisher) keine so große Rolle. Bei Betrachtung der aktuellen Entwicklungen wird jedoch deutlich, dass die Integrationsmöglichkeiten von Web 2.0-Anwendungen in Second Life stetig zunehmen, die Nutzungsmöglichkeiten virtueller Welten dem Verständnis von Web 2.0 immer mehr entsprechen und somit auch vermehrt Möglichkeiten und Potenziale für Kollaboration und Partizipation in virtuellen Welten entstehen.

Nach Hinze (2008) werden durch das Web 2.0 besonders soziale Lernprozesse unterstützt. Kerres (2001) verweist jedoch darauf, dass Kommunikation unter den Lernenden meist nicht von alleine entsteht, indem lediglich die entsprechende Technik zur Verfügung gestellt wird, sondern in der Regel initiiert werden muss. Somit wird die Gestaltung von Kommunikation und Interaktion in Lernprozessen zu einer zentralen didaktischen Aufgabe. Bei der Konzeption von Lernszenarien ist folglich grundlegend zu hinterfragen, welche Bedeutung die kommunikativen Elemente in dem Lernangebot haben sollen. Bezieht sich bspw. das Lehrziel auf die Aneignung von Fakten oder das Verständnis von Konzepten und theoretischen Zusammenhängen, so haben kommunikative Elemente eine geringere Bedeutung, als wenn die Erreichung der Lehrziele einen Diskurs unter den Lernenden voraussetzt (z. B. verschiedene Positionen verstehen, abwägen, eine eigene Stellung beziehen und diese angemessen vertreten können) (vgl. Abschnitt "Funktionen von Lernaufgaben").

Die soziale Situation kann einen positiven Einfluss auf die Motivation der Lernenden haben und sich ebenso auf den Lernerfolg auswirken. Nach Buder (2007) geht mit der Nutzung sozialer Technologien jedoch nicht zwangsläufig ein verbesserter, konstruktiver Lernprozess einher. Die Einschränkungen des netzbasierten Lernens im Vergleich zur face-to-face-Kommunikation werden hinsichtlich der reduzierten Wahrnehmung sozialer und emotionaler Kontextinformationen besonders deutlich (vgl. hierzu z. B. die Theorie der sozialen Präsenz von Short, Williams & Christie 1976 oder die Theorie der reduzierten sozialen Hinweisreize von Kiesler, Siegel & McGuire 1984). Ob sich diese Einschränkungen jedoch negativ oder positiv auf den Lernprozess auswirken, wird kontrovers diskutiert. Die Reduktion sozialer Kontextinformationen führt nicht notwendigerweise zu einem Defizit sozio-emotionaler Erlebnisse und somit auch nicht zwangsweise zu Problemen hinsichtlich der netzbasierten Kollaboration. Die Herausforderung besteht hier vor allem in der Fertigkeit, trotz dieser Einschränkungen, die sozio-emotionalen Kontextinformationen zu interpretieren und zu vermitteln sowie in der richtigen Medienwahl in Abhängigkeit von den angestrebten Zielsetzungen (vgl. hierzu bspw. die media richness Theorie nach Draft & Lengel 1986).

Spezifika kollaborativer Wissenskonstruktion in virtuellen Welten

Um die Lernenden bei der kollaborativen Wissenskonstruktion in virtuellen Welten durch entsprechende Lernaufgaben zu unterstützen, müssen deren Spezifika beachtet werden. Hierzu zählen nach Hehl (2008) vor allem die Darstellung der Nutzer als künstliche Identitäten in der Form von Avataren sowie die gemeinsame Konstruktion von virtuellen Objekten. Darüber hinaus stellt die Dreidimensionalität der virtuellen Umgebung, in der die Nutzer (inter)agieren können, ein weiteres zentrales Merkmal dar.

Eine virtuelle Welt wie Second Life eröffnet vielfältige – sowohl synchrone als auch asynchrone – Kommunikations-, Kollaborations- sowie (Mit)Gestaltungsmöglichkeiten. Die Aktivitäten in Second Life sind nicht auf ein im Vorhinein festgelegtes Ziel ausgerichtet. Im Vordergrund stehen stattdessen hauptsächlich kommunikative Begegnungen für die unterschiedliche Kommunikationskanäle wie Text-Chat, Instant-Messaging und Voice-Chat genutzt werden
können (vgl. Postner 2009). Bei Objekten, die von den Nutzern konstruiert und/oder manipuliert werden, kann es sich sowohl um gemeinsame Textdokumente oder physikalische Objekte
als auch Simulationen handeln. Nach Schmidt (2006) müssen durch die Möglichkeiten des
User Generated Content in den virtuellen Welten die traditionellen Denkmuster ersetzt und
Möglichkeiten für kreative Aktivitäten der Lernenden geschaffen werden. Gierke und Müller
(2008) weisen darauf hin, dass eine stärkere emotionale Auseinandersetzung mit dem Lerninhalt durch den Einsatz von Avataren erreicht werden kann. Insbesondere durch diese Form der
Interaktion kann eine intensivere Immersion und ein stärkeres Gefühl von sozialer Präsenz
resultieren, wodurch neue Formen der Bildung und der Aufrechterhaltung virtueller Gemeinschaften entstehen können (vgl. The Horizon Report 2007). Avatare ermöglichen es, sich ein
"Bild" des Gegenübers zu machen, physische Präsenz zu erfahren und Empfindungen zu visualisieren, wodurch der Nutzer einen weitaus stärkeren Eindruck hat tatsächlich "dort zu sein"
(vgl. Rittmann 2008). Virtuelle Welten können nach Lee (2009) kollaboratives Lernen unterstützen, da sie durch ihre Dreidimensionalität geographisch verteilten Nutzern ermöglichen,
gemeinsam und gleichzeitig eine Umgebung zu erkunden. Durch ihre Avatare sind sie gegenseitig für die jeweils anderen Nutzer (u.a. auch aus der Ego-Perspektive) sichtbar, mit denen sie
mittels verschiedener Technologien synchron und asynchron kommunizieren und zusammenarbeiten können. Auch nonverbale Kommunikation ist möglich und bietet die Möglichkeit,
Gefühle und Emotionen zu vermitteln sowie sich räumlich sichtbar zu anderen Lernenden oder
Objekten zu positionieren. Lee (2009) analysiert aktuelle Projekte, in denen kollaboratives
Lernen in virtuellen Welten durchgeführt wird, im Hinblick auf das Ausmaß, in dem dieses
auch tatsächlich unterstützt wird. Aufgrund seiner Analyse kommt er zu dem Ergebnis, dass
die Möglichkeiten zum kollaborativen Lernen weitestgehend realisiert werden, jedoch auch die
Nachteile deutlich werden, nämlich die kognitive Belastung (cognitive load) der Lernenden,
durch die Technik, Navigation und die vielfältigen Manipulations-/Explorationsmöglichkeiten
und dies von der eigentlichen Aufgabe ablenken kann.

Mit dem Einsatz virtueller Welten sollte für die kollaborative Wissenskonstruktion ein Mehrwert erkenn- und erfahrbar sein, bspw. indem die Lösung einer Lernaufgabe im Real Life nicht
oder nur unter größeren Schwierigkeiten (z. B. kostenaufwändiger, umständlicher) möglich
wäre. So bietet Second Life vielfältige Möglichkeiten Prozesse zu simulieren, die unter realen
Bedingungen nur schwer, mit großem Risiko oder gar nicht durchführbar wären. Bezugneh-
mend auf die bereits oben beschriebenen Einschränkungen netzbasierten kooperativen Lernens
im Vergleich zur face-to-face-Kommunikation kann mit Postner (2009) darauf hingewiesen
werden, dass in Second Life reichhaltige Möglichkeiten zur sozialen Perzeption verfügbar sind
und diese von der Wahl der in der virtuellen Welt verwendeten Kommunikationstechnologien
sowie von den eigenen Fähigkeiten abhängig sind. Einige Autoren stehen dem Einsatz virtueller Welten sehr skeptisch gegenüber. So weist etwa Hinze (2008) darauf hin, dass bis heute

noch kein überzeugender Nachweis erbracht werden konnte, dass die Nutzung der technisch anspruchsvollen virtuellen Welten (aber auch schon der Vorgänger wie z. B. Multiple User Dungeons) einen pädagogischen Mehrwert bieten könnte.

Lernaufgaben zur kollaborativen Wissenskonstruktion in virtuellen Welten

Im Folgenden sollen zunächst die theoretischen Grundlagen für die Gestaltung von Lernaufgaben und -umgebungen unter kurzer Bezugnahme auf ausgewählte Modelle des Instructional Designs dargelegt werden, bevor die Funktionen und Anforderungen an Lernaufgaben im Allgemeinen und schließlich mit explizitem Bezug auf Prozesse der kollaborativen Wissenskonstruktion in virtuellen Welten erläutert werden. Daran anschließend werden Beispiele für die konkrete Umsetzung und Gestaltung solcher Lernaufgaben dargestellt.

Modelle des Instructional Design als theoretische Grundlage

Die Idee des Instruktionsdesigns (bzw. instructional design) entstand in den 1950er Jahren in Nordamerika und sollte sich im weiteren Verlauf zu einer Teildisziplin der pädagogischen Psychologie entwickeln. Ihre Grundidee impliziert die systematische und differenzierte Anwendung pädagogisch-psychologischer Prinzipien bei der Gestaltung von Lernszenarien. Weiterhin beinhaltet "instructional design" die Abwendung von der Vorstellung, dass es eine "richtige" Lehrmethode gäbe, vielmehr wird hier die Annahme fokussiert, dass die passende Lernumgebung immer wieder neu in Abhängigkeit von den Lernaufgaben, Voraussetzungen der Lernenden und den vorherrschenden Rahmenbedingungen gefunden werden muss (vgl. Niegemann et al. 2008).

Im ursprünglichen Modell des Instruktionsdesigns nach Gagné wird zwischen der Sicherung der Lernvoraussetzungen für die folgenden Lernschritte und den verschiedenen didaktischen Prozessen nach unterschiedlichen Lehrzielkategorien unterschieden. Lernvoraussetzungen bezeichnen dabei das Wissen, welches vorhanden sein muss, um sich mit einem neuen Lerninhalt auseinandersetzen zu können. Die Wahl der Lehrmethode ist nach Gagné abhängig vom angestrebten Lehrziel (vgl. Gagné et al. 2005; Niegemann et al. 2008). Inwiefern die Gestaltung von Lernaufgaben das Erreichen eines Lehrziels unterstützen kann, wird im nächsten Kapitel näher erläutert.

Kritikpunkte an diesem ursprünglichen Modell waren vor allem seine Rigidität sowie die Gefahr der Produktion "trägen Wissens". So wurde Wissen häufig in abstrakter Form dargeboten, so dass es von den Lernenden nicht ohne Probleme bei der Lösung von Aufgaben angewandt werden konnte. In der Folge wurden daher Modelle des instructional design entwickelt, die vermehrt auf selbständige Aktivitäten der Lernenden sowie kooperatives und kollaboratives Lernen setzen (vgl. Niegemann et al. 2008). Im Folgenden sollen zwei Ansätze kurz vorgestellt werden, die als theoretische Basis für die Gestaltung von kollaborativen Lernaufgaben in virtuellen Welten besonders geeignet erscheinen.

Bei der Methode der "anchored instruction" soll die Anwendbarkeit des Wissens dadurch verbessert werden, dass eine Geschichte als narrativer Anker verwendet wird, um das Interesse der Lernenden zu wecken und ein besseres Verständnis für die gestellten Probleme zu ermöglichen. Die geschilderten Problemsituationen sind meist sehr komplex und bieten unterschiedliche Perspektiven zu ihrer Betrachtung, so dass sie sich besonders zur kollaborativen Bearbeitung eignen (vgl. Bransford et al. 1990). Das wohl bekannteste Beispiel für dieses Modell stellen die Jasper Woodbury Geschichten der Vanderbilt Cognition and Technology Group dar (vgl. Cognition and Technology Group at Vanderbilt 1997). Dieser Ansatz erscheint vielversprechend auch für die Gestaltung von Lernaufgaben in virtuellen Welten wie Second Life, in denen es möglich erscheint, den Lernenden nicht mehr nur die Geschichten passiv rezipieren, sondern aktiv miterleben zu lassen.

Das Modell der "Goal-Based-Scenarios" zielt darauf ab konkrete Fertigkeiten und Faktenwissen im Kontext ihrer möglichen Anwendungssituationen zu erwerben. Zu diesem Zweck sind Lernaufgaben zu entwickeln, die den späteren realen Problemstellungen, mit denen die Lernenden zu tun haben werden, möglichst ähnlich sind. Von besonderer Bedeutung in diesem Lernkontext sind die sogenannten "stories", Vorstellungen über typische Handlungsabläufe und dabei auftretende Ereignisse (vgl. Schank 1998). Nachhaltige Lernprozesse können vor allem durch das Eintreten unerwarteter Ereignisse erfolgen, da dann das Bedürfnis der Lernenden nach einer Erklärung besonders stark ist (vgl. Schank et al. 1999). Auch hier zeigen sich vielfältige Möglichkeiten zur Umsetzung dieses Modells in Second Life, besonders in der Form von Rollenspielen und Simulationen.

Funktionen von Lernaufgaben

Die didaktische Aufbereitung von Lerninhalten alleine reicht nicht aus, um einen Lernerfolg sicherzustellen. Erst durch Lernaufgaben werden Lernende zur Auseinandersetzung mit den Lerninhalten angeregt und Lernprozesse aktiviert. Auch ist die Qualität eines Lernangebotes nicht davon abhängig, welches lerntheoretische Modell verfolgt wird und ob das Medium selbstgesteuertes oder kollaboratives Lernen ermöglicht. Es kommt vielmehr darauf an, die richtige konzeptuelle Lösung für genauer zu spezifizierende Anforderungen einer Lernsituation zu finden. Ziel ist es, solche Lernaktivitäten anzuregen, die zu bestimmten Lehrzielen bzw. Wissenstypen passen. Beispielsweise ist das Memorieren von Faktenwissen anders zu unterstützen als die Fertigkeit der Satzbildung in einer Fremdsprache. Je nach Lehrziel bzw. Wissenstyp ergeben sich andere Anforderungen an die Aufgabengestaltung (vgl. Petschenka, Ojstersek & Kerres 2004).

Funktionen

Ebenso wie beim Präsenzlernen haben Lernaufgaben auch beim mediengestützten Lernen zwei wesentliche Funktionen: Sie können Lernprozesse *sichern* und *aktivieren*, wobei vor allem der Aspekt der Aktivierung von besonderer Bedeutung ist, da geeignete Lernaufgaben sich vor allem dadurch auszeichnen, dass sie den eigentlichen Lernprozess anregen. Lernaufgaben aktivieren den Lernprozess als solches, indem sie die erforderlichen kognitiven Operationen anregen, wie z. B. das Nachdenken über den Lerngegenstand oder indem sie die Lernenden emotional und motivational ansprechen. Letzteres geschieht insbesondere dann, wenn ein Bezug zur Lebenswelt des Lerners hergestellt werden kann und die Bedeutung der entsprechenden Aufgabe unmittelbar erkennbar ist. Lernaufgaben können darüber hinaus soziale Interaktionen anregen, was insbesondere dann von Bedeutung ist, wenn der Lernprozess eine diskursive Auseinandersetzung mit einem Sachverhalt erfordert (z. B. wenn die Entwicklung und Formulierung einer eigenen Meinung gewünscht wird). Lernaufgaben können auch dazu beitragen, dass die Lernenden durch praktisches Üben gegenständliche Ergebnisse produzieren und somit ihren Lernprozess dokumentieren (vgl. Petschenka, Ojstersek & Kerres 2004).

Wissens- und Aufgabentypen

Lernangebote müssen solche Lernaktivitäten anregen, die zu bestimmten Lehrzielen und Wissenstypen passen. So sollte das Memorieren von Faktenwissen anders unterstützt werden, als bspw. die Fertigkeit der Satzbildung in der englischen Sprache.

Zunächst ist es deswegen erforderlich, Lernaufgaben bestimmten Wissenstypen zuzuordnen. In einem mediengestützten Lernangebot können Aufgaben zu verschiedenen Wissenstypen konstruiert werden. Kerres (2001) unterscheidet drei grundlegende Wissenstypen im didaktischen Design:

- Deklaratives Wissen beinhaltet Fakten und Begriffe. Diese können hinsichtlich ihres Abstraktionsgrades geordnet werden. Bezieht sich das deklarative Wissen z.B. auf Konzepte, so sind die wesentlichen Begriffe eines Sachverhaltes zu erfassen und die Relationen zwischen diesen zu bestimmen.

- Prozedurales Wissen besteht aus Produktionsregeln, die im Sinne von "Wenn-Dann-Regeln" eine kognitive Fertigkeit beschreiben. Prozedurales Wissen bezieht sich entweder auf eine eher spezifische Fertigkeit in einem Fachgebiet oder auf relativ allgemeine, metakognitive Strategien.

- Kontextuelles Wissen umfasst Problemlösestrategien für bestimmte Kontexte, u.a. auch Standards und Einschätzungen der Angemessenheit bestimmter Prozeduren und wann und wo welches Wissen anzuwenden ist.

Die Art des Lerninhalts beeinflusst dementsprechend die erforderlichen Lehr- und Lernaktivitäten. Die Arbeitsgruppe von Bloom (1956) differenziert kognitive Lehrziele (Wissen über u.a. Fakten, Konzepte, Prozeduren), affektive Lehrziele (u. a. Interessen, Einstellungen und Werte) und psychomotorische Lehrziele (u.a. Beherrschung von Bewegungsabläufen und komplexen Verhaltensweisen). Für jeden Funktionsbereich können verschiedene Leistungsniveaus des Lernprozesses unterschieden werden, d.h. es macht einen Unterschied, ob vom Lernenden lediglich Fakten wiedergegeben werden sollen (kognitives Lehrziel: Erwerb von Kenntnissen), erworbenes Wissen in neuen Situationen angewendet werden soll (kognitives Lehrziel:

Anwenden von Wissen) oder sich erworbene Werte im eigenen Handeln z. B. in Konflikt-situationen niederschlagen sollen (affektives Lehrziel: Internalisierung von Werten).

Mit der Einbindung von *einfachen Aufgabentypen* (z. B. Multiple-Choice oder Lückentext-Aufgaben) wird in den meisten Fällen eher der Erwerb deklarativen Wissens (Faktenwissen, "wissen-dass") bzw. das Erreichen kognitiver Lehrziele auf eher geringem Leistungsniveau, mit *komplexen Aufgabentypen* (z. B. Anwendungs- und Gestaltungsaufgaben oder Problemlö-seaufgaben) der Erwerb von prozeduralem Wissen (praktisches Wissen, "wissen-wie") und kontextuellem Wissen ("wann und wo" welches Wissen anzuwenden ist) bzw. alle Elemente der Trias "kognitiv, affektiv, psychomotorisch" auf hohem Leistungsniveau unterstützt. Eine besonders starke Aktivierung der Lernenden wird beim Einsatz von komplexeren Lernaufga-ben erreicht. Sie erfordern komplexe kognitive Leistungen und werden überwiegend in Form einer Textaufgabe gestellt oder bspw. durch die Anwendung von Simulationen. In Kapitel "Gestaltungsbeispiele für Lernaufgaben zur Unterstützung der kollaborativen Wissenskon-struktion in virtuellen Welten" werden Beispiele für die Gestaltung solcher komplexer Aufga-bentypen zur Unterstützung der Kollaboration zwischen Lernenden in virtuellen Welten gege-ben.

Anforderungen an die Gestaltung von (kollaborativen) Lernaufgaben

Vor der Gestaltung einer Lernaufgabe müssen einige grundlegende Fragestellungen betrachtet werden, wie beispielsweise: Welches sind die Lehrziele? Setzen sich die Lernenden ihre eige-nen Lernziele? Welche Rahmenbedingungen (Zielgruppenmerkmale, Medienwahl[1], externe bzw. institutionelle Rahmenbedingungen) sind zu beachten? Eine weitere Herausforderung besteht in der Wahl der Sozialform der Bearbeitung, damit – besonders im Hinblick auf den hohen Arbeitsaufwand etwa bei Gruppenaufgaben – ein didaktischer Mehrwert entsteht.

Zur Bearbeitung komplexer Aufgaben eignet sich kollaboratives Lernen, um verschiedene Perspektiven und gegenseitiges Feedback zu ermöglichen. Statt der bloßen Aufteilung von Teilaufgaben sollte es ein wesentliches Ziel sein, die kommunikativen Aktivitäten und den intensiven inhaltlichen Austausch der Lernenden untereinander zu fördern (vgl. Petschenka, Ojstersek & Kerres 2004). Einer der effektivsten Elaborationsprozesse, mit denen der Lernstoff begriffen und mit vorhandenem Wissen verknüpft werden kann, ist die Vermittlung des eige-nen Wissens an Andere. Dieser Vorgang findet in kooperativen Lernszenarien relativ häufig statt. Damit alle Lernenden von der Gruppenarbeit profitieren, muss die Aufgabe so gestaltet werden, dass alle Lernenden aktiv an den Elaborationsprozessen beteiligt werden.

Gerade das entdeckende Lernen (vgl. Bruner 1966) kann durch Lernaufgaben unterstützt wer-den. Hier steht das selbständige Suchen und Überprüfen von Annahmen und Lösungen im Vordergrund, wobei der Lösungsweg sowie die Ergebnisse zwar durch die Aufgabenstellung feststehen können, aber nicht zwangsläufig müssen. Bei Lernaufgaben, die nach diesem Prin-

---

[1] vgl. u.a. media richness theory (Draft & Lengel 1986) und media synchronicity theory (Dennis & Valacich 1999)

zip konstruiert werden, suchen die Lernenden beispielsweise zu einem bestimmten praktischen Problem verschiedene Lösungsmöglichkeiten und vergleichen diese miteinander.

Zimmer (2004) sieht im kooperativen und partizipativem Lernen die Zukunft des E-Learning, da hierbei die Kommunikation sowie aktives und autodidaktisches Handeln im Vordergrund stehen. Weiterhin müssen Lernaufgaben u.a. auch einen Dialog über bestehende Handlungsdiskrepanzen ermöglichen. So verweist etwa Hinze (2008) auf die Empfehlung von Reetz (1986), derzufolge bei der Gestaltung von Gruppenaufgaben die Aufgaben exemplarisch, praxisgerecht, realistisch und komplex zu gestalten sind. Darüber hinaus sollten zur Lösung unterschiedliche Perspektiven und Kontexte erforderlich sein.

Die Aufgabe sollte bedeutsam für aktuelle und zukünftige Situationen der Lernenden sein und konkrete Probleme thematisieren. Hierbei sind die individuellen Voraussetzungen der Lernenden zu berücksichtigen. Auch müssen alle Gruppenmitglieder bereit sein, Verantwortung zu übernehmen. Es ist daher sicherzustellen, dass die Aufgaben hinreichend komplex sind, damit jeder die Möglichkeit hat, einen wertvollen Beitrag leisten zu können. Nach Kerres (2001) sind für den Einzelnen konkrete Anlässe zu schaffen, damit dieser sich am Diskurs beteiligt. Die Hürde hierfür ist im Internet höher als in face-to-face-Situationen. Gerade für ungeübte Lernende ist dies am Anfang eine zusätzliche Schwierigkeit.

Laut Hinze (2008) besteht eine weitere Anforderung an eine netzgestützte Gruppenaufgabe darin, dass die Lernenden ein präsentierbares Ergebnis erstellen, dieses vorstellen und diskutieren können, um die Verbindlichkeit der Kooperation zu sichern und neben der Analyse die Synthese von Lerninhalten zu fördern. Hierbei ist insbesondere auf eine adäquate Gestaltung des Zeitrahmens zu achten, da die Koordinationsprozesse im CSCL[2] deutlich länger dauern als bspw. face-to-face. Komplexe, unstrukturierte Aufgaben mit offenen Lösungswegen eignen sich besonders, um kooperatives Lernen zu initiieren, denn Aufgaben, die beispielsweise mehrere oder keine eindeutigen Lösungen aufweisen, sind nur schwer durch einen Einzelnen zu lösen und die Gruppe ist somit zwingend auf Kooperation angewiesen.

Solche anspruchsvollen Aufgaben können aber auch leicht zur Überforderung und Demotivierung der Lernenden führen. Daher ist eine sukzessive Einführung in kollaboratives Lernen sinnvoll. Nach Salmon (2002) sollte beim Online-Lernen erst dann eine gemeinsame Wissenskonstruktion stattfinden, wenn die Lernenden in der Lage sind, Informationen selbständig zu finden und aktiv zu sein. Es muss sich eine gewisse Vertrautheit mit der Technologie und ein Vertrauen innerhalb der Gruppe etabliert haben. Die Basis für die gemeinsame Wissenskonstruktion ist hergestellt, wenn die Lernenden ihre Gedanken online austauschen können. Bei der kollaborativen Wissenskonstruktion beginnen die Lernenden das Potenzial asynchroner, textbasierter Interaktion zu erkennen und übernehmen die Kontrolle ihrer eigenen Wissenskonstruktion. Zur Unterstützung sind hier Aufgaben erforderlich, die speziell aktives Online-Interagieren anregen (z.B. entdecken, anwenden und bewerten). Die Lernenden können so eigene Wissensmuster entwickeln und diese mit persönlichen Erfahrungen verknüpfen. Um prakti-

---

[2] CSCL = Computer supported cooperative learning

sches Wissen zu fördern, müssen Aufgaben angeboten werden, bei denen die Lernenden mehr als nur bekannte Rezepte in neuen Situationen anwenden, sondern auch die Verknüpfung mit eigenen Erfahrungen unterstützt wird. Die Aufgaben sollten vor allem Diskussionen fördern und auf dem bereits vorhandenen Wissen der Lernenden aufbauen. Hierbei sollten weder zu viele noch zu wenige Strukturen vorgegeben werden. Es geht hier um mehr als nur um einen Austausch von Informationen. Es geht um einen Wissenserwerb, der durch strategische, problem- und praxisorientierte Aufgaben initiiert wird.

Die Lernenden können bei der Wissenskonstruktion unterstützt werden, indem von Online-Tutoren Fragen gestellt, Informationen in Beziehung zu ihrem Vorwissen gesetzt werden und neue Informationen durch die Lernenden recherchiert werden (z. B. sind Handlungsstrategien zu entwickeln, welche auf unvollkommenen Informationen basieren wie bspw. Marketingpläne). Auch die Gruppenmoderation kann bereits durch die Lernenden selbst erfolgen. In jedem Fall ist ein schrittweiser Aufbau der Gruppenarbeit sinnvoll. Nach Petschenka, Ojstersek und Kerres (2004) ist auch bei komplexen und anspruchsvollen Lehr-/Lernmaterialien eine gewisse Form von Instruktion erforderlich, um Orientierungslosigkeit seitens der Lernenden zu verhindern.

Auch durch den Einsatz von virtuellen Welten können Lernprozesse nur angeregt werden, zu ihrer Sicherstellung bedarf es weiterhin Lernaufgaben. Dabei sollte mehr als nur ein oberflächliches Durchqueren von Lernpfaden mittels Avataren oder ein willkürliches Anklicken von (interaktiven) Objekten angestrebt werden. Wie bereits allgemein für mediengestützte Lernszenarien ausgeführt, so können auch in virtuellen Welten Lernaufgaben dazu beitragen, dass die Lernenden durch praktisches Üben gegenständliche Ergebnisse produzieren (z. B. durch das gemeinsame Gestalten von 3D-Objekten) und somit ihren Lernprozess dokumentieren.

Hier sind Konzepte für Lernaufgaben gefragt, durch die eine Zusammenarbeit zwischen den Lernenden unterstützt wird. Statt lediglich traditionelle Lernszenarien abzubilden, sollten Aktivität, Exploration und Spaß ermöglicht werden. An die Stelle von Vorträgen können kreative Ideen treten, welche die Aktivitäten der Lernenden, etwa in der Form von Experimenten (die Lernenden können hier verschiedene Lösungen und deren Auswirkungen auf ein Objekt erproben), Rollenspielen (bspw. als Geschäftsführer eines virtuellen Unternehmens) und Exkursionen (Besuche anderer Länder oder historischer Persönlichkeiten) unterstützen. Da virtuelle Welten keine immanenten Ziele haben, besteht die Herausforderung bei der Gestaltung einer Gruppenaufgabe darin, ein gemeinsames Ziel zu definieren.

Die Repräsentation der Lernenden als Avatare, in Verbindung mit dem Aspekt der Dreidimensionalität und dem Eindruck von Räumlichkeit, ermöglichen neue Potenziale für die Gestaltung von Lernaufgaben. Nach Pätzold (2007) können insbesondere durch Gruppenaufgaben gemeinschaftliche Bindungen entstehen und soziale Interaktionen hergestellt werden, die sich nicht allein auf einen fachlichen Diskurs beschränken.

Gestaltungsbeispiele für Lernaufgaben zur Unterstützung der kollaborativen Wissenskonstruktion in virtuellen Welten

Im Folgenden werden die beschriebenen Merkmale von Lernaufgaben unter Berücksichtigung der Spezifika virtueller Welten sowie hinsichtlich des Aspekts der kollaborativen Wissenskonstruktion anhand von Beispielen in Second Life veranschaulicht. So können komplexe Aufgabentypen hier ebenso in Form einer Textaufgabe gestaltet werden wie auch durch die Verwendung von Modellen. Bei Simulationen und Planspielen stellen komplexe Problemstellungen den Ausgangspunkt dar (z. B. die Eröffnung eines eigenen Geschäfts) und können den Transfer des Gelernten unterstützen. Das Maß des Erfolgs der eigenen Handlungen kann aus dem jeweiligen Systemzustand bzw. durch die direkten Konsequenzen des Benutzerverhaltens (z. B. tatsächliche Verkaufszahlen) abgeleitet werden. Da solche Möglichkeiten der Fehlerdiagnose in virtuellen Welten eingeschränkt sind, gewinnen Rückmeldungen zwischen den Lernenden und von Tutoren an Bedeutung. Aufgabentypen, bei denen mit grafischer Manipulation von Bildschirmobjekten gearbeitet werden kann, sind in virtuellen Welten sehr gut umsetzbar. So können beispielsweise Elemente verschoben, sortiert oder umgestaltet werden (z. B. die einzelnen Bauteil einer Maschine).

Bei Simulationen wie bspw. bei der Brandsimulation "Kitchen Fire" (siehe Abbildung 1) erfolgt eine indirekte Antwortanalyse durch die Darstellung der Konsequenzen des Benutzerverhaltens. Versucht bspw. jemand einen Eimer Wasser auf eine brennende Fritteuse zu schütten, verstärkt sich das Feuer und die Rauchbildung nimmt zu. Durch Variationen der Eingabeparameter oder des Modells kann so ein bestimmter Output erreicht werden.

Szenario "Simulation" – Brandsimulation "Kitchen Fire":

Beispielsweise findet zuerst eine Lerneinheit "Brandschutzmaßnahmen" statt, in der die nötigen Vorkenntnisse vermittelt werden. Anschließend betreten Kleingruppen die Simulation. Die Lernenden können mittels ihrer Avatare in einer dreidimensionalen Umgebung erleben, wie sich der Brand einer Fritteuse entwickeln kann und wie er bekämpft werden sollte. Die Aufgabe besteht somit darin, das zuvor erworbene Wissen in der Simulation anzuwenden. Nach dem Betreten der Küche beginnt die Fritteuse auf der Kochinsel zu rauchen und später zu brennen. Die Lernenden haben nun verschiedene Handlungsmöglichkeiten. Sie können vorgegebene Gegenstände nutzen, um das Feuer zu löschen (z. B. die Löschdecke zur Hilfe nehmen) oder zuerst die Feuerwehr alarmieren. Hierbei wirkt sich sowohl die Angemessenheit der ausgewählten Löschobjekte auf die Intensität und Verbreitung des Feuers aus, als auch die Reihenfolge der Anwendung der Maßnahmen. Durch die Produktion von Rauch, Flammenpartikeln, Flammenanimationen, Tönen, Farb- und Objektveränderungen sowie die Benutzeranimationen in Abhängigkeit von den Aktionen der Nutzer erhalten die Lernenden eine unmittelbare Rückmeldung über ihren Lernerfolg.

Durch die Repräsentation der Lernenden als Avatare, die sich direkt im Brandgeschehen befinden und die räumliche Nähe zu den anderen Lernenden sowie durch die Möglichkeit, ihr Verhalten in dieser Situation zu beobachten, kann diese Form einer Lernaufgabe zur Aktivierung des Lernprozesses beitragen, indem einerseits das Nachdenken über und Anwenden der zuvor erworbenen Kenntnisse stattfindet (kognitive Lehrziele auf hohem Leistungsniveau; deklaratives, prozedurales und kontextuelles Wissen; vgl. Kapitel "Funktionen von Lernaufgaben") und sich andererseits die Lernenden durch die Brandsituation, in der sie sich direkt befinden, emotional angesprochen fühlen (affektive Lehrziele auf hohem Leistungsniveau; vgl. Kapitel "Funktionen von Lernaufgaben"). Es wird ein Bezug zur Lebenswelt der Lernenden hergestellt, wodurch die Bedeutung der Aufgabe für sie unmittelbar erkennbar wird. Auch soziale Interaktionen werden angeregt und eine diskursive Auseinandersetzung erreicht, da sich die Lernenden darüber austauschen müssen, welche Brandbekämpfungsmaßnahmen in welcher Reihenfolge erfolgen sollen.

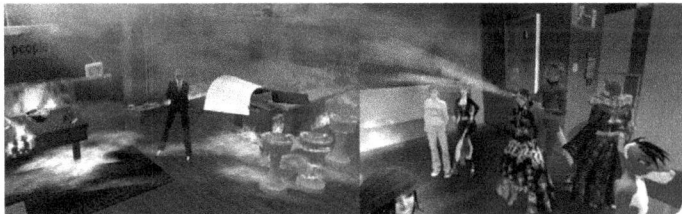

Abbildung 1: Kitchen Fire – Brandsimulation (http://3.ly/euU)

Unter der Annahme, dass Second Life eine gesellschaftliche Simulation des First Life darstellt (vgl. Postner 2009), kann eine neue Qualität der Rückmeldung in Lernprozessen erreicht werden: Der Lernende erhält hier nicht nur eine Systemrückmeldung, sondern auch eine "echte" Reaktion seitens der anderen Nutzer sowie Austauschmöglichkeiten mit den anderen Lernenden und Betreuungspersonen direkt "vor Ort". Die Einbindung tutorieller Betreuung kann sich hinsichtlich der Initiierung von Kommunikationsanlässen zur Förderung des interpersonellen Diskurses zwischen den Lernenden als hilfreich erweisen (vgl. Pätzold 2007).

Eine wesentliche Funktion von Lernaufgaben besteht darin, das Gelernte anzuwenden und auf den eigenen (beruflichen oder lebensweltlichen) Kontext zu beziehen, um somit den Transfer des Erlernten sicherzustellen. Darüber hinaus können die Lernenden dazu angeregt werden, über die vermittelten Lerninhalte hinaus selbständig Erfahrungen zu sammeln und das erworbene Wissen zu erweitern. Die Lernenden können aktiv am Lernprozess beteiligt werden, indem sie gemeinsam Objekte gestalten oder manipulieren (wie in dem oben dargestellten Beispiel der Brandsimulation). Virtuelle Welten bieten zudem die Möglichkeit zu experimentieren, ohne wirkliche Risiken einzugehen (z. B. Überprüfung einer Geschäftsidee oder naturwissenschaftliche Experimente) (vgl. Hehl 2008).

Kommunikation zwischen den Lernenden ist notwendig, wenn das Wissen eine gewisse Komplexität erreicht und ein tieferes Verständnis eines theoretischen Zusammenhangs erforderlich ist oder das Wissen aus verschiedenen (miteinander konkurrierenden) Konzepten besteht (vgl. Kerres 2001). Weiteres Potenzial bietet Second Life hinsichtlich der verschiedenen Möglichkeiten zur Kommunikation sowohl zwischen Lehrenden und Lernenden als auch zwischen den Lernenden untereinander (z. B. bei Rollenspielen oder Exkursionen). Die Entwicklung von sozialen Beziehungen entsteht meist aus der virtuellen Welt selbst heraus, wenn Kommunikations- und Kollaborationsprozesse erforderlich sind, um ein bestimmtes gemeinsames Ziel zu erreichen (vgl. Hehl 2008).

Hehl (2008) hebt die zunehmende Interaktivität hervor, die durch virtuelle Welten erreicht werden kann. Dies führt zu einer intensiveren Zusammenarbeit und einem Gefühl der Zusammengehörigkeit zwischen den Lernenden. In kommunikativen Prozessen können sich die Avatare in "physischer" Nähe zu ihrem jeweiligen Gesprächspartner positionieren. Die geringen räumlichen Abstände zwischen den Lernenden können die Bereitschaft zur Kontaktaufnahme erhöhen und ermöglichen einen leichteren Zugang zum Lerngegenstand. Die Herausforderung besteht somit darin, Lernaufgaben zu gestalten, die Kommunikations- und Kollaborationsprozesse fördern und die räumliche Nähe der Avatare unterstützen.

So können die Lernenden bspw. durch entsprechende Lernaufgaben aktiviert werden, sich mit dem Lerninhalt "Erlernen einer Programmiersprache" auseinanderzusetzen. Esteves (2009) verweist auf die Potenziale des kollaborativen Programmierens beim Erlernen einer Programmiersprache aus konstruktivistischer Perspektive. In diesem Beispiel wird die Programmierung von Objekten direkt in Second Life im Rahmen von Lerngruppen durchgeführt. Die Lernenden können während der Programmierung gleichzeitig am selben Objekt bzw. Code arbeiten. Erste Evaluationsergebnisse zeigen, dass sich Second Life insbesondere für Anfänger zum Erlernen einer Programmiersprache eignet, da die Programmiersprache LSL weniger komplex ist, als die eigentlich zu erlernende Programmiersprache C.

Nach Gül, Gu & Williams (2008) eignen sich virtuelle Welten auch für den Bereich der Design-Ausbildung, da durch die gemeinsame Echtzeit-3D-Modellierung und räumliche Anordnung der Objekte, die Entwicklung von räumlichen Fähigkeiten gefördert werden kann. Objekte können flexibel arrangiert und geteilt werden: Im Rahmen einer Gruppenaufgabe können die Lernenden individuelle Bereiche eines gemeinsamen Modells designen. Manipulationen sind für alle Beteiligten transparent. Da die Möglichkeiten für Fortgeschrittene jedoch eingeschränkt sind, eignet sich ein solches Szenario besonders für Anfänger im Bereich Modellierung.

Die im Folgenden dargestellten Beispiele für Lernaufgaben in ausgewählten Lernszenarien sollen abschließend noch einmal ausführlicher veranschaulichen, auf welche Weise die bisher in diesem Beitrag herausgestellten Anforderungen und Gestaltungsmöglichkeiten konkret umgesetzt werden können.

Szenario "Exploration" – Das Viking Centre in Wonderful Denmark:

Das Viking Centre ist die am vollständigsten nachgebildete Wikingerstadt in Second Life mit einer Vielzahl an historischen Gebäuden, Objekten und Informationen. Die Besucher können sogar die typische Kleidung der Wikinger tragen, was die Immersion bzw. den authentischen Kontext zusätzlich verstärkt.

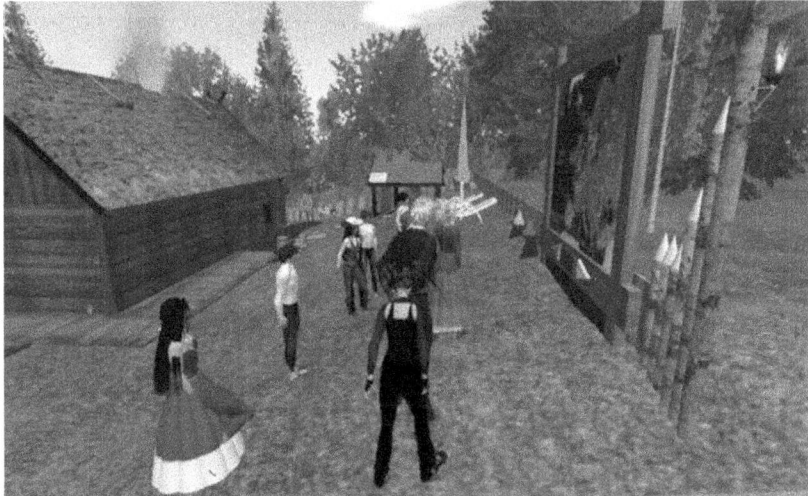

Abbildung 2: The Viking Centre in Wonderful Denmark (http://slurl.com/secondlife/WD2/198/46/24)

Beispiel für eine Lernaufgabe:

Sie befinden sich in einem Wikingerdorf. Finden Sie die zentralen Merkmale der Wohnhaus-gestaltung der Wikinger heraus. Erkunden Sie hierzu zunächst eigenständig das Dorf und einige der Wikinger-Wohnhäuser (Teilaufgabe) und tragen Sie im nächsten Schritt ihre Ergebnisse in der Gruppe zusammen. Tauschen Sie sich dann über die zentralen Merkmale aus, die Ihnen aufgefallen sind und vergleichen Sie Ihre Ergebnisse miteinander. Diskutieren Sie mögliche Gründe für die Art der (unterschiedlichen) Bauweisen der Gebäude.

In diesem Szenario stehen vor allem kognitive und affektive Lehrziel im Vordergrund: Die Lernenden sollen sich an bereits bekannte Informationen erinnern, neue Informationen verarbeiten und in einen größeren Kontext einordnen. Darüber hinaus stehen die Bereitschaft zur aktiven Aufnahme sowie das Erleben emotionaler Betroffenheit im Vordergrund (vgl. Kapitel "Funktionen von Lernaufgaben"). Das Erreichen dieser Lehrziele wird durch den authentischen Kontext, die 3D-Umgebung und die Kollaboration unterstützt.

Szenario "Anwendung" – Spanisch lernen in Second Life:

Am Lehrstuhl für Mediendidaktik und Wissensmanagement der Universität Duisburg-Essen wurde eine Lerneinheit konzipiert, in der Second Life als möglicher Lernort für Sprachen erprobt wird. Die Studierenden werden dabei von Tutoren unterstützt (vgl. Abbildung 3). Um einen authentischen Kontext zu gewährleisten, wurden verschiedene spanische Orte besucht und anwendungsorientierte Aufgaben gestellt. So wurde bspw. im Hörsaal der Universität geübt, eine Bestellung in einem Café aufzugeben und dieses Wissen anschließend angewendet, indem die Lernenden selbst eine Bestellung in einem spanischen Café in Second Life aufgeben mussten. Die Rolle des Camarero (Kellners) wurde hierbei von einem der Tutoren übernommen, der somit auch ein unmittelbares Feedback geben konnte.

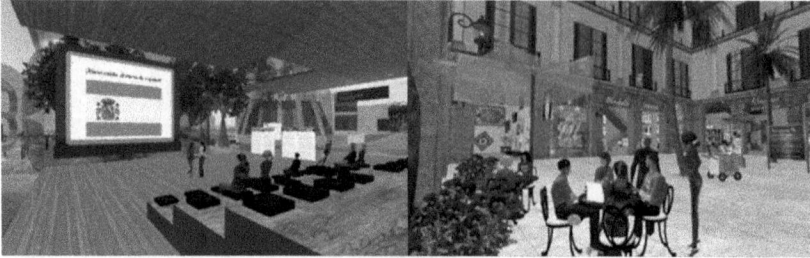

Abbildung 3: Spanisch lernen in Second Life
(http://slurl.com/secondlife/European%20University%202020II/88/218/25)

Beispiel für eine Lernaufgabe:

Sie befinden sich gemeinsam in einem spanischen Café und möchten eine Bestellung aufgeben. Tauschen Sie sich mit den anderen Lernenden, mit denen Sie an einem Tisch sitzen (via Voice-Chat) darüber aus, – selbstverständlich auf Spanisch – welche Bestellungen Sie aufgeben möchten. Achten Sie darauf, dass Sie unterschiedliche Getränke auswählen. Wenn Sie Ihre Wahl getroffen haben, rufen Sie bitte nach dem Camarero. Er wird Ihre Bestellung aufnehmen. Nachdem er diese serviert hat, können Sie anhand der überreichten Getränke feststellen, ob Ihre Bestellung erfolgreich war.

Im Rahmen dieser Aufgabe werden die Spezifika virtueller Welten in besonderem Maße berücksichtigt: Das Lernszenario ist eingebettet in einen authentischen und praxisnahen Kontext. Das Ziel besteht vor allem in der gemeinsamen Deutung der Situation und im Austausch der Lernenden untereinander hinsichtlich der Aufgabe, welche die Erprobung einer Getränkebestellung in spanischer Sprache beinhaltet. Wichtiger als der reine Bestellvorgang ist der vorgelagerte kommunikative Austausch unter den Lernenden und somit kontextuelles Wissen, welches Problemlösestrategien für bestimmte Kontexte umfasst (vgl. Kapitel "Funktionen von Lernaufgaben"). Die Kombination der authentischen Umgebung und die Repräsentation ihrer selbst in Form von Avataren ermöglicht ein intensives Gefühl gemeinsam "dort" zu sein. Auf diese Weise werden die Kommunikation und der Austausch unter den Lernenden gefördert sowie das Erreichen affektiver Lehrziele untersützt (vgl. Kapitel "Funktionen von Lernaufgaben"). In einem weiteren Schritt könnte die Aufgabenstellung noch komplexer gestaltet werden, um einerseits andere bzw. höhere Leistungsniveaus hinsichtlich der Taxonomie für die Klassifikation von Lehrzielen nach Bloom (1956) zu berücksichtigen und andererseits die Potenziale virtueller Welten umfassender zu nutzen. So können die Lernenden bspw. aufgefordert werden, (in spanischer Sprache) in Absprache mit dem Eigentümer des Cafés (z. B. verkörpert durch den Lehrenden) die Einrichtung des Cafés zu planen und anschließend zu realisieren, um so eine stärkere Mitgestaltung des Lernprozesses und Lernraums durch die Lernenden zu ermöglichen.

Entscheidend ist die Frage nach der Angemessenheit des Verhältnisses von Aufwand (Entwicklung und Bearbeitung der Aufgabe) und Ertrag (erzielbares Lernergebnis), d. h. ob der hohe (technische und organisatorische) Aufwand der beschriebenen Varianten einen Mehrwert hinsichtlich des Erreichens des Lehrziels bietet – im Vergleich zu weniger aufwändigen Lösungen. Selbst wenn bereits vorhandene Modelle und Simulationen genutzt werden (wie bspw. Sehenswürdigkeiten und Museen in Second Life), bleibt dennoch ein hoher Aufwand, bedingt durch die technischen Rahmenbedingungen und die Unterstützung der Lernenden im Umgang mit der virtuellen Welt.

Fazit

Virtuelle Welten bieten vielfältige Möglichkeiten zur Unterstützung kollaborativer Lernprozesse. Diese werden bisher jedoch kaum genutzt. Unter Berücksichtigung der aufgezeigten Gestaltungsmerkmale für Lernaufgaben in virtuellen Welten sollten zukünftig verstärkt kollaborative Lernszenarien konzipiert, durchgeführt und evaluiert werden, um weitere Erkenntnisse hinsichtlich der Potenziale und Grenzen des Einsatzes dieser Umgebungen für die kollaborative Wissenskonstruktion zu gewinnen.

Unter Einbeziehung von Modellen des Instructional Design als theoretische Basis wurden in diesem Beitrag die Merkmale kollaborativen Lernens und dessen spezifische Anforderungen an die Gestaltung von Lernaufgaben betrachtet. Hierbei wurden besonders die Merkmale, Potenziale und Grenzen virtueller Welten hinsichtlich der kollaborativen Wissenskonstruktion herausgestellt. Ein besonderer Schwerpunkt lag auf der Betrachtung der virtuellen Welt Second Life. Anhand von Beispielen wurde veranschaulicht, wie durch Lernaufgaben Lernprozesse aktiviert und sichergestellt werden können. Das Erreichen anspruchsvoller Lehrziele kann durch die Bearbeitung von Lernaufgaben zur kollaborativen Wissenskonstruktion unterstützt werden. Hierbei müssen insbesondere die spezifischen Anforderungen hinsichtlich sozio-emotionaler Aspekte sowie inhaltlicher und struktureller Merkmale berücksichtigt werden.

Es ist zukünftig eine stärkere Auseinandersetzung mit der Frage erforderlich, wie die Überwindung der Kluft zwischen Wissen und Anwenden durch die Bearbeitung von komplexen Lernaufgaben – insbesondere durch den zusätzlichen Einsatz virtueller Welten – gefördert werden kann. In "konstruktiven" Lernszenarien, in denen Lernende z. B. gemeinsam an komplexen Problemstellungen arbeiten und mit realistischen Fällen konfrontiert werden, scheinen weiterreichende "Kompetenzen" erwerbbar. Erpenbeck und Sauter (2007) gehen allerdings davon aus, dass durch die Immersion zwar Emotionen und Motivationen erzeugt werden können, aber sich der Lernende hinter der Identität seines Avatars "verstecken" bzw. sich völlig neue Identitäten schaffen kann, wodurch keine wirklichen sozialen Verunsicherungen (Dissonanzen) erzeugt werden, die jedoch grundlegend für die Kompetenzentwicklung sind. Weitere zu beachtende Aspekte sind der hohe Aufwand (z. B. Überwindung technischer Hürden, Koordination der Gruppenaktivitäten) und die hohen Anforderungen an die Kompetenzen der Nutzer. So kann – in Anlehnung an Lee (2009) – darauf hingewiesen werden, dass es beim kollaborativen Lernen in virtuellen Welten zu einer höheren kognitiven Belastung durch die vielfältigen Möglichkeiten kommen kann und dadurch die Lernenden von der eigentlichen Bearbeitung der Lernaufgabe abgelenkt werden können. Auch die Frage, ob der Transfer von Wissen und Kompetenzen zwischen der virtuellen Welt und dem realen Leben tatsächlich funktioniert, ist noch zu klären. Im Bereich der Computerspielforschung gibt es hierzu bereits erste Ansätze (vgl. Witting 2007 oder Kraam-Aulenbach 2002). Festzuhalten ist, dass bei der Gestaltung entsprechender Lernaufgaben die Spezifika der jeweiligen virtuellen Welt zu berücksichtigen sind und möglichst reale Entscheidungssituationen initiiert werden sollten, die von den Lernenden als konflikthaltig erlebt werden.

Es wurde aufgezeigt, dass virtuelle Welten vielfältige Möglichkeiten für kollaborative Lernszenarien bieten, z. B. durch die Dreidimensionalität sowie die Möglichkeiten der Interaktion, Mitgestaltung und Zusammenarbeit mit anderen Nutzern. Diese Kollaborationsprozesse müssen initiiert und unterstützt werden. Durch Lernaufgaben können die Lernprozesse aktiviert und sichergestellt werden, indem durch sie eine intensivere Auseinandersetzung mit den Lerninhalten und soziale Interaktion zwischen den Lernenden angeregt sowie emotionale und motivationale Prozesse ausgelöst werden. Zum Erreichen bestimmter Lehrziele sind vor allem komplexe Aufgabenstellungen erforderlich, die durch die Einbettung in Handlungswelten oder Simulationen die Anwendung des erworbenen Wissens in einem authentischen Kontext ermöglichen. Durch das Gefühl der Lernenden sich unmittelbar am Ort des Geschehens zu befinden und die direkte räumliche Nähe zu anderen Avataren, scheinen die Lernenden eine stärkere soziale Präsenz und Immersion zu erleben.

Literatur

Bloom, B.S. (Hg.) (1956) *Taxonomy of educational objectives: Book 1, Cognitive domain.* New York, Longman.

Bodemer, D., Gaiser, B. & Hesse, F.W. (2009) Kooperatives netzbasiertes Lernen. In: Issing, L.J. & Klimsa P. (Hg.) *Online-Lernen – Handbuch für Wissenschaft und Praxis.* München, Oldenbourg, S. 151–158.

Bransford, J.D., Sherwood, R.D., Hasselbring, T.S., Kinzer, C.K., & Williams, S.M. (1990) Anchored instruction: Why we need it and how technology can help. In: Nix, D. & Spiro, R. eds. *Cognition, education, and multimedia: Exploring ideas in high technology.* Hillsdale (N.J.), Erlbaum, pp.115–141.

Bruner, J. (1966) *Toward a Theory of Instruction.* Cambridge (MA), Harvard University Press.

Buder, J. (2007) Net-based knowledge-communication in groups. *Zeitschrift für Psychologie,* 215 (4), S. 209–217.

Cognition and Technology Group at Vanderbilt (1997) *The Jasper project. Lessons in curriculum, instruction, assessment, and professional development.* Mahwah (NJ), Erlbaum.

Draft, R.L. & Lengel, R.H. (1986) Organizational Information Requirements, Media Richness and Structural Design. *Management Science*. 32 (5), pp.554–571.

Dennis, A. & Valacich, J.S. (1999) Rethinking Media Richness: Towards a Theory of Media Synchronicity. In: Sprague, R.H. ed. *Proceedings of the 32nd Hawaii International Conference on Systems Sciences*. Los Alamitos (California), IEEE.

Dillenbourg, P. (2000) Virtual learning environments. In: *Proceedings of the EUN conference 2000: Learning in the new millennium: Building new education strategies for school*, Brüssel.

Erpenbeck, J. & Sauter, W. (2007) *Kompetenzentwicklung im Netz. New Blended Learning mit Web 2.0*. Köln, Wolters Kluwer.

Esteves, M. (2009) Using Second Life for Problem Based Learning in Computer Science Programming. *Journal of Virtual Worlds Research*. 2 (1), pp.3–25. Verfügbar unter: <http://journals.tdl.org/jvwr/article/view/419/462> [Stand 14.10.2009].

Gagné, R.M., Wager, W.W., Golas, K.C. & Keller, J.M. (2005) *Principles of Instructional Design*. Fifth Edition. Belmont (California), Wadsworth/Thomson.

Gierke, C., & Müller, R. (2008) *Unternehmen in Second Life. Wie Sie Virtuelle Welten für Ihr reales Geschäft nutzen können*. Offenbach, GABAL.

Gül, L.F., Gu, N. & Williams, A. (2008) Virtual worlds as a constructivist learning platform: evaluations of 3D virtual worlds on design teaching and learning. *ITcon*, Vol. 13, Special Issue Virtual and Augmented Reality in Design and Construction. pp.578–593. Verfügbar unter: <http://www.itcon.org/2008/36> [Stand 14.10.2009].

Haake, J., Schwabe, G. & Wessner, M. (2004) *Grundlagen*. In: Haake, J., Schwabe, G. & Wessner, M. (Hg.) *CSCL-Kompendium*. München, Oldenbourg, S. 1–4.

Hehl, W. (2008) *Trends in der Informationstechnologie*. Zürich, vdf.

Hinze, U. (2008) Computerbasiertes kooperatives Lernen (CSCL) als technische und pädagogische Herausforderung. In: von Gross, F., Marotzki, W. & Sander, U. (Hg.) *Internet – Bildung – Gemeinschaft*. Wiesbaden, VS, S. 241–261.

Jörissen, B. & Marotzki, W. (2002) Neue Bildungskulturen im "Web 2.0": Artikulation, Partizipation, Syndikation. In: von Gross, F., Marotzki, W. & Sander, U. (Hg.) *Internet – Bildung – Gemeinschaft*. Wiesbaden, VS, S. 203–226.

Kerres, M. (2006) *Web 2.0 und seine Implikationen für E-Learning*. (deutsche Fassung von: Web 2.0 and its implications to E-Learning), Vortrag auf der Microlearning Conference, Innsbruck, 09. Juni 2006, Verfügbar unter: <http://mediendidaktik.uni-duisburg-essen.de/system/files/web20-a.pdf> [Stand 14.10.2009].

Kerres, M. (2001) *Multimediale und telemediale Lernumgebungen. Konzeption und Entwicklung*. München, Oldenbourg.

Kiesler, S., Siegel, J. & McGuire, T.W. (1984) Social psychological aspects of computer-mediated communication. *American Psychologist*, 39 (10), pp.1123–1134.

Kraam-Aulenbach, N. (2002) *Interaktives, problemlösendes Denken im vernetzten Computerspiel.* Dissertation, Universität Wuppertal. Verfügbar unter: <http://elpub.bib.uni-wuppertal.de/edocs/dokumente/fb03/diss2002/kraam-aulenbach/d030203.pdf> [Stand 14.10.2009].

Konrad, K. & Traub, S. (2005) *Kooperatives Lernen.* Baltmannsweiler, Schneider.

Lee, M.J.W. (2009) How Can 3d Virtual Worlds Be Used To Support Collaborative Learning? *Journal of e-Learning and Knowledge Society,* (5)1, pp.149–158.

Niegemann, H.M., Domagk, S., Hessel, S., Hein, A., Hupfer, M. & Zobel, A. (2008) *Kompendium multimediales Lernen.* Berlin, Springer.

Petschenka, A., Ojstersek, N. & Kerres, M. (2004) Lernaufgaben gestalten. Lerner aktivieren mit didaktisch sinnvollen Lernaufgaben. In: Hohenstein, A. & Wilbers, K. (Hg.) *Handbuch E-Learning.* Köln, Deutscher Wirtschaftsdienst, 4.19.

Pätzold, H. (2007) E-Learning 3-D – welches Potenzial haben virtuelle 3-D-Umgebungen für das Lernen mit neuen Medien? *Medienpädagogik*, Zeitschrift für Theorie und Praxis der Medienbildung. Verfügbar unter: <http://www.medienpaed.com/2007/paetzold0709.pdf> [Stand 14.10.2009].

Postner, S. (2009) *Erster Eindruck aus zweiter Hand. Zum sozio-perzeptiven Kontakt unter den spezifischen Bedingungen dreidimensionaler Onlinewelten am Beispiel von Second Life.* Aachen, Shaker.

Reetz, L. (1986) Konzeptionen der Lernfirma. Ein Beitrag zur Theorie einer Organisationsform wirtschaftsberuflichen Lernen im Betriebsmodell. *Wirtschaft und Erziehung.* 39 (11), S. 351–365.

Reinmann-Rothmeier, G. & Mandl, H. (1999) *Teamlüge oder Individualisierungsfalle? Eine Analyse kollaborativem Lernens und deren Bedeutung für die Förderung von Lernprozessen in virtuellen Gruppen.* Forschungsbericht Nr. 115, München, Ludwig-Maximillians-Universität, Lehrstuhl für Empirische Pädagogik und Pädagogische Psychologie.

Rittmann, T. (2008) *MMORPGs als virtuelle Welten. Immersion und Repräsentation.* Boizenburg, Werner Hülsbusch.

Salmon, G. (2002) *E-tivities. Der Schlüssel zu aktivem Online-Lernen.* Zürich, Orell Füssli.

Schank, R.C. (1998) *Tell me a story. Narrative and intelligence.* Second Printing. Evanston (Illinois), Nortwestern University Press.

Schank, R.C., Berman, T.R. & Macpherson, K.A. (1999) Learning by doing. In: Reigeluth, C.M. ed. *Instructional-design – Theories and models. A new paradigm of instructional theory*. Mahwah (NJ), Erlbaum, pp.161–182.

Schmidt, F.A. (2006) *Parallele Realitäten*. Sulgen, Niggli.

Short, J.A., Williams, E. & Christie, B. (1976) *The social psychology of telecommunications*. New York (NY), John Wiley & Sons.

The Horizon Report (2007) The New Media Consortium.

Witting, T. (2007) *Wie Computerspiele uns beeinflussen. Transferprozesse beim Bildschirmspiel im Erleben der User*. München, kopaed.

Zimmer, G. (2004) Aufgabenorientierte Didaktik des E-Learning. In: Hohenstein, A. & Wilbers, K. (Hg.) *Handbuch E-Learning* (Kap. 4.15. 7. Erg.-Lfg. Januar 2004). Köln, Fachverlag Deutscher Wirtschaftsdienst.

Erwägungsorientierte Pyramidendiskussion zur Analyse qualitativer Interviews in virtuellen Projektteams

Christiane Schmidt & Gerhard Ortner

Zusammenfassung

Diskussionen, die nach Grundideen der Erwägungsphilosophie gestaltet sind, unterstützen kreative Entwicklungs- und Entscheidungsprozesse in Teams. Dem erwägungsphilosophischen Ansatz zufolge ist das Erwägen und Dokumentieren von alternativen Ideen und Positionen eine wesentliche Geltungsbedingung schließlich gewählter Lösungen. Erwägungsmethoden wie die Pyramidendiskussion sollen einen solchen erwägungsorientierten Umgang mit Alternativen fördern. Ein vielversprechendes Anwendungsfeld für Erwägungsmethoden ist die qualitative Sozialforschung. Erste Erprobungen mit offline durchgeführten erwägungsorientierten Pyramidendiskussionen haben gezeigt, dass die Analyse qualitativer Interviews in Forschungsteams mit dieser Methode optimiert werden kann. Der folgende Beitrag befasst sich mit den Besonderheiten der online Durchführung erwägungsorientierter Pyramidendiskussionen in diesem Kontext. An einem Praxisbeispiel wird untersucht, ob und wie virtuelle Projektteams bei der Analyse qualitativer Leitfadeninterviews durch online durchgeführte erwägungsorientierte Pyramidendiskussionen unterstützt werden können. In dem Praxisbeispiel wurden für einen Teilschritt qualitativer Interviewanalysen Online-Pyramidendiskussionen in studentischen virtuellen Projektteams erprobt. Die Studierenden entwickelten an Interviewtexten Entwürfe zu Kodierkategorien und diskutierten diese in schriftlicher Form. Die Diskussionen wurden gemeinsam im Seminarraum offline gestartet und anschließend in virtuellen Räumen durchgeführt. Aufgabe der Projektteams war, die vielfältigen, teils alternativen Entwürfe im Verlauf eines strukturierten Teamprozesses als Ebenen einer Pyramide zu repräsentieren. Hierzu wurde das Open Source System [open]sTeam genutzt, das als virtueller Wissensraum konzipiert ist und – neben freien Formen der Kommunikation – speziell gestaltete Räume für das Arbeiten mit Erwägungsmethoden anbietet. Anhand des Praxisbeispiels werden die besonderen Anforderungen der Online-Durchführung von erwägungsorientierten Pyramidendiskussionen im Vergleich zur Offline-Durchführung, die entsprechenden Funktionalitäten der virtuellen Räume sowie der notwendige technische Support reflektiert. Die Erfahrungen der Studierenden, der Lehrenden und des Administrators werden auf dem Hintergrund der technischen Rahmenbedingungen ausgewertet.

Erwägungsmethode Pyramidendiskussion

Die erwägungsorientierte Pyramidendiskussion ist eine von mehreren Erwägungsmethoden, die durch Strukturierung und Dokumentation kreative Entwicklungs- und Entscheidungsprozesse unterstützen sollen. Der didaktische Ansatz, der von Bettina Blanck im Zusammenhang der Paderborner Forschungsgruppe "Erwägungskultur" entwickelt worden ist (vgl. Blanck 2002; Benseler et al. 1990), basiert auf Ideen der Erwägungsphilosophie, denen zufolge wohl erwogene Alternativen als wesentlich für gut begründete Entscheidungen bewertet werden. Alternativen sollen nicht nur im Kontext der Entdeckungs- und Entstehungsgeschichte gefundener Lösungen – beispielsweise eines Problems, einer Frage, einer Aufgabe oder einer Interpretation – bedacht werden, sondern deren Erwägung und Bewahrung ist auch eine Geltungsbedingung gefundener (vorläufiger) Lösungen. Die Bewahrung der erwogenen Alternativen ist eine Voraussetzung zur Einschätzung der Güte der Lösung. Die Reflexion des – mehr oder weniger entfalteten – Erwägungsstandes soll den (selbst)kritischen Umgang mit vorläufigen gefundenen Lösungen unterstützen. Im Erwägungsprozess kann auch deutlich werden, dass es (noch) keine hinreichende Begründung für eine Lösungssetzung gibt. Die Grenzen des Erwägens sollen reflektiert und auch die Möglichkeit des Nicht-Erwägens bedacht werden (vgl. z.B. Loh 1994). Erwägungsmethoden stellen günstige Bedingungen bereit, zu Problemen und Fragestellungen Position zu beziehen, diese in Auseinandersetzung mit Alternativen zu verorten und Unterschiede und Gemeinsamkeiten zwischen den Positionen zu erkennen (vgl. z.B. Blanck 2005).

Die Erwägungsmethode "Pyramidendiskussion", die im Folgenden im Mittelpunkt steht, wird zur Abgrenzung von anderen Pyramidendiskussionsformen als "erwägungsorientierte Pyramidendiskussion" bezeichnet. Es handelt sich um eine besondere Form von (meist) schriftlicher Diskussion im Team, bei der die Teammitglieder ihre Positionen / ihre Vorschläge zu einer verabredeten Frage oder einem ausgewählten Problem beschreiben, begründen und diskutieren. Die dabei entstehenden Texte werden als Stufen einer Pyramide repräsentiert (vgl. hierzu Abb. 1). Erwägungsorientierte Pyramidendiskussionen bieten Möglichkeiten der Unterstützung der systematischen Reflexion der Unterschiede und Gemeinsamkeiten in Teams und erleichtern den Umgang mit Vielfalt. Pyramidendiskussionen können on- oder offline oder mit on- und offline Phasen gestaltet werden.

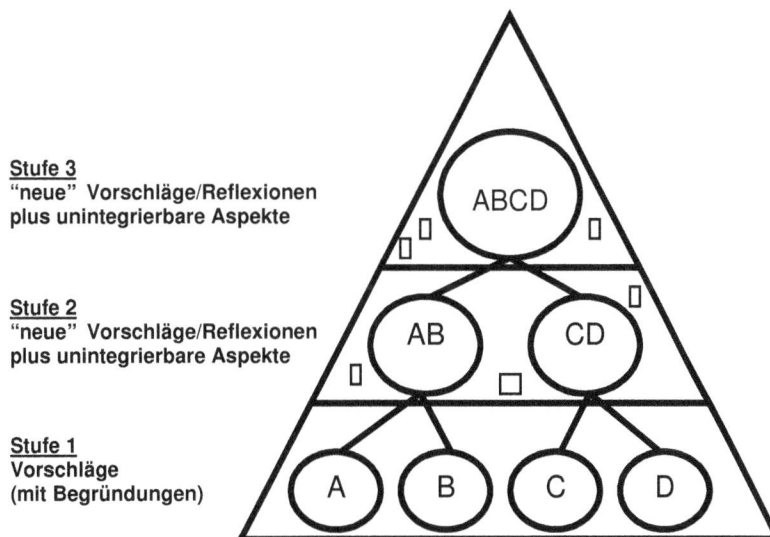

Abb. 1: In Form einer Pyramide repräsentierte Positionen, die Buchstaben kennzeichnen die Autoren und Autorinnen (vgl. zum Pyramidenmodell Blanck 2005, S. 546; Schmidt 2007b, S. 330).

Das Charakteristische an einer *erwägungsorientierten* Pyramidendiskussion ist, dass es nicht darauf ankommt, sich auf *eine* Lösung zu einigen. Ziel ist vielmehr die "Integration jeweils zu erwägender Alternativen". Hiermit ist nach Blanck (2006) gemeint, "dass die Teilnehmenden klären sollen, welche alternativen Positionen es zu einem jeweiligen Thema gibt. Gemeinsamkeiten und Unterschiede der verschiedenen Positionen sind herauszuarbeiten" (Blanck 2006, S. 1). Dabei geht es darum zu erkunden, ob es sich um "echte, einander ausschließende oder nur scheinbare und vereinbare 'Alternativen' handelt" (vgl. ebd.). Die Teilnehmenden werden deshalb aufgefordert, auf jeder Stufe auch die unintegrierbaren Aspekte zu notieren. Es soll kein Zwang zu einer einheitlichen Teamposition entstehen. Im Sinne der Erwägungsphilosophie kann es sich auch um ein gutes Teamergebnis handeln, wenn am Ende keine gemeinsame Endposition steht, sondern z. B. die Erkenntnis, dass der Erwägungsstand nicht ausreicht, um eine Alternative als die vorerst beste auszuwählen. In dem oben abgebildeten Pyramidendiskussionsmodell wird diese erwägende Integration durch die auf den oberen Pyramidenstufen an Umfang zunehmenden Kreise symbolisiert. Die erwägungsorientierte Pyramidendiskussion ist kein "Verschlankungs- oder Beschleunigungsinstrument" für Teamdiskussionen, sondern ein Instrument für das Erwägen von Vielfalt, dass eher Reflexion und Entschleunigung fördert und zudem unterstützen soll, dass sich *alle* Teammitglieder aktiv beteiligen.

Qualitative Analyse von Interviews mit Erwägungsmethoden

Ein vielversprechendes Anwendungsfeld für Erwägungsmethoden ist die qualitative Sozialforschung. Methodologische Grundideen qualitativer Forschungsansätze lassen sich sinnvoll mit dem Erwägungsansatz verknüpfen; erste praktische Erprobungen mit offline durchgeführten Pyramidendiskussionen zeigen, dass die Erwägungsmethode "Pyramidendiskussion" die Vorbereitung und Analyse qualitativer Leitfadeninterviews optimieren kann (vgl. Schmidt 2008 u. 2007a). So ist etwa eine der wesentlichen Herausforderungen der qualitativen Analyse von Leitfadeninterviews, dass meist kein vorgefertigter kategorialer Rahmen verwendbar ist, sondern die Kategorien für die Auswertung am erhobenen Material, insbesondere an den Interviewtranskripten, er- und überarbeitet werden. Diese Form der Kategorienbildung am Material soll der Offenheit der qualitativen Erhebungsmethode Leitfadeninterview bei der Analyse Rechnung tragen. Wird die Kategorienbildung im Team mit Hilfe erwägungsorientierter Pyramidendiskussionen durchgeführt, kann die reflexive Auseinandersetzung mit alternativen Kategorievorschlägen eine offene Haltung unterstützen. Erfahrungen mit offline durchgeführten Pyramidendiskussionen bei der Interviewauswertung in Projektteams haben gezeigt, dass erwägungsorientiert gestaltete Teamprozesse bei der Arbeit mit qualitativen Interviews einen wertschätzenden Umgang mit der Interpretationsvielfalt im Team sowie (selbst)kritische Auswertungsentscheidungen fördern (vgl. Schmidt 2008).

Online-Pyramidendiskussionen für virtuelle Projektteams

Qualitative Interviewanalysen erfordern häufige Diskussionen der Forscherinnen und Forscher, die durch den Einsatz von erwägungsorientierten Pyramidendiskussionen zwar optimiert, aber auch aufwändiger werden. Dieses Problem bildete den Ausgangspunkt der im Folgenden untersuchten Frage, ob es für diskursive qualitative Interviewanalysen sinnvoll und fördernd sein kann, online durchgeführte erwägungsorientierte Pyramidendiskussionen einzusetzen. Aus Erfahrungen mit online unterstützten Pyramidendiskussionen im Bereich des E-Learning ließ sich hierzu im Vorfeld der Untersuchung vermuten, dass speziell hiefür entwickelte virtuelle Räume eine strukturierte Diskussion und Dokumentation erleichtern, allen Beteiligten die Lern- und Auseinandersetzungsgeschichten zugänglich machen und neue mediengestützte Kooperationsformen ermöglichen können, aber dass die online Durchführung die Teammitglieder auch vor schwierige Herausforderungen stellt (vgl. Blanck & Schmidt 2005).

Anhand eines Praxisbeispiels wird im Folgenden untersucht, wie virtuelle Projektteams Online-Pyramidendiskussionen für die diskursive Interviewauswertung nutzen können. Im Mittelpunkt stehen die spezifischen Herausforderungen der Online-Durchführung erwägungsorientierter Pyramidendiskussionen. Im Rahmen eines Methodenseminars wurde mit studentischen Projektteams erprobt, bei der Analyse qualitativer Interviews für einen Auswertungsschritt – den Schritt der Kategorienbildung am Material[1] – mit online durchgeführten Pyramidendiskussionen zu arbeiten. Da die Studierenden diesen Auswertungsschritt an Interviewtranskripten selber praktisch ausgeführt und dabei mit einem Auswertungsverfahren gearbeitet haben, das auch von wissenschaftlichen Forschungsteams verwendet wird, ist dieses Praxisbeispiel, das nun zunächst näher beschrieben und dann ausgewertet werden soll, gut geeignet, Hypothesen zu den Möglichkeiten der Unterstützung der Kategorienbildung bei qualitativen Interviewanalysen im Team durch Online-Pyramidendiskussionen zu entwickeln.

Praxisbeispiel: Kategorienbildung in virtuellen Projektteams mit Online-Pyramidendiskussionen

Das Praxisbeispiel stammt aus einem Innsbrucker Seminar zur Methodenausbildung[2]. Zwischen zwei Präsenzphasen zur Auswertung qualitativer Interviews wurde der Schritt der Kate-

---

[1] Hier wird nur auf *einen* Schritt *einer* speziellen Auswertungsstrategie eingegangen. Diese wurde für Leitfadeninterviews entwickelt und wird – als Gesamtstrategie oder in Teilschritten – häufig für qualitative Analysen verwendet, besonders im Kontext der computerunterstützten qualitativen Datenanalyse (vgl. hierzu Schmidt 2000; Kuckartz et al. 2007). Dem hier beschriebenen Schritt der Kategorienbildung folgen in der Praxis weitere Arbeitsschritte: Das gesamte erhobene Material wird unter den Kodierkategorien verschlüsselt, hieraus werden Materialübersichten erarbeitet, aus denen Fälle für vertiefende Einzelfallanalysen begründet ausgewählt werden.

[2] Seminar: Techniken der Auswertung qualitativer Interviews – theoretische und praktische Einführung, Lehrbeauftragte: Christiane Schmidt, Techniktutor: Gerhard Ortner (Universität Innsbruck, Institut für Erziehungswissenschaften), Sommersemester 2009

gorienbildung in einer vierwöchigen Online-Phase in netzbasierter Kooperation von Projekt-teams erprobt. Diese Teams werden im Folgenden kurz als virtuelle Projektteams bezeichnet. Die Mitglieder der virtuellen Projektteams waren bezüglich der Methoden-Vorkenntnisse und des Alters heterogen zusammengesetzt, von StudienanfängerInnen bis hin zu DoktorandInnen. Nur fünf der vierzig Studierenden, hatten vor dem Projekt schon über E-Mail hinausgehende Erfahrungen mit netzgestützter Kommunikation gesammelt. Für die weitaus meisten der Studierenden waren die virtuellen Projektteams die erste Erfahrung mit einer solchen Kooperationsform. Neu war für etwa die Hälfte der Teilnehmenden auch die Teamdiskussionsmethode der erwägungsorientierten Pyramidendiskussion.

Die in den virtuellen Projektteams zu lösende Aufgabe bestand darin, in Online-Pyramidendiskussionen zu vorliegenden Transkripten von Leitfadeninterviews[3] Kategorie-Entwürfe für die Auswertung zu entwickeln. Das Erarbeiten fand in zehn Viererteams[4] statt. Zunächst beschrieb und begründete jedes Teammitglied in schriftlicher Form seine/ihre eigenen Kategorie-Entwürfe in Form von Überschriften zu Transkriptpassagen. Diese in Einzelarbeit erstellten Entwürfe mit Begründungen wurden auf der untersten Ebene der jeweiligen Team-Pyramide dargestellt. Dann schlossen sich je zwei der Teammitglieder zu Subteams zusammen und diskutierten und verglichen ihre auf der ersten Ebene repräsentierten Kategorie-Entwürfe. Gemeinsam formulierten sie dann mehr oder weniger neue Kategorie-Entwürfe, dabei konnten die ursprünglichen Entwürfe und Begründungen wiederholt, verändert oder erwägend integriert werden. Die "neuen" Entwürfe wurden auf der zweiten Ebene der jeweiligen Teampyramide repräsentiert. Nun schlossen sich die beiden Subteams zusammen, die vier Mitglieder der Teams waren nun wieder vereint, erwogen ihre Entwürfe und Begründungen von der zweiten Pyramidenebene und stellten die "neuen" Entwürfe auf der dritten und in dem Beispiel höchsten Ebene der Pyramide dar.

Als Software für die Durchführung der Online-Pyramiden wurde eine Komponente des – an der Universität Paderborn entwickelten – open source Systems [open]sTeam genutzt (vgl. hierzu den unten folgenden Abschnitt Technischer Hintergrund), die für das kollaborative Arbeiten in erwägungsorientierten Pyramidendiskussionen spezifische "virtuelle Wissensräume" (vgl. Keil 2007) zur Verfügung stellt. Deren Nutzung wurde vor Beginn der virtuellen Phase im Seminarraum vom Administrator face to face für alle erklärt, es gab Hinweise auf Sprechstunden und Schulungsmöglichkeiten. Noch im Seminarraum begannen die Studierenden damit, die Kategorie-Entwürfe in Form von Überschriften zu Transkript-Passagen zu einem Transkript-Aus-

---

[3] Die Interviews (zu den Themen "Umgang mit Ungewissheit im Studium" und "Motive Studierender, das Fach Erziehungswissenschaften zu wählen") waren im vorangegangenen Semester von Studierenden geführt und transkribiert worden, 15 dieser Interviewer und Interviewerinnen haben auch an der im Praxisbeispiel beschrieben Auswertung teilgenommen.

[4] Für eine Pyramidendiskussion sind 8 oder 4 Mitglieder eine bewährte Anzahl, es sind aber auch andere Teamgrößen möglich. Bei ungerader Anzahl von Teammitgliedern müssen dann auf der zweiten Pyramidenebene in einem der Subteams drei statt zwei Personen mitarbeiten. Die im Praxisbeispiel beschriebene Online-Variante der Pyramidendiskussion (siehe unten) lässt keine ungerade Anzahl auf der untersten Ebene zu, so dass dann eines der Startfelder von 2 Personen genutzt werden muss.

schnitt zu formulieren und handschriftlich zu dokumentieren. Die Entwürfe wurden dann in der virtuellen Phase fertiggestellt und in die Pyramidendiskussionen eingebracht. Wegen der begrenzten Zeit war die Anzahl der zu diskutierenden Kategorien auf mindestens fünf und höchstens zehn festgelegt.

Spezifische Herausforderungen der Online-Durchführung

Werden – wie hier in den virtuellen Projektteams – erwägungsorientierte Pyramidendiskussionen online und kollaborativ durchgeführt, ergeben sich besondere Herausforderungen und besondere Möglichkeiten gegenüber offline durchgeführten face to face Pyramidendiskussionen. Hier sind vor allem die Strukturierung der Kooperation und Diskussion, die Dokumentation der erwogenen Alternativen sowie die Unterstützung der aktiven Beteiligung aller Teammitglieder zu nennen. Diese Anforderungen werden im Folgenden beschrieben und es wird betrachtet, welche Möglichkeiten für deren Umsetzung sich in den für die Online-Diskussionen im Praxisbeispiel genutzten virtuellen Pyramidendiskussionsräumen bieten.

Kooperations- und Diskussionsstruktur

Pyramidendiskussionen geben eine bestimmte Kooperations- und Diskussionsstruktur vor, die durch die Software gesteuert werden muss: Einzelarbeit, Subteams, Gesamtteam sind jeweils bestimmten Ebenen zugeordnet. Während bei der face to face Kooperation die jeweilige Zusammenarbeit über Blickkontakt und ad hoc Absprachen geregelt werden kann und sich etwa die Mitglieder eines Subteams an einen Tisch setzen, müssen bei der online Durchführung die jeweiligen Kooperationspartner durch Nutzung eines gemeinsamen, gegenüber anderen Personen abgegrenzten virtuellen Raumes zusammenfinden. Analog zur graphischen Position in der Pyramide, in der die Ergebnisse der jeweils kooperierenden Personen repräsentiert werden, gibt es in diesem Raum beschreibbare Felder zum Darstellen der Position und für Kommentare, die den Pyramidenebenen zugeordnet sind. Eine Besonderheit hierbei ist, dass in den Feldern zunächst unabhängig voneinander gearbeitet werden soll und erst dann die geschriebenen Entwürfe gemeinsam weiter bearbeitbar sein sollen, damit "sich der Blick nicht auf bereits Bekanntes vorschnell verengt" (Keil 2007, S. 17). Die Beiträge sollen also zuerst nicht für andere lesbar sein, dann aber der Kooperationsstruktur entsprechend für ein kollaboratives Bearbeiten zur Verfügung stehen. Eine zweite Anforderung ist, eine sinnvolle und praktikable Zuordnung von Personen zu Subteams. Eine dritte mit der Kooperationsstruktur zusammenhängende Anforderung ist, den Wechsel auf die nächst höhere Bearbeitungsebene zu steuern (im Beispiel von Einzelarbeit zum Subteam, vom Subteam zum Gesamtteam). Die einzeln geschriebenen Entwürfe sollen den Ebenen entsprechend erwägend verändert, integriert und ergänzt, d.h. kollaborativ weiter bearbeitet werden können, mit stetig sich verdoppelnder Anzahl der an der Zusammenarbeit Beteiligten.

Die in den Projektteams genutzte Komponente des – an der Universität Paderborn entwickelten – open source Systems ᵒᵖᵉⁿsTeam stellt für das kollaborative Arbeiten in speziell entwickelten

Pyramidendiskussionsräumen entsprechende Funktionalitäten und Benutzungsoberflächen zur Verfügung. In den ^{open}sTeam Pyramidendiskussionsräumen sind die Pyramidenebenen durch analog der Pyramidenmetapher angeordnete Felder dargestellt, sie werden durch beigeordnete jeweilige Kommentierungsfelder ergänzt. Auf der untersten Ebene der Pyramide sind die Positionsfelder für die Einzelarbeit frei wählbar und zunächst erst jeweils nur von der Person les- und beschreibbar, die sich für das Feld angemeldet hat. Wenn die Pyramide in die 2. Phase geht, wird durch das System die Zuordnung in Subteams vorgenommen, und zwar nach Startfeldern, im Beispiel 1 mit 2, 3 mit 4. Wer mit wem im Subteam ist, muss also durch die Wahl der Startfelder vorab bedacht werden. Durch ein differenziertes Rechtemanagement und Deadline-Termine wird der jeweilige Wechsel von einer Ebene auf die andere gesteuert.

Bewahrung der Alternativen

Im Vergleich zu face to face Pyramidendiskussionen ist auch die nach der Erwägungsgeltungsbedingung geforderte Bewahrung der Alternativen in der Online-Variante anders umsetzbar. Im Beispiel handelt es sich um vielfältige, teils alternative Kategorie-Entwürfe, die erwogen und – für dritte nachvollziehbar – dokumentiert werden sollen. Bei schriftbasierter online Zusammenarbeit entstehen elektronische Dokumente. Diese sind graphisch als Pyramidenstufen repräsentiert, der Diskussionsprozess ist nachvollziehbarer als bei paper and pencil Dokumentationen. Damit die Nachvollziehbarkeit gegeben ist, muss jedoch gewährleistet werden, dass im Diskussionsprozess die Dokumente, die jeweils auf der vorangegangenen Pyramidenstufe repräsentiert sind, nicht mehr verändert werden, da sich Diskussionen und Kommentare hierauf beziehen. Die Repräsentation(en) der Vorschläge/Positionen und deren Begründungen auf der jeweiligen Pyramidenstufe sollen den erreichten Stand der "erwägenden Integration" wiedergeben, d.h. sowohl "Integriertes" wie nicht Integrierbares darstellen.

Während der kollaborativen Bearbeitung in den ^{open}sTeam Pyramidendiskussionsräumen schreiben auf einer Pyramidenstufe alle jeweils an einem (Sub)team Beteiligten an demselben Dokument, das den aktuellen Stand wiedergibt. Es entstehen innerhalb einer Pyramidenstufe eines (Sub)teams also keine verschiedenen Versionen, Veränderungen sind sofort sichtbar für alle Beteiligten. Im Projektteam-Beispiel arbeiteten bei einem Viererteam auf der zweiten Stufe je zwei Personen als Subteam an einem Dokument und auf der dritten Stufe alle vier Teammitglieder an einem Dokument. Für Entwürfe und nachträgliche Korrekturen zu abgeschlossenen Pyramidenstufen konnten Kommentarfelder genutzt werden oder zusätzliche freie Formen der Kommunikation. Der Wechsel auf die jeweils nächste Ebene erfolgte termingesteuert (Deadline), dies entspricht der Idee, dass ein erreichter Stand dokumentiert wird statt einer fertigen Lösung. Die in schriftbasierter Online-Kommunikation repräsentierten Positionen dokumentieren jeweilige Erwägungsstände, der Prozess der erwägenden Integration oder deren Grenzen werden sichtbar und nachvollziehbar. Auch von den an der Kollaboration beteiligten Personen lässt sich nachvollziehen, was aus ihren auf der ersten Ebene formulierten Positionen/Vorschlägen im Verlauf des Prozesses wird. Im Vergleich zu offline-Diskussionen, entsteht die Dokumentation der mehr oder minder gelingenden erwägenden Integration *im* Erarbeitungsprozess. Die Dokumentation könnte auch parallel zu face to face Teamarbeit zusätzlich zu handschriftlichen Notizen in das System eingegeben werden. Hierbei entfiele jedoch der Vorteil, dass alle Teammitglieder den jeweils erreichten Stand sofort sehen und graphisch und zeitlich verorten können.

Aktive Beteiligung aller Teammitglieder

Die erwägungsorientierte Pyramidendiskussion kann nur funktionieren, wenn sich *alle* Teammitglieder sowohl schreibend wie lesend aktiv an der Diskussion und Kollaboration beteiligen. Die erwägende Integration oder das Reflektieren unintegrierbarer Positionen setzt voraus, dass die Beiträge der anderen gelesen und deren Begründungen nachzuvollziehen versucht werden. Die virtuellen Räume müssen deshalb für alle, auch für mit netzgestützter Diskussion unerfahrene UserInnen einfach nutzbar sein.

Die Startfelder der Pyramiden in den virtuellen Räumen im Praxisbeispiel waren so eingerichtet, dass ein Team erst mit der Arbeit beginnen konnte, wenn sich ausnahmslos jede/r an einem Team Beteiligte jeweils selber für ein Startfeld im virtuellen Pyramidendiskussionsraum angemeldet hatte. Schreiben war durch einfaches Eintippen oder Hineinkopieren der Beiträge in das Pyramidenfeld möglich. Das Lesen der Beiträge anderer war, wie oben erwähnt, nur für TeilnehmerInnen möglich, die bereits selber einen eigenen Beitrag eingegeben hatten.

Technische Rahmenbedingungen

Eigene Installation der Software

Obwohl die Möglichkeit besteht, [open]sTeam auf einem Demo Server der Universität Paderborn zu verwenden[5], wurde, nicht zuletzt aus Datenschutzgründen, eine eigene Installation der Software bevorzugt. Für das Seminar wurde deshalb die als Open Source (GPL) verfügbare aktuelle stabile Version von [open]sTeam (Version 2.8) auf einem extra dazu eingerichteten virtuellen Server (vServer) installiert. Aufgrund der Gruppengröße reichte dazu ein vServer mit 768MB RAM (ohne Swap Datei) und 3,5 GB freiem Speicherplatz. Als Betriebssystem kam Debian Linux 4.0 (Etch) zum Einsatz, auch deshalb, weil die Installation des [open]sTeam Servers durch entsprechend dafür bereitgestellte .deb Pakete sehr erleichtert wird.

Zusätzlich zum eigentlichen Serverpaket werden zum Erweitern der Funktionalität von [open]sTeam unterschiedliche, ebenfalls frei verfügbare, modulartig konzipierte Softwarepakete unter http://steamware.open-steam.org/ zur Verfügung gestellt. Nach der Installation des [open]sTeam Serverpaketes können diese Zusatzpakete über ein Shell Skript bzw. bequemer über das Webinterface installiert werden. Zur besseren Administrierbarkeit wurde das Webinterface (Version 2.2.17) auf dem Seminarserver eingerichtet, um das Verwalten von BenutzerInnen und Gruppen zu vereinfachen. Die Implementierung der Pyramidendiskussions-Funktionalität

---

[5] http://steam.upb.de/

erfolgte ebenfalls über ein solches Zusatzpaket. Zur Unterstützung der synchronen Kommunikation zwischen den Studierenden untereinander bzw. als Möglichkeit zur zeitgleichen Hilfestellung durch den Administrator wurde auch ein Chat Modul installiert.

Virtuelle Wissensräume

Ein wesentlicher Aspekt im Konzept von ^{open}sTeam ist die Strukturierung in Räume/Areale. Jeder Benutzer hat dabei Zugriff auf einen persönlichen Arbeitsbereich ("Work area"), der nach dem Einloggen auch als Startpunkt für alle Aktivitäten dient. Der Nutzer kann eigenständig neue Gruppen und Areale anlegen und anderen Nutzern Zugang zu diesen Bereichen mit den darin liegenden Objekten gewähren. Jede Gruppe hat einen internen Arbeitsbereich, z. B. zum Teilen von Dokumenten oder, wie im vorgestellten Fall, zum gemeinsamen Zugriff auf eine Pyramidendiskussion. Der Zugriff auf andere Bereiche erfolgt in Form von Verknüpfungen über den Arbeitsbereich der jeweiligen Benutzer. Auf diese Weise entsteht ein virtueller Wissensraum, der eine Verbindung zwischen Inhaltsmanagement, Werkzeugen zur Unterstützung kooperativer Prozesse und der selbständigen Verwaltung dieser Elemente durch den Nutzer ermöglicht. Die Raumbezogenheit als zentraler Aspekt dient so der "Strukturierung von Inhalten, Personen und Aktivitäten" (Geißler, Hampel & Keil-Slawik 2004, S. 7).

Für die Durchführung der virtuellen Pyramidendiskussion wurde eine Gruppe "Pyramidendiskussion" angelegt und alle Studierenden als Mitglieder in diese Gruppe eingetragen. Über den Arbeitsbereich der Gruppe hatten alle Zugriff auf diverses Dokumentationsmaterial und auf die (anonymisierten) Interviewtranskripte. Weiters wurde für jedes Projektteam eine Untergruppe angelegt, in deren Arbeitsbereich der Austausch von Dateien innerhalb des jeweiligen Teams möglich ist. Das Bilden von Gruppen bzw. das Anlegen von Pyramidendiskussionen ist bei ^{open}sTeam auch durch die Studierenden selber möglich. Im Seminar wurden diese Aufgaben vom Administrator übernommen. Da der Einsatz von ^{open}sTeam primär aufgrund der Möglichkeit, in diesem System eine Online Pyramidendiskussion durchzuführen, gewählt wurde und auch eine weitere Verwendung außerhalb dieses Nutzungsrahmen nicht vorgesehen ist, wurde auf zusätzliche Schulungsmaßnahmen verzichtet.

In ^{open}sTeam ist das Objekt Pyramidendiskussion als ein, dem jeweiligen (Team)Gruppenraum untergeordneter, Raum zu betrachten. Für jedes Projektteam wurde vom Administrator eine Pyramidendiskussion angelegt, der Zugriff darauf war auf die Teammitglieder und den Administrator bzw. die Lehrende beschränkt. Das selbständige Anlegen von Pyramidendiskussionen ist prinzipiell für alle Benutzer in ^{open}sTeam möglich, wobei dann die Person durch dieses Anlegen gleichzeitig auch zum Administrator der Pyramidendiskussion wird. Diese(r) kann dann auch mehrere andere Personen mit Administratorrechten dafür ausstatten. Die Administrationsfunktionen umfassen neben dem, falls notwendig, manuellen Zuweisen von Studierenden auf bestimmte Startfelder, auch das Festlegen von "Deadlines", an denen ein automatisches Umschalten in die nächste Diskussionsphase erfolgt.

Im Seminar wurden alle Pyramidendiskussionen zentral verwaltet, dies erhöht zwar den zeitlichen Aufwand bei der Online Phase, muss aber in Relation zu dem sonst im Vorfeld notwendigen Schulungsaufwand gesehen werden. Unter geeigneten Rahmenbedingungen, ist eine stärkere Betonung der selbständigen Verwaltung durch die Studierenden technisch möglich, falls dies didaktisch erwünscht ist.

Auswertung der Erfahrungen im Praxisbeispiel

Die folgende Erfahrungsauswertung basiert auf einer gemeinsamen Reflexion mit den Studierenden, dem Administrator und der Lehrenden auf der ersten Präsenzsitzung im Abschluss an die Online-Phase sowie auf einer Dokumentenanalyse der Pyramidenbeiträge.

Erfahrungen mit Online-Pyramidendiskussionen in den virtuellen Projektteams

Mit einer Ausnahme schafften alle 40 Teilnehmenden bis zum – mit sieben Tagen bewusst kurzfristig angesetzten – Deadline-Termin sich für ein Feld anzumelden und Kategorie-Entwürfe zu erstellen.

An der Bedingung, dass sich zuerst alle Teammitglieder für ein Startfeld anmelden müssen, bevor Beiträge eingegeben werden können, gab es in der Auswertungsrunde Kritik von denjenigen Studierenden, die nicht sofort nach der individuellen Anmeldung schreiben konnten, sondern teils längere Zeit auf die Spätanmelder warten mussten. In der Diskussion wurde hierin – eher von der Lehrenden als von den Studierenden – auch ein positiver Effekt darin gesehen, dass die Teammitglieder sich untereinander an das Anmelden erinnert haben.

Neun der zehn Teams erreichten wie geplant die zweite Pyramidenstufe. Einem Teilnehmer gelang es von zu Hause aus nicht, sich in [open]sTeam einzuloggen und zunächst auch nicht, die angebotene E-Mail Beratung zu nutzen. Solange seine Anmeldung für das Startfeld fehlte, konnte sein Team keine Beiträge einstellen. Die vier Studierenden dieses Teams schickten deshalb zunächst ihre Beiträge für die erste und zweite Pyramidenebene per E-Mail an die Seminarleitung. Alle anderen arbeiteten von Anfang an in den vorgesehenen virtuellen Räumen.

Viele Studierende äußerten sich bei der Auswertung erstaunt über die hohe und aktive Beteiligung. Als günstige Bedingung wurde – neben der ausführlichen und verständlichen Einführung – bewertet, dass die Schwelle, den ersten Beitrag einzustellen, durch die offline Vorarbeit an den Kategorie-Entwürfen im Seminar niedrig gewesen sei. Des Weiteren wurden in diesem Kontext die engen Deadlines, der "Zwang", nicht das ganze Team durch fehlende Beiträge aufzuhalten, sowie die Begrenzung der Anzahl der herauszuarbeitenden Kategorien genannt. Aus Sicht der Lehrenden war die aktive Beteiligung nicht zuletzt darauf zurückzuführen, dass die Entwürfe und Begründungen als Teil des (benoteten) Leistungsnachweises für das Seminar genutzt wurden.

Im Rahmen von ^openesTeam haben die Studierenden vor allem die Pyramidendiskussionsfelder und die Kommentarfelder verwendet. Das in jedem Untergruppenbereich vorab angelegte Diskussionsforum, für das den Studierenden bei der Einführung auf entsprechende Nachfragen die Nicht-Einsichtnahme der Lehrenden zugesichert worden war, wurde nur von zwei Projektteams genutzt. Einige Studierende wählten zum Stellen von Supportanfragen die interne Mailfunktion von ^openesTeam; im Wesentlichen erfolgte die Kommunikation mit dem Administrator und der Lehrenden aber über "normalen" E-Mailverkehr.

Als Gründe dafür, dass die Kommentierungsfunktion mehrfach auch für die Diskussionen in den (Sub)teams benutzt wurde, vermuteten die Studierenden in der Auswertungsrunde, dass sowohl die räumliche Nähe zu den Pyramidenfeldern als auch die – vor allem für die mit Webforen etc. nicht vertrauten Studierenden – einfachere Zugänglichkeit eine Rolle gespielt habe könnte. Die Nicht-Einsichtnahme der Lehrenden in die Diskussionsforen im Untergruppenbereich war einigen nicht wichtig oder Kommentare der Lehrenden wären sogar erwünscht gewesen, anderen schien der Unterschied zwischen "internem" Untergruppenbereich und zugänglicher Kommentierung überhaupt nicht aufgefallen zu sein.

Durch die Begrenzung der Anzahl der Kategorien war die Bearbeitungszeit für die meisten ausreichend, auch wenn einige längere Zeit benötigt haben, mit der für sie ungewohnten Form der schriftbasierten asynchronen netzgestützten Kommunikation umgehen zu lernen. Einige Teams überschritten teilweise die Deadlines und benötigten die Hilfe des Administrators (siehe hierzu den Punkt Supporterfahrungen)

In der Reflexion wurden viele der aus der Diskussion um virtuelle Seminare und virtuelle Teams bekannte Erlebnisse geschildert, z. B. das Problem der fehlenden nonverbalen Kommunikation und die langen Antwortzeiten bei asynchroner Kommunikation. Vor allem wurde in diesem Kontext die Notwendigkeit der ausführlichen Einführung und des Supports betont, sowohl von der Lehrenden als auch von den Studierenden.

Support–Erfahrungen

Beim ersten Seminartermin erfolgte eine Einführung in ^openesTeam, wobei überblicksartig die einzelnen Schritte von der Registrierung auf der Plattform bis zum Belegen des Startfeldes in der Pyramidendiskussion und dem Eintragen der Position exemplarisch mittels Beamer gezeigt wurden. In einer anschließenden Fragerunde wurden dann die spontanen Fragen der Studierenden beantwortet und auf die Betreuungsangebote während der Online Phase hingewiesen. Per E-Mail bekamen die Studierenden eine Schritt-für-Schritt Anleitung mit Screenshots[6] und den Hinweis auf das leicht verständliche "Handbuch Pyramidendiskussion"[7]. Die in den folgenden Tagen angebotenen freiwilligen Präsenzschulungstermine wurden wider Erwarten nur durch eine Person wahrgenommen.

---

[6]http://biwiwiki.org/lib/exe/fetch.php/wiki:opensteam_anleitung.pdf

[7]http://steamware.open-steam.org/Packages/pyramiddiscussion/manual/ Handbuch_Pyramidendiskussion.pdf

Die weitere Betreuung erfolgte ausschließlich per E-Mail Kontakt, synchrone Angebote wie die Nutzung der Chat Funktion oder Skype wurden nicht in Anspruch genommen. Bis sich alle Studierenden registriert und den ersten Beitrag auf der ersten Pyramidenebene verfasst hatten, war eine schnelle Reaktionszeit bei diesbezüglichen Problemen notwendig, da sonst der Gruppenprozess in der Anfangsphase ins Stocken geraten wäre.

Fast alle Support Anfragen bezogen sich auf Schwierigkeiten beim Registrieren bzw. Einloggen auf der Plattform und den daraus entstehenden Verzögerungen für die anderen Teammitglieder, die deshalb nicht weiterarbeiten konnten. Der Großteil aller Anfragen während der Online Phase erfolgte innerhalb der ersten fünf Tage nach dem Präsenztermin. Bei drei Teams war aufgrund noch fehlenden Positionen am festgelegten Ende einer Diskussionsphase ein nachträgliches manuelles Umschalten in die vorherige Phase notwendig.

Die Studierenden stellten sich im Hinblick auf ihre Medienkompetenz als sehr heterogene Gruppe dar. Dies wird auch dadurch reflektiert, dass zwei Drittel überhaupt keine, über die Anleitungen hinausgehende, Hilfestellung brauchten. Alle auftauchenden Probleme konnten aber relativ rasch geklärt werden, so dass der Diskussionsprozess nicht wesentlich dadurch gestört wurde. Ansonsten gab es kleinere Probleme beim Einfügen von formatiertem Text in die Positionen/Kommentare, da dies, weil die Felder als reine Textfelder ohne Formatierungsmöglichkeit angelegt sind, nicht zum gewünschten Ergebnis führte.

Online Pyramidendiskussionen für die Analyse qualitativer Interviews in virtuellen Teams

In der Auswertungsrunde wurde deutlich, dass die Pyramidendiskussionen von den Studierenden als *eine neue Zusammenarbeitserfahrung* erlebt worden sind. Besonders hervorgehoben wurde, dass kein Beitrag einfach ignoriert werden konnte und dass der eigene Beitrag und dessen Integration oder Nicht-Integration durch die Dokumentation sichtbar waren.

Eine inhaltliche Auswertung der Beiträge auf dem Hintergrund der jeweiligen Teamdiskussion zeigte, dass viele gute, teils sogar sehr gute, gegenstandsangemessene Ideen für Kategorien entstanden sind, allerdings auch einige nicht oder nicht nachvollziehbar begründete Ideen. Unterschiede in der Qualität der Kategorien-Entwürfe zeigten sich, neben der mehr oder weniger guten Begründetheit im Material, an der mehr oder weniger gut gelungenen Begrenzung auf textimmanente Interpretationen und an dem reflektierten Umgang mit Zweifeln an den gefundenen Kategorien. Die Reflexion der Unterschiede und Gemeinsamkeiten der Entwürfe, die Klärung, ob es sich bei den Kategorie-Entwürfen überhaupt um "Alternativen" handelt, ob diese sich integrieren lassen, und die Dokumentation sowohl der integrierbaren wie auch der nicht integrierbaren Entwürfe gelang in allen Teams zumindest ansatzweise. Hierin unterscheiden sich die Online-Diskussionen nicht von den in vorausgegangenen Semestern durchgeführten Offline-Pyramidendiskussionen[8].

Für Off- und Onlineformen der erwägungsorientierten Pyramidendiskussion gilt: Während sonst Teamarbeitsmethoden, selbst kreative Techniken wie etwa das Brainstorming oder Brainwriting zum Sammeln von Ideen, meist nur nach vorne gerichtet sind, und möglichst effektiv zum Ergebnis führen sollen, wird hier der Reflexion und Diskussion ein erhebliches Gewicht gegeben. Es geht nicht darum kombinierend, sortierend und bewertend einzelne gute Ideen herauszufiltern, sondern um das Erschließen eines Spektrums von Alternativen. Die Beobachtungen ermutigen, erwägungsmethodenspezifisch strukturierte virtuelle Wissensräume für eine solche Erschließung einzusetzen, zur Förderung eines kompetenten und kreativen Umgangs mit Wissensvielfalt in Lern- und Forschungsprozessen.

Literatur

Benseler, Frank; Blanck, Bettina; Greshoff, Rainer & Loh, Werner (1990) Editorial. In: *Ethik und Sozialwissenschaften (EuS)*. 1. Jg., Heft 1, S. 5–6.

Blanck, Bettina (2002) *Erwägungsorientierung, Entscheidung und Didaktik*. Stuttgart, Lucius & Lucius.

Blanck, Bettina (2005) Erwägungsmethoden. Umgang mit Vielfalt und Alternativen als Herausforderung für Forschung, Lehre und Praxis. In: *Erwägen – Wissen – Ethik*. 16. Jg., Heft 4, S. 537–551.

Blanck, Bettina (2006) Erwägungsdidaktik für Politische Bildung. In: *Politisches Lernen*. 24. Jg., Heft 3–4, S. 22–37.

Blanck, Bettina & Schmidt, Christiane (2005) "Erwägungsorientierte Pyramidendiskussionen" im virtuellen Wissensraum opensTeam. In: Tavangarian, Djamshid & Nölting, Kristin (Hg.) *Auf zu neuen Ufern! E-Learning heute und morgen*. Waxmann, S. 67–76.

Geißler, Sabrina; Hampel, Thorsten & Keil-Slawik, Reinhard (2004) Vom virtuellen Wissensraum zur Lernumgebung – Kooperatives Lernen als integrativer Ansatz für eine mediengestützte Bildung. In: *i-com*, 3. Jg., Heft 2, S. 5–12.

Keil, Reinhard (2007) Wissensarbeit in lernenden Organisationen. In: Keil, Reinhard; Kerres, Michael & Schulmeister, Rolf (Hg.) *eUniversity - Update Bologna*. Education Quality Forum. Bd. 3. Münster, Waxmann , S. 11–32.

---

[8] Ein Vergleich der Online- und Offline-Pyramidendiskussionen würde eine systematische Untersuchung voraussetzen. Ein Vergleich ist hier zudem nicht möglich, da die bearbeiteten Aufgaben teilweise unterschiedlich waren und die Offline-Pyramidendiskussionen ausschließlich im Seminar erarbeitet wurden (vgl. Schmidt 2007 a, b).

Kuckartz, Udo; Dresing, Thorsten; Rädiker, Stefan & Stefer, Claus (2007) *Qualitative Evaluation. Der Einstieg in die Praxis*. Wiesbaden, VS Verlag für Sozialwissenschaften.

Loh, Werner (1994) Erwägende Vernunft. Voraussetzungen und Hindernisse eines Philosophierens mit Alternativen. In: Benseler, Frank; Blanck, Bettina; Greshoff, Rainer & Loh, Werner (Hg.) *Alternativer Umgang mit Alternativen. Aufsätze zu Philosophie und Sozialwissenschaften*. Opladen, Westdeutscher Verlag, S. 189–214.

Schmidt, Christiane (2000) Analyse von Leitfadeninterviews. In: Flick, Uwe; Kardorff, Ernst von & Steinke, Ines (Hg.) *Qualitative Forschung. Ein Handbuch*. Reinbek bei Hamburg, Rowohlt Taschenbuch Verlag, S. 447–456.

Schmidt, Christiane (2007a) Erfahrungen mit der Methode der erwägungsorientierten Pyramidendiskussion bei der Konstruktion von Interviewleitfäden im Rahmen der Einführung in qualitative Forschung. Bericht aus einem Seminar. In: *Erwägen – Wissen – Ethik*. 18. Jg., Heft 2, Anhang, S. 327–334

Schmidt, Christiane (2007b) Small Steps Towards a Culture of Deliberative Learning: Media Supported Pyramid Discussions. In: Hug, Theo (Ed.) *Didactics of Microlearning. Concepts, Discourses and Examples*. Münster/New York/München/Berlin, Waxmann, pp.313–323.

Schmidt, Christiane (2008) Erwägungsmethoden für die Auswertung qualitativer Interviews. In: Jüttemann, Gerd (Hg.) *Suchprozesse der Seele. Die Psychologie des Erwägens*. Göttingen, Vandenhoeck & Ruprecht, S. 108–120.

Internet

opensTeam Projekthomepage: http://www.open-steam.org/ [Stand: 16.03.2010]

Zusatzmodule für opensteam: http://steamware.open-steam.org/ [Stand: 16.03.2010]

Demoserver opensTeam: http://steam.upb.de/ [Stand: 16.03.2010]

Immersion in virtuellen Wissenswelten

Klaus Bredl & Daniel Herz

Zusammenfassung

Der Prozess zunehmender Vernetzung und kommunikativer Vielfalt ist nicht aufzuhalten. Das "Social Web", insbesondere in Form virtueller Welten, eröffnet dem Nutzer neue Räume und die Möglichkeit der Identitätserweiterung. Physische Präsenz ist nicht mehr Ausschlusskriterium für die Teilnahme an Bildungsprozessen in Wissensräumen. Längst treffen, beraten, informieren, kommunizieren, bilden und erleben Menschen sich und andere avatar-basiert in virtuellen Räumen. Es soll versucht werden, die Bedeutung von virtueller Repräsentation, (sozialer) Präsenz und der damit verbundenen Immersion für die Gestaltung virtueller dreidimensionaler Wissensräume aufzuzeigen. Die Frage, was und wer wir in der vernetzten Virtualität sind und welche Bedarfe und Möglichkeiten für Lernen, Beratung und Kollaboration sich daraus ergeben, wird erörtert. Dabei spielen wahrnehmungs- und sozialpsychologische Ansätze eine Rolle. Die Rezeption von visuellen Eindrücken, das räumliche Erleben, die Theorie der Deindividuation und der sozialen Identität, aber auch die (Selbst-)Inszenierung und (Selbst-)Offenbarungsbereitschaft, stehen hier im Fokus.

Einleitung

Angesichts der immer zahlreicher werdenden Angebote zur Unterstützung von Wissens- und Bildungsprozessen in virtuellen Welten wie beispielsweise Second Life, stellt sich die Frage nach der Rolle der Immersion in solchen neuartigen virtuellen Wissenswelten.

In dem hier gebrauchten Verständnis taucht Immersion erstmals Ende der 80er Jahre auf, im Zusammenhang mit dem Schlagwort virtuelle Realität. Ziel dieser computergestützten Anwendung soll es sein, den Mediennutzer mittels der Herstellung medialer Präsenz zu befähigen, in der simulierten Wirklichkeit Handlungen und Erlebnisse, wie unter realen Bedingungen wahrzunehmen (Kosfeld 2003).

Als zentrale Forschungskonzepte scheinen sich im Bezug zur avatarbasierten virtuellen Realität im Metaversum *Repräsentation*, *Präsenz* (Presence) und *Immersion* herauszukristallisieren (Davis et al. 2009) (siehe Tabelle 1).

Konzepte	Definitionen
Immersion	Grad, in dem Individuen wahrnehmen, dass sie mehr mit ihrer virtuellen als mit ihrer physikalischen Umgebung interagieren (Guadagno et al. 2007)
Repräsentation	Erscheinung von Avataren und ihre Umgebung und die Art und Weise, wie sie mit ihrer Umgebung interagieren
(soziale) Präsenz	Die Wahrnehmung der eigenen Präsenz in einer (sozialen) virtuellen Umgebung (als "Avatar sociologicus")

Tabelle 1: Konzept von Davis et al. 2009

Vor allem die Möglichkeit verschiedener Formen von Interaktion scheint betrachtenswert zu sein. Insbesondere die Vielfalt ist hierbei entscheidend. Ist es möglich, sich das Medium aktiv anzueignen? Ist eine Bewegung in der virtuellen Umgebung möglich? Ist diese Umgebung durch eigenes Handeln veränder- und gestaltbar? Gibt es andere wahrnehmbare Personen, mit denen man auf verschiedene Art und Weise kommunizieren kann? Ein hohes Maß an interaktionistischen Möglichkeiten scheint eine steigende Immersion zu bedeuten (Ojstersek 2008). Armbrüster (2008) beschreibt diesen Anspruch von Authentizität und Interaktivität virtueller Welten als Möglichkeit der Manipulation und Navigation in Echtzeit.

In diesem Zusammenhang steht auch die Vielfalt sinnlicher Wahrnehmung. Je mehr Sinne angesprochen werden, desto größer scheint die Möglichkeit immersiver Erfahrung. Sherman und Craig (2003, zitiert nach Armbrüster 2008) benennen das sensorische Feedback, das verschiedene Sinneskanäle anspricht, als Voraussetzung für das Erleben einer virtuellen Erfahrung.

Die Wahrnehmungsperspektive auf Virtualität führt uns zu dem Phänomen der Repräsentanz auf die im Folgenden eingegangen werden wird. Zunächst wird jedoch versucht, eine begriffliche Annäherung und ein Verständnis für den Übergang und die Verknüpfung virtueller und realer Erfahrung zu entwickeln. Hierbei ist der Begriff der Immersion (vgl. Tab.1) entscheidend.

Immersion

Immersion kann als Eintauchen in eine künstliche Welt, als Eintritt in eine andere Wirklichkeit, die durch diesen Eintritt erst zu unserer Wirklichkeit wird verstanden werden (Faßler 2002). Sie kann aber auch einen psychologischen Zustand bezeichnen, wonach eine Person sich in einer sie umgebenden Umwelt wahr nimmt, sich eingebunden fühlt und mit ihr interagiert (Kosfeld 2003). Witmer und Singer (1998) beschreiben Immersion wie folgt:

"*Immersion* is a psychological state characterized by perceiving oneself to be enveloped by, included in, and interacting with an environment that provides a continuous stream of stimuli and experiences."

Aus diesen Versuchen, Immersion zu beschreiben und zu definieren wird deutlich, dass sich dieses Phänomen aus zwei unterschiedlichen Perspektiven betrachten lässt. Einerseits lässt sie sich mental, andererseits physikalisch fokussieren (Armbrüster 2008). Wenngleich zu vermuten ist, dass beide Perspektiven insbesondere in Web3D Anwendungen einander bedingen, macht es dennoch Sinn, beide Perspektiven zu sehen. Denn gerade für den Wissenskontext dürfte mal die eine, mal die andere Immersionsart entscheidender sein. So könnte beispielsweise für Lehr/Lern- oder auch Beratungsszenarien die mentale Immersion, also das "Eintauchen" in den Inhalt des zu Lernenden, oder bei Beratungen das "Eintauchen" in die Geschichte des Anderen bedeutender sein, als die sinnliche Wahrnehmung der virtuellen Umgebung oder des virtuellen Gegenübers. Dieser, dann eher physikalische Fokus dürfte aber gerade bei erlebnisorientierten Wissenskontexten, wie Simulationen, Rollenspielen oder auch Kollaborationen jeglicher Art, die ein möglichst hohes Maß sinnlicher Wahrnehmung erfordern, von zentralerer Bedeutung sein. Und gerade in diesem Bereich scheint das Potential von Web3D Angeboten am größten zu sein, weil sie einen "sense of being there" ermöglichen. Immersion in diesem Sinne ist demnach eng verknüpft mit dem Phänomen der medialen (virtuellen) Präsenz. Jedoch beschreibt Immersion den Prozesscharakter des Einlassens auf die mediale Erfahrung besser (Kosfeld 2003).

Virtuelle Repräsentation als Wahrnehmungs- und Identitätsphänomen

Wenn man das Phänomen der eigenen Repräsentation im realen, aber auch im virtuellen Raum betrachtet, wird man primär auf die Wahrnehmungsdimensionen von Selbst- und Fremdwahrnehmung verwiesen.

Sucht man in der einschlägigen Literatur der Neurophysiologie danach, welchen Anteil das Auge, also die visuelle Informationsaufnahme, auf diese Wahrnehmung hat, so findet man unterschiedliche Werte zwischen 80-90%. Auch die Wahrnehmungspsychologie gesteht dem visuellen System zu, die am komplexesten und am höchsten entwickelte Sinnesmodalität zu sein (Goldstein 2002). Die zentrale Bedeutung der visuellen Wahrnehmung und ihre psychischen Auswirkungen auf das Individuum werden auch bei Kersten (2004) deutlich, nicht zuletzt als Anhaltspunkt für die Gestaltung virtueller Welten und die Bedeutung immersiven Erlebens.

So sind es also das sichtbare Bild, die Bilder und Abbilder und letztlich auch die Weltbilder, in die man hineingeboren wird, welche die Auffassung von Wirklichkeit und Wahrheit bestimmen und aus deren Interpretationsmustern heraus Wahrnehmung und auch das jeweils individuelle Weltbild entsteht. Dieses ist jedoch im Sinne individueller Wahrnehmungskonstruktion immer nur eine von vielen Möglichkeiten, zu einer bestimmten Zeit ein bestimmtes Bild einer bestimmten Welt wahrzunehmen (Benke 2007). Somit unterliegen die Interpretation und Deutung des Gesehenen ständiger Veränderung und Anpassung. Wir sehen nicht nur, sondern lesen, sprechen und denken auch in Bildern, die das Gedächtnis als Wissen abgespeichert hat. Zur Orientierung und um die Vielfalt der Bilderwelt begreifen zu können, bedient sich das Individuum der Doppeldeutigkeit ästhetischen Denkens, also nicht nur dem, was als ästhetisch empfunden wird, sondern auch dem, was gleichzeitig als anästhetisch gilt. Diesem individuellen Gefühl für Ästhetik liegen wiederum die kulturellen Grundbilder zu Grunde (Welsch 1990).

Auch der virtuelle Raum gründet sich auf Bilder, arbeitet mit ihnen und lässt somit gleichzeitig Bilder vom bzw. über den Anderen entstehen. Dabei sorgen die kulturell geprägten und internalisierten Grundbilder ästhetischen Empfindens dafür, dass gerade durch die technischen Möglichkeiten der Virtualität individuelle idealisierte Selbstbilder als gesellschaftliche Abbilder entstehen (Benke 2007). Komplexe virtuelle Welten beinhalten zudem die Möglichkeit, im Design die Macht der Schönheit zu verwirklichen (Kersten 2004). Daher könnten individuell gestaltete Benutzeroberflächen, die als ästhetisch empfunden werden, nicht nur positiven Einfluss auf die Gebrauchstauglichkeit haben, sondern auch durch die Erzeugung einer positiven Stimmung die Leistungsfähigkeit in der Wissensarbeit erhöhen.

Die immense Anziehungskraft und die daraus resultierende Macht der Bilder, insbesondere bewegte Bilder, verführen den postmodernen Menschen dahingehend, Bilder nahezu selbstverständlich als Wahrheit wahrzunehmen und danach zu leben (Benke 2007). Somit paart sich zur ohnehin vorhandenen Unübersichtlichkeit und Komplexität der Realität, die der Virtualität hinzu. Virtualität wird eine Form der Realität, wird Wirklichkeit.

Als ein entscheidendes Kriterium für die Gestaltung immersiver Wissensprozesse kann die Lebendigkeit der Darstellung oder auch Realitätstreue genannt werden. Mit zunehmender Realitätstreue steigt die immersive Wahrnehmung in der Virtualität (Dede et al. 2004; Nattland 2008; Spitzer 2002). So scheinen derzeit dreidimensionale virtuelle Welten, die in der grafischen Darstellung realitätsnahe Settings und zudem das räumliche Erleben aus der Ich-Position ermöglichen, wie beispielsweise bei "Second Life", oder auch bei "Blue Mars", ein bereits hohes Maß immersiver Erfahrung zuzulassen.

Die Frage danach, inwieweit die Identitätsbildung durch die Gestaltung des Avatars möglich ist und vor allem in welcher Intensität die Identifizierung mit der virtuellen Erscheinung stattfindet, ist ein weiteres Kriterium. So lassen sich in virtuellen Wissenswelten vier Identifikationsgrade mit dem digitalen Repräsentanten erkennen, die mit zunehmender Komplexität und Gestaltbarkeit auch zunehmende immersive Erfahrung ermöglichen. Die nachfolgende Unterteilung lässt sich daher im Zusammenhang mit Repräsentation auch als primäre Differenzierungsmöglichkeit von Immersion begreifen (Bartle 2003).

Mit dem *Player* ist lediglich die Möglichkeit gegeben, die virtuelle Umgebung zu beeinflussen, jedoch ist der Grad an Identifikation mit der Figur verschwindend gering.

Der *Avatar* als Repräsentant des Nutzers lässt da schon mehr Gestaltungsspielraum zu. Insbesondere durch einen wesentlich höheren Grad an technisch bedingten und gestaltbaren Individualisierungsoptionen, wie Aussehen, Kleidung, Geschlecht, Größe, etc. Als solches ist der

Avatar also eher eine technisch weiterentwickelte Form des Players und beinhaltet ein größeres Repertoire an Individualisierungsoptionen, woraus sich durch den größeren Gestaltungsspielraum auch eine höhere Identifikation mit der Kunstfigur ableiten lässt.

Der *Charakter* ist dadurch gekennzeichnet, dass über ihn erstmals in der Ich-Form kommuniziert wird und ein hohes Maß an Identifikation mit dem virtuellen Repräsentanten besteht. So gesehen ist dieser Zustand also eher eine innerpsychische "Aufwertung" des Avatars, weniger eine Frage der technischen Realisierung.

Als Höchstform der Identifikation und damit auch immersiver Erfahrung gilt die *Persona*. Dabei ist der virtuelle Repräsentant Teil der Identität des Nutzers. Der Nutzer empfindet nicht mehr das Vorhandensein eines Repräsentanten, sondern ist selbst virtuell präsent. Auch dieser Zustand scheint eher ein Wahrnehmungsphänomen auf der Beziehungsebene des Nutzers zu seinem virtuellen Repräsentanten zu sein, wenngleich ein Höchstmaß an technischen Individualisierungsoptionen zur Ausgestaltung des virtuellen "Ichs" unterstützend sein dürfte. Insofern ist es nicht verwunderlich, wenn in der Literatur zumeist das Wort Avatar gebraucht wird, da sowohl der Charakter, als auch die Persona, technisch gesehen, Avatare sind.

Die norwegischen Wissenschaftler Petkova und Ehrsson (2008) führten ein Experiment durch, das Probanden durch visuelle Illusion dazu brachte, einen fremden Körperteil als ihren eigenen wahrzunehmen. Hierbei arbeiteten sie anfangs noch mit einer Kombination aus visuellen und sensorischen Reizen. Im Verlauf des Experiments wollte man weiter herausfinden, ob bei den Probanden eine körperliche Reaktion eintrat, wenn der illusionierte Körperteil bedroht wird. Und tatsächlich zeigten die Probanden typische körperliche Angstreaktionen, obwohl nicht ihr eigener Körper, sondern lediglich ein visuell, räumlich erfassbarer Kunstkörper mit einem Messer bedroht wurde. Es zeigte sich weiter, dass die Intensität der körperlichen Reaktion zunahm, je realistischer das künstliche Abbild des Körpers erschien.

Prinzipiell kann man diese Erkenntnisse auch auf die virtuellen, avatarbasierten, 3-dimensionalen Welten übertragen, zeigt sich doch ein immens hoher Grad an Repräsentation und Präsenz (vgl. Tab.1), wobei gleichermaßen auch ein hohes Maß an Identifizierung mit dem Avatar erkennbar ist. Stillich (2007) stellt in diesem Zusammenhang fest:

> "*Der Avatar ist in der Lage, Menschen und deren Tun in einem virtuellen Raum zu repräsentieren, und zwar so glaubhaft und intensiv, dass andere Menschen ihn als Subjekt und Identität wahrnehmen und auf ihn reagieren, als würden sie einem Menschen gegenüberstehen – als seien alle, die dort auf dem Bildschirm zu sehen sind, gleichzeitig vor Ort.*" Und an anderer Stelle: "*Menschen, die noch niemals Second Life oder ähnliche Welten bereist haben, ist es schwer zu vermitteln, dass man zu seiner Figur dort ich sagt, […]. Denn das war ich.*"

Die Nutzer erwarten in ihrer virtuellen Repräsentanz Analogien zum realen Leben. Untersuchungen der genannten Phänomene anhand der analogen visuellen Sinnesreize in einer virtuellen Welt könnte man beispielsweise gut mit der Methode des Eye-Tracking durchführen (Walter 2009).

Die soziale Präsenz – Eine sozialpsychologische Annäherung

Im Zusammenhang mit dem Phänomen Immersion steht auch das Kriterium der Telepräsenz, bzw. (Ko-)Präsenz.

Jedoch gibt es derzeit keinen Konsens über die Definitionen bezüglich der Konzepte von sozialer Präsenz. Einige Forscher benutzen *Präsenz* als ein übergeordnetes Konzept, das Telepräsenz, Ko-Präsenz und soziale Präsenz umfasst (Davis et al. 2009; vgl. Tab.1).

Es steht dabei die Frage im Fokus, inwieweit der gegebene Rahmen es zulässt, dass man sich selbst als Subjekt, als Identität im virtuellen Raum wahrnimmt und seine Reaktionen im Handeln und in der Kommunikation mit anderen danach ausrichtet, als seien "echte" Menschen präsent. Heeter (1992) unterscheidet drei Arten von Präsenz in virtuellen Welten. Die umweltbedingte Präsenz steht im Zusammenhang mit den interaktionistischen Möglichkeiten, die die virtuelle Welt bietet. Die soziale Präsenz bezieht sich auf das Vorhandensein anderer Personen in der virtuellen Umgebung und drittens die personengebundene Präsenz beschreibt das individuelle Gefühl des "sense of being there" und steht somit in enger Verbindung mit der bereits geschilderten Repräsentation.

Als erstes sei im Kontext von Präsenz hier die Betrachtung der virtuellen Identität mittels Simulation erwähnt. Hierbei handelt es sich um einen auf Kanalreduktion gründenden Ansatz, der nicht nur dazu führt, dass soziale Hinweise und körpergebundene Zeichen in der Virtualität nur eingeschränkt zur Verfügung stehen, sondern auch alle vom Sender beabsichtigten Zeichen und Signale bewusst gesendet werden müssen. Dies ermöglicht dem Akteur jedoch gleichzeitig, ein neues oder verändertes Selbstbild darzustellen (Misoch 2006). Die simulierte Identität kann dann sowohl textuell, als auch multimedial entworfen und präsentiert werden, sei es, um die idealisierte Vorstellung des Selbst, oder aber auch beispielsweise Formen des Genderswappings/Genderswitchings (das Auftreten als gegengeschlechtliche Person) auszuleben, oder aber auch als Ausdruck postmoderner Identitätsarbeit, in Form des Ausprobierens verschiedener Identitätsentwürfe in einem geschützten Raum (ebd. 2006). So ist es möglich, sich über erfahrene Identitätsschwächen des Real Life hinwegzusetzen, Stärken hervorzuheben und gleichsam mit neuen Verhaltensweisen zu experimentieren (Schelske 2007).

Im Gegensatz zu diesem auf Kanalreduktion basierenden Ansatz steht der Ansatz der sozialen Informationsverarbeitung (Social Information Processing Perspective) nach Walther (1992, 1994). Er geht dabei davon aus, dass sich Individuen Medien aktiv aneignen und durch kreativen Umgang mit diesen einen Ausgleich schaffen, der auch vermeintliche Defizite, beispielsweise die Nichtvermittelbarkeit von Emotionalität, doch ermöglicht. Grundlegend dafür sind die Beziehungsmotivatoren zur Abdeckung sozialer Bedürfnisse, also nicht nur dem kommunikativen Austausch von Sachinhalten, sondern gleichermaßen die Suche nach sozialer Akzeptanz und dem Aufbau sozialer Beziehungen. Dies geschieht durch die Anhäufung von psychosozialem Hintergrundwissen über den Anderen mittels Decodierung und der Anwendung von Enthüllungsstrategien, sowie der zunehmenden Befähigung des eigenen Codierens persönlicher Botschaften im Kontext der wachsenden Vertrautheit mit dem Medium und der Dauer der sozialen Beziehung. Eine Bestätigung dafür findet man auch in den Studien von Utz (2000), die am Beispiel eines textbasierten MUD[1] die Annahmen des Ansatzes der sozialen Informationsverarbeitung nachweisen konnte.

Ein weiterer wichtiger Ansatz ist der Ansatz des Social Identity and De-Individuation Effects, kurz SIDE (Spears et al. 1990, Spears & Lea 1992; Reicher 1995 zitiert nach Misoch 2006). Dieser betrachtet, ausgehend von der klassischen Theorie der Deindividuation und der sozialen Identität, das gruppenbezogene und normative Verhalten in der Virtualität. Hierbei zeigt sich, dass gerade durch die Eingeschränktheit von Individualität in der Virtualität und die daraus resultierende Deindividuation, gepaart mit virtueller Anonymität und physischer Isolation am PC, zu einer verstärkten Orientierung der Individuen an die jeweiligen Gruppennormen führt. Dies beinhaltet auch, die Verdeckung von interpersonellen Unterschieden in der Wahrnehmung und eine daraus resultierende verstärkte Gruppenidentifikation. Gleichfalls kommt es zur "Überbewertung bei der Wahrnehmung" (Over-Attribution) anderer Gruppenmitglieder durch Stereotypisierung. Dabei werden die fehlenden Informationen des Gegenübers mit den Inhalten aus der vorgenommenen Stereotypisierung gefüllt. Eine Bestätigung und Differenzierung des SIDE-Ansatzes liefert Sassenberg und Boos (2002). So konnte nachgewiesen werden, dass es insbesondere durch die Anonymität in der computervermittelten Kommunikation zu einer verstärkten Orientierung an den Gruppennormen kam, wenn sich deren Mitglieder als ähnlich empfanden und die Gruppennorm explizit vorgegeben wurde. Hingegen zeichnete sich ohne Vorgabe einer Norm ein gegenteiliges Bild ab. Hierbei behindert die computergestützte Kommunikation den sozialen Einfluss innerhalb einer Gruppe und es kommt zu einer verminderten Orientierung an der Gruppennorm, die sich in diesem Fall aus den Mitgliedermeinungen ableitet.

Ein weiterer sozialwissenschaftlicher Ansatz sind Betrachtungen zur Selbstoffenbarung im Netz, wie sie beispielsweise bei Weisband & Kiesler (1996) sowie Joinson (2001) zu finden sind. In der computervermittelten Kommunikation sind Tendenzen höherer Selbstoffenbarungsbereitschaft zu erkennen. Ursächlich dafür sind die Verstärkung der privaten Selbstaufmerksamkeit und eine Verringerung der öffentlichen Selbstaufmerksamkeit (Matheson & Zanna 1988, 1989 zitiert nach Misoch 2006), gepaart mit (visueller) Anonymität. Dies wird einerseits durch die physische Isolation am PC, andererseits durch die Abwesenheit sozialer und kontextueller Hinweise in der Kommunikation erreicht. Die sich daraus ergebende geringere Identifizierbarkeit wirkt sich dann positiv auf die Offenheit und Bereitschaft aus, persönliche und vertrauliche Inhalte Preis zu geben.

Zu nennen wäre hier auch der auf Walther (1996) zurückzuführende Ansatz der hyperpersonalen Kommunikation. Dieser kommt zu dem Schluss, dass Online-Kommunikation aufgrund von Idealisierungsprozessen, selektiver Selbstdarstellung und Wechselseitigkeit der Kommunikation herzlicher, sozialer und intimer stattfindet, als in der face-to-face Situation. Ausgangspunkt seiner Betrachtungen ist auch hier die visuelle Anonymität bei kanalreduzierter Kommunikation. In Anlehnung an den SIDE- Ansatz entsteht die Idealisierung des Gegenübers

[1] MUD = Multi User Dungeon

in der hyperpersonalen Kommunikation durch das Ausfüllen von Informationslücken mit positiven und idealisierten Inhalten. Ursächlich dafür seien die überwiegend positiven Projektionen, die bei der im Netz erzeugten selektiven Selbstdarstellung entstehen. Die selektive Selbstdarstellung ist ein ursprüngliches Phänomen des Real Life, dass Goffman (2008) mit "Performance" beschreibt. Hierbei versucht das Individuum bestimmte Merkmale von sich hervorzuheben und andere wiederum zu verheimlichen, oder zu verbergen.

Wenn Goffman (2008) davon ausgeht, dass jeder durch feste Wahrnehmungsschranken abgegrenzte Ort, an dem eine regelmäßige Tätigkeit ausgeübt wird, eine gesellschaftliche Einrichtung ist, in welcher ein Ensemble von Darstellern vor einem Publikum zusammenarbeitet, dann dürften diese Gegebenheiten wohl erst recht auch für die Virtualität gelten. Und so ließen sich wohl auch alle weiteren Betrachtungen Goffmans, beispielsweise zur Fassade, der dramatischen Gestaltung und der Inszenierung etc. auch auf den virtuellen Raum und deren Charaktere übertragen. Offen bleibt dennoch die Frage nach dem, was die Virtualität so besonders für Wissensprozesse machen könnte. Goffman sagt, dass jeder Einzelne in der sozialen Interaktion bestrebt sei, die tatsächliche Situation zu entdecken, den tatsächlichen Charakter des Gegenübers zu enthüllen. Dies würde beinhalten, alle relevanten gesellschaftlichen Daten, Resultate und Endprodukte der Tätigkeit, sowie die innere Einstellung des Gegenübers zu kennen. Da dies eher unwahrscheinlich ist, behilft sich der Einzelne im Real Life mit Ersatzinformationen (Statussymbole, ausdrucksvolle Gesten, etc.) als Mittel der Vorhersage (ebd. 2008). Und genau hier dürfte der Knackpunkt liegen, denn diese Ersatzinformationen stehen gerade in der Virtualität, wenn überhaupt, nur in geringerem Maße zur Verfügung, das Bestreben, die Situation zu entdecken/enthüllen besteht jedoch unvermindert fort. Unterstützt man weitergehend die These, dass sich die Nutzer des virtuellen Raumes vor allem als idealisiertes Selbst bewegen und somit eher dazu neigen, positive Projektionen (in Form von Bildern und Abbildern) als "Lückenfüller" zu verwenden, ergibt sich für den Wissenskontext dieses Szenario: idealisierter virtueller Lehrender (Wissensträger) trifft auf idealisierten virtuellen Lernenden (Wissenssuchender) und das in gegenseitiger (Selbst-)Inszenierung. Denkt man an dieser Stelle weiter, könnte sich für den Lehrenden bei der Gestaltung von Wissens- und Lernprozessen eine bereits anfänglich vorhandene gewisse Kompetenzzuschreibung aus der Erwartungshaltung der Teilnehmer und eine Zuschreibung der Lernmotivation bei den Lernenden durch den Lehrenden ergeben, den es zu nutzen gilt. Die daraus resultierende belastbarere Anfangsbeziehung zwischen Lehrendem und Lernenden könnte in einer mehr Lernautonomie fordernden Haltung und der Verdeutlichung der Notwendigkeit von beispielsweise aktiver Mitarbeit für den Wissenserwerb münden. Ohnehin erscheint die Gestaltung einer förderlichen Lernumgebung, beziehungsweise die Schaffung einer förderlichen Lernatmosphäre durch die Idealisierungsprozesse im inszenierten Lern- und Wissensprozess in der Virtualität zumindest gegenüber konventionellen E-Learning-Szenarien als leichter erreichbar.

Diese Erkenntnisse zur (Sozialen) Präsenz und Interaktion dürften insbesondere für die Gestalter gruppenbezogener Wissenskontexte in virtuellen Welten nicht unerheblich sein. Daraus ließen sich aus didaktischer Sicht bereits bei der Gestaltung von virtuellen Wissens- und Erfahrungsräumen zu erwartende Verhaltensweisen der potentiellen Teilnehmer konzeptionell ableiten. Wird der Fokus eher auf die Wissensvermittlung durch Lehrende, beispielsweise im

Rahmen eines Vortrages, gesetzt, dann könnte diese Wissensvermittlung hinsichtlich erwünschter, oder auch nicht erwünschter gruppendynamischer Prozesse durch klare Vorgaben der Gruppennormen und einer eingeschränkten Gestaltungsmöglichkeit des virtuellen Repräsentanten begünstigt werden. Konzipiert man eher ein offenes und individuelles Lernszenario mit einem hohen Maß an selbstgesteuertem Lernen, wären demnach bezüglich der Repräsentation und Präsenz im virtuellen Wissensprozess wohl ein großer Gestaltungsspielraum und eine weniger resolute Vorgabe der Gruppennormen förderlich.

Kommunikation und soziale Präsenz – Oraliteralität als ausgleichendes Werkzeug

Oraliteralität ist ein Phänomen, das seinen Ursprung in textbasierten virtuellen Räumen hat, dem so genannten Cyberspeak in Chaträumen. Rein formal betrachtet, handelt es sich um Literalität, jedoch werden in der Sprachverwendung verstärkt Elemente der oralen Sprache bis hin zu nonverbalen Ausdrucksformen eingefügt, was eher eine Tendenz zur konzeptionellen Mündlichkeit darstellt. Den textuellen Botschaften schrieb man bisher zu, ein Distanz-Medium zu sein (Monologstruktur, raum-zeitliche Trennung, Öffentlichkeit, Textualität, größere Informationsdichte, Planung, etc.). Die mündlichen Äußerungen hingegen gelten als Nähe-Medium (dialogische Struktur, face-to-face-Situation, Vertrautheit der Gesprächspartner, Spontaneität, Affektivität, etc.). Im textuellen Cyberspeak scheint diese alte Aufteilung aufgebrochen. Es findet ein zeitlich synchroner Austausch mit mehreren Kommunikationspartnern statt, die sprachlichen Interaktionen umfassen mehr als eine Äußerung und die Kommunikation ist dialogisch ausgerichtet, allesamt eher Kennzeichen eines Gesprächs. Es werden umgangssprachliche Worte, phonetisch orientierte Schreibweisen und sprechsprachliche Floskeln in einfachen, kurzen Sätzen verwendet. Zusätzlich haben sich eine ganze Reihe von Sprachformen herausgebildet (Misoch 2006), die durch eine kreative Zeichenverwendung, die durch die Beschränkung der Sinneskanäle nicht übertragenden Zeichen, wie z.B. Emotionen, Handlungen und Geräusche zum Ausdruck bringen können. Eine Möglichkeit, sprechsprachliche Äußerungen zu verschriftlichen ist die Iteration. Mittlerweile gibt es zahlreiche Ausdrucksmöglichkeiten, die im Gebrauch vereinheitlicht werden (Frohwein et al. 2008; Siever 2009). Somit ist es möglich, durch die Verwendung von Emoticons und Ideogrammen eine beabsichtigte zielgerichtete Emotion zu senden, die als solche für den Kommunikationspartner auch dekodierbar und somit verstanden wird. Einen weiteren Ausgleich der fehlenden Sinneskanäle schaffen die Onomatopoetika, so genannte Soundwörter, um Phonetisches darzustellen, z.B. "hmmm". Mittels der Verwendung von Aktionswörtern wird es möglich, Gefühle oder auch Handlungen auszudrücken. Hierbei wird eine in Sternchen gesetzte lautmalerische Sprache genutzt, wie sie auch in Comics zu finden ist, z.B. "*staun*". Vielfach verwendet werden auch Akronyme, vermutlich aus Ökonomiegründen, um sich der sprachlichen Schnelligkeit in der textuellen Kommunikation anzunähern. Diese sind oftmals Wörter, die sich aus den Anfangsbuchstaben mehrerer Wörter einer Sinneinheit zusammensetzen und dem englischen Sprachgebrauch entstammen, z.B. "lol" für lautes Lachen (laugh out loud).

Zuletzt seien noch die Disclaimer erwähnt, bei denen durch das in Größer/Kleinerzeichen setzen einer Bemerkung, diese abgeschwächt oder auch in eine gewisse Eigenironie versetzt wird, z.B. "<Spitzfindigkeit an>" und "<Spitzfindigkeit aus>" (Misoch 2006).

Betrachtet man die Fülle der sich in den vergangenen Jahren gebildeten und etablierten Möglichkeiten in der Onlinekommunikation, sich über die sachliche Nachricht hinaus mitzuteilen, erscheint die These der auf Kanalreduktion beruhenden zu großen Distanz und Nichtvermittelbarkeit von Gefühlen und Emotionen als überholt und überarbeitungsbedürftig. Im unendlich erscheinenden Erfindungsreichtum hat sich die Internetgemeinschaft ein Sammelsurium an Möglichkeiten erarbeitet, diese "Defizite" auszugleichen. Die so genannten Web3D Angebote, wie z. B. Second Life, ermöglichen zudem eine Mischung verschiedener Formen von Oraliteralität und "echter" Sprachkommunikation. Im Kontext virtueller Wissenswelten dürfte dies wohl eine besondere Herausforderung für den professionell Tätigen sein, nicht nur sich dieser Schrift- und Zeichensprache zu bemächtigen, sondern sie auch gezielt dort einzusetzen, wo es nötig und sinnvoll ist und sie gleichermaßen deuten zu können.

Für den immersiven Wissensprozess, in Abhängigkeit vom Grad der virtuellen Präsenz, dürfte ein Beherrschen der erweiterten kommunikativen Möglichkeiten, aber auch der kommunikativen Etikette ohnehin unabdingbar sein. So ist es beispielsweise möglich, während Vorträgen und Präsentationen mittels Textchat Fragen aufzunehmen, Zustimmung, Ablehnung oder auch Verständnisschwierigkeiten wahrzunehmen, ohne den Vortrag bzw. die Präsentation zu unterbrechen. Gleichzeitig werden durch die automatische Protokollierungsfunktion, Videomitschnitt (Machinima[2]) oder auch durch die Aufnahme von Bildern vielseitige Formen von Dokumentationen ermöglicht, was einen eventuellen Informations- oder Wissensverlust durch die Möglichkeit der Nachbearbeitung mindern könnte.

Die empirischen Forschungsergebnisse von Moreno und Mayer (2002, 2004 zitiert nach Krämer 2008) liefern weitere entscheidende Erkenntnisse, insbesondere für dreidimensionale virtuelle Welten. Diese Studien beschäftigten sich mit der Effektivität und Effizienz virtueller Helfer, bezogen auf die Wirksamkeit für Lernprogramme durch den Einsatz virtueller Agenten, die in verschiedenen Testdurchläufen unterschiedliche Kommunikationsarten und Mittel benutzten (Text; Stimme; Stimme und Text), bei gleichzeitiger Variation des visuellen Wahrnehmungskontextes (Desktop, HMD[3] und HMD mit Bewegungsmöglichkeit) für die Testpersonen. Zwar fühlten sich die Probanden beim Einsatz der HMD Technik stärker präsent, jedoch entpuppte sich, bezogen auf das Lernergebnis, der Einsatz von Stimme als signifikantes Kriterium. Dabei wurde ein noch intensiveres Lernen erreicht, wenn sich der Lernende auf eine personalisierte und weniger formale Art und Weise angesprochen fühlte (Krämer 2008).

---

[2] http://www.machinima.org/

[3] HMD = Head-Mounted Display (Gerät zur visuellen Wahrnehmung virtueller 3-dimensionaler Umgebungen)

Insofern erscheint im Wissenskontext neben dem Einsatz textueller Informationsübermittlung und Oraliteralität die Verwendung von Sprache, z.B. mittels Voice-Funktion, in 3D-Welten als unverzichtbar für das Entstehen immersiven Erlebens.

Fazit

Die in diesem Beitrag aufgeführten Erkenntnisse und Kriterien können für die Gestaltung von immersiven Wissensräumen in virtuellen 3-dimensionalen Welten von entscheidender Bedeutung sein. Eine Lernsituation oder ein kollaboratives Setting in virtuellen Welten sollte demnach dadurch gekennzeichnet sein, dass sowohl Lehrende als auch Lernende, das Kommunizierende und Kollaborierende mit ihrem virtuellen Repräsentanten (mindestens also dem Avatar) verschmelzen und das Gefühl entwickeln können, trotz fehlender physischer Präsenz "da" zu sein.

Des Weiteren sollte der Einsatz von verschiedenen Kommunikationsformen, besonders aber der Stimme (Voice-Funktion) es ermöglichen, seine Botschaft zu vermitteln. In einer solchen Situation scheinen sich begünstigende Lernfaktoren und Formen des Informationsaustauschs der realen und virtuellen Wissenswelt zu subsummieren und ihren Beitrag zur Immersion zu leisten.

Dabei wird deutlich, dass an den Wissenmanager wie an den E-Dozenten neue Kompetenzanforderungen herantreten, um insbesondere mit der Vielzahl von Kommunikations- und Interaktionsmöglichkeiten umzugehen. Die didaktischen Möglichkeiten, die sich in Simulationen, Rollenspielen oder anderen Genres aus dem Bereich Serious Games, manifestieren können, fordern insbesondere die in Wissens- und Bildungsprozessen Tätigen aufs Neue heraus.

Literatur

Armbrüster, C. (2008) *Virtuelle Realität in der experimentellen Psychologie. Forschungsmethode versus Forschungsgegenstand. Untersuchungen aus den Bereichen Wahrnehmung und Psychomotorik.* Hamburg, Verlag Dr. Kovač.

Bartle, R. (2003) *Designing Virtual Worlds.* Indianapolis, New Riders.

Benke, K. (2007) *Online-Beratung und das Ich – Bild, Bilder und Abbilder im virtuellen Raum.* Duisburg, WIKU.

Davis, A., Murphy, J., Dawn, O., Deepak , K. & Zigurs, I. (2009) Avatars, People, and Virtual Worlds: Foundations for Research in Metaverses. *Journal of the Association for Information Systems,* Vol. 10: Iss. 2, Article 1. Verfügbar unter: <http://aisel.aisnet.org/jais/vol10/iss2/1> [Stand 15 Oktober 2009].

Dede, C., Nelson, B., Ketelhut, D., Clarke, J. & Bowman, C. (2004) Design-based research strategies for studying situated learning in a multi-user virtual environment. *Paper presented at the 2004 International Conference on Learning Sciences*. NJ, Mahweh.

Faßler, M. (2002) *Bildlichkeit*. Köln Weimar, Böhlau Verlag Wien.

Frohwein, S., Goldhammer, C. & Eggers, A. (2008) *Sprache und Kommunikation in Second Life*. Verfügbar unter: <http://www.mediensprache.net/archiv/pubs/4047.pdf> [Stand 15. Oktober 2009].

Goffman, E. (2008) *Wir alle spielen Theater*. 6. Auflage. München, Piper Verlag.

Goldstein, E.B. (2002) *Wahrnehmungspsychologie*. Heidelberg, Spektrum Akademischer Verlag.

Guadagno, R.E., Blascovich, J., Bailenson, J.N. & McCall, C. (2007) Virtual humans and persuasion: The effects of agency and behavioral realism. *Media Psychology, 10 (1)*, pp.1–22.

Heeter, C. (1992) *Being There: The Subjective Experience of Presence*. Verfügbar unter: <http://commtechlab.msu.edu/randd/research/beingthere.html> [Stand 16. Oktober 2009].

Joinson, A.N. (2001) Self-disclosure in computer-mediated communication: The role of self-awareness and visual anonymity. *European Journal of Social Psychology, 31 (2)*, pp.177–192.

Kersten, B. (2004) Visuelle Wahrnehmung und Virtuelle Welten. Grin-Verlag, S. 1–24. Verfügbar unter: <http://visor.unibe.ch/~bkersten/Texte/VWVW.pdf> [Stand 16. Oktober 2009].

Kosfeld, Ch. (2003) *Eintauchen in mediale Welten – Immersionstrategien im World Wide Web*. Wiesbaden, Deutscher Universitätsverlag.

Krämer, N.C. (2008) *Soziale Wirkungen virtueller Helfer – Gestaltung und Evaluation von Computer-Mensch-Interaktion*. Stuttgart, Kohlhammer.

Misoch, S. (2006) *Online-Kommunikation*. Konstanz, UVK/UTB.

Nattland, A. (2008) Lernen in Second Life: Welten verbinden – Welten erfinden. *Online Tutoring Journal*, 3 (10), Juli 2008. Verfügbar unter: <http://www.online-tutoring-journal.de/ausgabejuli08/nattland1.htm> [Stand 15. Oktober 2009].

Ojstersek, N. (2008) Gestaltung und Betreuung virtueller Lernszenarien in Second Life. Vortrag Conference Proceedings. In: Hornung-Prähauser, V., Luckmann, M. & Kalz, M. (Hg.) *Selbstorganisiertes Lernen im Internet. Einblicke in die Landschaft der webbasierten Bildungsinnovationen*, S. 300–304. Innsbruck, Wien, Bozen, StudienVerlag.

Petkova V.I. & Ehrsson H.H. (2008) If I Were You: Perceptual Illusion of Body Swapping. *PLoS One*, 3 (12), e3832. Verfügbar unter: <http://www.plosone.org/article/info%3 Adoi%2F10.1371%2Fjournal.pone.0003832> [Stand 12. Oktober 2009].

Sassenberg, K. & Boos, M. (2002) *Wer wir sind und wie wir sind: Anonymität und explizite Normen als Prädiktoren von sozialem Einfluß in CMC*. Verfügbar unter: <http://www.psych.uni-goettingen.de/congress/gor-2001/contrib/sassenberg-kai>   [Stand 18. Oktober 2009].

Schelske, A. (2007) *Soziologie vernetzter Medien. Grundlagen computervermittelter Vergesellschaftung*. München, Oldenburg.

Siever, T. (2006) *Gefühle mit Zeichen*. Verfügbar unter: <http://www.mediensprache.net/de/websprache/chat/emoticons/> [Stand 14. Oktober 2009].

Spitzer, M. (2002) *Lernen*. Heidelberg, Spektrum.

Stillich, S. (2007) *Second Life – Wie virtuelle Welten unser Leben verändern*. Berlin, Ullstein.

Utz, S. (2000) Social information processing in MUDs: The development of friendships in virtual worlds. *Journal of Online Behavior*, 1 (1). Verfügbar unter: <http://www.behavior.net/JOB/v1n1/utz.html> [Stand 16. Oktober 2009].

Walter, V. (2009) *Eye-Tracking in Second Life. Eine explorative Analyse zur Wahrnehmung in virtuellen Welten*. Norderstedt, BoD.

Walther, J.B. (1992) A longitudinal experiment on relational tone in computer-mediated and face to face interaction. In: Nunamaker, J.F. Jr. & Sprague, R.H. Jr. eds. *Proceedings of the Hawaii International Conference on System Scinces, 4, Los Alamitos*, pp.220–231.

Walther, J.B., Anderson, J.F. & Park, D.W. (1994) Interpersonal effects in computer-mediated interaction: A meta-analysis of social and antisocial communication. *Communication Research, 21*, pp.460–487.

Walther, J.B. (1996) Computer-mediated communication: Impersonal, interpersonal, and hyperpersonal interaction. *Communication Research*, 23 (1), pp.3–43.

Weisband, S. & Kiesler, S. (1996) *Self Disclosure on Computer Forms: Meta-Analysis and Implications*. Verfügbar unter: <http://old.sigchi.org/chi96/proceedings/papers/Weisband/sw_txt.htm> [Stand 09. Oktober 2009].

Welsch, W. (1990) *Ästhetisches Denken*. Stuttgart, Reclam.

Witmer, B.G. & Singer, M.J. (1998) Presence Measuring Presence in Virtual Environments: A Presence Questionnaire. *Presence*, Vol. 7, No. 3, June 1998, pp.225–240. Verfügbar unter: <http://mitpress.mit.edu/journals/PRES/ps00734.pdf> [Stand 16 Oktober 2009].

Autorinnen und Autoren

Tanja Adamus ist wissenschaftliche Mitarbeiterin am Lehrstuhl für Mediendidaktik und Wissensmanagement an der Universität Duisburg-Essen. Ihre Forschungsschwerpunkte sind: E-Sport und virtuelle Welten.

Sandra Aßmann, Dipl.-Päd., geb. 1981, wissenschaftliche Mitarbeiterin in der Arbeitsgruppe Allgemeine Didaktik und Schulpädagogik unter Berücksichtigung der Medienpädagogik, Prof. Dr. B. Herzig, an der Universität Paderborn, aktuelle Arbeitsgebiete: Medienerziehung, Mediendidaktik, Verknüpfung informeller und formaler Lernkontexte.

Klaus Bredl, Dr. phil., Prof.; nach dem Studium der Dipl.-Pädagogik in Grenoble, Mailand, Eichstätt und Regensburg erfolgte die interdisziplinäre Promotion in Wirtschaftsinformatik und Pädagogik. Nach einer Professur für Sozialinformatik an der Hochschule Neubrandenburg (2006-2009) hat der Referent seit dem Sommersemester 2009 die Professur für Digitale Medien am Institut für Medien und Bildungstechnologie der Universität Augsburg inne.

Martin J. Eppler is a professor of communications management at the University of St. Gallen, Switzerland.

Bernhard Ertl is senior researcher at the Universität der Bundeswehr München. He has realized several research projects in the context of gender in computer and science teaching which includes projects with national and EU funding, e.g. SESTEM (*Supporting Equality in Science Technology and Mathematics related choices of careers), PREDIL (Promoting Equality in Digital Literacy)* and *"Comparative study on gender differences in technology enhanced and computer science learning: Promoting equity"*. A further focus of research is on issues like video-mediated learning, Internet collaboration and online-courses with a particular focus on the support of collaborative knowledge construction by the methods of scripts and structured communication interfaces. Bernhard Ertl earned his Diploma in computer science from the Ludwig Maximilian University Munich in 1998 and his Doctorate in education 2003. From 1999 to 2006, he was researcher at the Department Psychology of Ludwig Maximilian University of Munich and worked with Professor Heinz Mandl in DFG-funded research projects focusing on collaborative learning, e.g. *"Collaborative Learning in Graphics-enhanced Tele-learning Environments"* and *"Collaborative Knowledge Construction in Desktop Videoconferencing"*.

Manfred Faßler, Prof. Dr. habil., Institut für Kulturanthropologie (GD) der Goethe-Universität Frankfurt, ist Gründer und Leiter des internationalen "Forschungsnetzwerkes Anthropologie des Medialen" FAMe / Frankfurt-Wien-Sao Paolo-Kyoto (www.fame-frankfurt.de), Initiator und Leiter des internationalen Forschungsforums "Koevolution" und Koordinator des Doktoranden-Qualifikationsnetzwerkes "Coded Cultures".
Forschungs- und Lehrschwerpunkte: Medienevolution, Anthropologie des Medialen, medienintegrierte Wissenskulturen; informationelle Globalisierung. In jüngster Zeit: Bio-kulturelle

Koevolution; künstlerische und wissenschaftliche Visualisierungsprogramme; nachgesellschaftliche Globalstrukturen.

Yvonne Fritze (born 1962) is associate professor of education at Lillehammer University Collegesince 2003 (temporarily on leave). She holds a Ph.D. in distance education, and has published on issues like distance education, use of visual materials in teaching, on-line dating as well as e-publishing. She is co-editor on Seminar.net (http://seminar.net), an international e-journal about Media, technology and lifelong learning.

Michael Granitzer has been leading the division of Knowledge Relationship Discovery at the Know-Center Graz since 2004, where he is responsible for the management of multiple large projects as well as the scientific strategy of the division. Since 2008 he is also assistant professor at the Knowledge Management Institute of Graz University of Technology. His scientific competencies are in the area of Information Retrieval, Machine Learning, Information Visualisation, Knowledge Discovery, Semantic Technologies and Multimedia Standards and Metadata. From 2001 to 2004 he was project leader in projects at the Know-Center covering topics like automatic text classification, text retrieval in millions of documents and visualisation of several million documents. He has led several work packages in the FIT-IT Project MISTRAL, managed the FIT-IT project DYONIPOS (www.dyonipos.at) and manages the TEAM EU Marie Curie Project. Michael Granitzer has studied Telematik at Graz University of Technology with special focus on Computational Intelligence and holds a PhD degree in technical science. He has been member in several program committees, organizer of several workshops and has published around 100 mostly peer-reviewed publications including journal publications, book chapters and books in the above mentioned fields.

Geir Haugsbakk (born 1956) is an associate professor of education at Lillehammer University College. His interests center on language, media, technology and education. He is currently working on a research project focusing 'Rhetoric, technology and learning'. He is also co-editor of seminar.net.

Kathrin Helling, M.A. is research associate at the Universität der Bundeswehr München and University of Innsbruck, Department of Education. She has experience as researcher and project manager in several national projects and European projects in the frame of the Lifelong Learning Programme. A focus of her research is on gender aspects in the context of computer-supported mathematics, science and informatics teaching and related career choices of women. At the Institute for Future Studies in Innsbruck she worked on the development of computer-based learning scenarios and curricula for specific target groups (e.g. people of the age group 50+, learners with low educational achievement). She also trained trainers in using learning management systems and educational technologies. Kathrin Helling has worked in a DFG-funded research project at the Ludwig Maximilian University of Munich. The focus of this research was on supporting collaborative learning processes in video conferencing by the methods of scripts and structuring the communication of learners. She has gained her magister diploma in education science in 2006 at the Ludwig Maximilian University Munich.

Andrea Hemetsberger is Associate Professor at Innsbruck University School of Management, Austria. She holds a PhD in Marketing from Innsbruck University, and visited Tilburg University, NL, the Schulich School of Business, Canada, ESSEC Business School and the Université Paris-Dauphine, both in France. Her research interests revolve around branding, consumer devotion, knowledge creation, customer integration in innovation processes, creative consumers, and the open-source community. She has published in *Organization Studies*, the *Journal of Business Research*, the *Journal of Macromarketing*, *Management Learning*, the *Journal of Business-to-Business Marketing*, and *Advances in Consumer Research*.

Daniel Herz, cand. Dipl. Soz.-Päd., Studium der Sozialpädagogik an der Hochschule Neubrandenburg 2006 bis 2010. Studienschwerpunkte Sozialinformatik und Arbeit mit psychisch und somatisch Kranken. Diplomarbeit zum Thema "Ansätze für die systemische Beratung in immersiven Web3D-Anwendungen am Beispiel Second Life". Seit 25.01.2010 Mitarbeiter in der Psychosozialen Beratungsstelle des Studentenwerks Greifswald und freiberuflicher Seminarleiter für Lern-und Studientechniken sowie Zeitmanagement.

Theo Hug, Dr. phil., Professor für Erziehungswissenschaft an der Universität Innsbruck und Sprecher des interfakultären Forums Innsbruck Media Studies. Aktuelle Arbeitsgebiete: Medienpädagogik und Medienbildung, e-Education und Mikrolernen, Wissenstheorie und Wissenschaftsphilosophie.

Nina Kahnwald, M.A., Studium der Germanistik, Theaterwissenschaft und Erziehungswissenschaft an der Freien Universität Berlin. Von 2003 bis 2006 Tätigkeit als Projektleiterin und Online-Redakteurin beim E-Learning-Anbieter digital spirit GmbH, Berlin. Von 2004 bis 2005 wissenschaftliche Mitarbeiterin an der Universität Potsdam, seit 2006 an der Technischen Universität Dresden (Professur für Bildungstechnologie und Medienzentrum) mit Arbeits- und Forschungsschwerpunkten auf virtuellen Gemeinschaften, e-Learning und Online-Forschung. Seit 10/2008 Leiterin der Abteilung Medienstrategien am Medienzentrum der TU Dresden. Publikationen u.a.: *Netzkunst als Medienkritik* (kopaed, 2006) und *Mediennutzung im digitalen Leben*. (mit L. Seidenfaden and C. Kaspar, Businessvillage, 2005).

Anna-Maria Kamin ist Diplom-Pädagogin und wissenschaftliche Mitarbeiterin am Arbeitsbereich Medienpädagogik und empirische Medienforschung der Universität Paderborn. In ihrem Promotionsvorhaben thematisiert sie Forschungsfragen zur Integration Neuer Medien in Bildungskontexte bei Mitarbeitern im Gesundheitswesen.

Michael Kerres is Professor of Media Didactics and Knowledge Management at the University of Duisburg-Essen since 2001. He is the leader of the 'Duisburg Learning Lab' and the online study program 'Master of Arts in Educational Media.' Previously, he was Professor of Educational Psychology at the Ruhr University in Bochum. From 1990 to 1998 he was employed as a professor of media psychology and media didactics at the Hochschule Furtwangen (Black Forest). Current research topics are: learning innovations and the development of competencies in higher education, didactical design of IT-based learning- and game worlds, usability in e-learning applications.

Wolfgang Kienreich has been deputy manager of the division for Knowledge Relationship Discovery at the Know-Center Graz, Austria's competence center for knowledge-based applications and systems. His research focuses on computer graphics, information and knowledge visualization and visual media analysis. He is the author of numerous scientific publications and holds patents for various information visualization techniques. He has led the development of several visualization systems in cooperation with industry partners like the German Bibliografisches Institut Brockhaus and the Austrian press agency APA.

Elisabeth Lex has been working in the division of Knowledge Relationship Discovery at the Know-Center Graz since 2007. Her scientific competencies are in the area of Knowledge Management, Knowledge Discovery, Machine Learning and Information Visualization. Since 2007 she was involved in several projects with strong focus on analyzing and explicating the Wisdom of the Crowds. Her research interests are in the fields of Web science and Knowledge Management. Elisabeth Lex has studied Telematics at Graz University of Technology with focus on Computer Vision. She currently pursues a PhD in Computer Science. In her thesis, she aims at assessing the credibility of different knowledge assets.

Ronald Maier, PhD, Professor of Information Systems at the School of Management, University of Innsbruck, Austria. He has published articles on knowledge management (systems) in a number of research journals, books and conference proceedings. His research interests include data management and business intelligence, flexible and adaptive business processes, knowledge management and technology enhanced learning.

Dorothee M. Meister ist Professorin für Medienpädagogik und empirische Medienforschung an der Universität Paderborn. Ihre Forschungsschwerpunkte liegen im Bereich der qualitativen und quantitativen Medienforschung und berücksichtigen insbesondere die Bedeutung Neuer Medien für Lern- und Bildungsprozesse, Aspekte der Jugendmedienforschung, sowie theoretische und empirische Befunde von Medienkompetenz. Ein neueres Forschungsfeld bildet das Bildungspotenzial von Computerspielen.

Yngve Troye Nordkvelle (born 1955) is a professor of education at Lillehammer University College since 1999, and has published on issues like global and international education, distance education, on-line dating as well as e-publishing. He edits two journals: UNIPED, which is the only journal of teaching in higher education in Norway, and Seminar.net (http://seminar.net), an international e-journal about media, technology and lifelong learning.

Nadine Ojstersek, Dr., ist wissenschaftliche Mitarbeiterin am Lehrstuhl für Mediendidaktik und Wissensmanagement an der Universität Duisburg-Essen. Ihre Forschungsschwerpunkte sind: Online-Tutoring und Lernen in virtuellen Welten.

Gerhard Ortner beschäftigt sich seit 17 Jahren mit computergestützten Systemen, wobei die bildungs- und sozialpolitische Relevanz der Open Source Bewegung ein zentraler Aspekt ist. Seit 1999 ist er in der Erwachsenenbildung als EDV Trainer tätig und studiert zurzeit Medienpädagogik an der Universität Innsbruck. Im Rahmen einer Studienassistenzstelle betreut er als Teletutor die Studierenden und Lehrenden des Instituts für Erziehungswissenschaften und ist verantwortlich für die institutseigene moodle Lernplattform.

Annabell Preussler is a research assistant at the department of Media Didactics and Knowledge Management at the University of Duisburg-Essen since September 2008. Previously she was employed at the University of Distance Education in Hagen at the department of Educational Technology, where she also earned her doctorate. Research topics are: informal learning with Social software applications, subjective theories, assessment of learning outcome and competencies in e-learning.

Christian Reinhardt is PhD student at University of Innsbruck School of Management, Austria, and independent consultant in the area of (online) community-building and event management. His research focuses on online collaboration and knowledge creation in F/OSS communities. He has published in *Organization Studies* and *Management Learning*, and has presented his research in books and at various conferences.

Vedran Sabol is a senior researcher at the Know-Center's Knowledge Relationship discovery division, where he has been employed since 2001. His interests are in the fields of information visualization, visual analytics and knowledge discovery. He was involved, either as a collaborator or as a project leader, in various research and industrial projects addressing aforementioned areas. His current research is focused on visual analysis of dynamics and relationships in large, heterogeneous data sets. This is also the topic of his PhD at the Technical University of Graz.

Andreas Schmeil is a doctoral student at the University of Lugano, Switzerland

Christiane Schmidt, Dipl.-Päd., Dr. ist freiberufliche Sozialforscherin und Lehrbeauftragte an den Universitäten Innsbruck und Hildesheim. Sie hat viele Jahre an den Universitäten Hannover und Hildesheim in den Fächern Psychologie, Soziologie und Erziehungswissenschaften gelehrt und Forschungsprojekte durchgeführt und geleitet. Ihre Schwerpunkte sind: Subjektbezogene Analyse der Arbeit mit digitalen Medien (aktuell: Diversity in virtuellen Teams), Hochschuldidaktik (forschendes Studieren, Erwägungsmethoden, E-Learning) und Methoden der qualitativen Sozialforschung.

Hans-Martin Schönherr-Mann, Essayist und Professor für Politische Philosophie an der Ludwig-Maximilians-Univ. München; Gastprofessor für Wissenschaftstheorie an der Leopold-Franzens-Univ. Innsbruck; letzte Buchpublikationen: 2010: *Globale Normen und individuelles Handeln – Die Idee des Weltethos aus emanzipatorischer Perspektive*, Könighausen & Neumann, Würzburg; 2009: *Der Übermensch als Lebenskünstlerin – Nietzsche, Foucault und die Ethik*, Matthes & Seitz, Berlin; 2008: *Friedrich Nietzsche*, UTB, Wilhelm Fink, Paderborn; *Miteinander leben lernen – die Philosophie und der Krieg der Kulturen*, Piper, München; 2007: *Simone de Beauvoir und das andere Geschlecht*, dtv, München; 2006: *Hannah Arendt – Wahrheit, Macht, Moral*, C.H. Beck, München; 2005: *Sartre – Philosophie als Lebensform*, C.H. Beck, München.

Diana Urban ist Diplom-Pädagogin und wissenschaftliche Mitarbeiterin an der Stabsstelle Bildungsinnovationen und Hochschuldidaktik der Universität Paderborn. Darüber hinaus ist sie Mitarbeiterin im Forschungs- und Entwicklungsprojekt "Mediengestützte Wissenskommunikation und eLearning beim Diözesancaritasverband Paderborn".

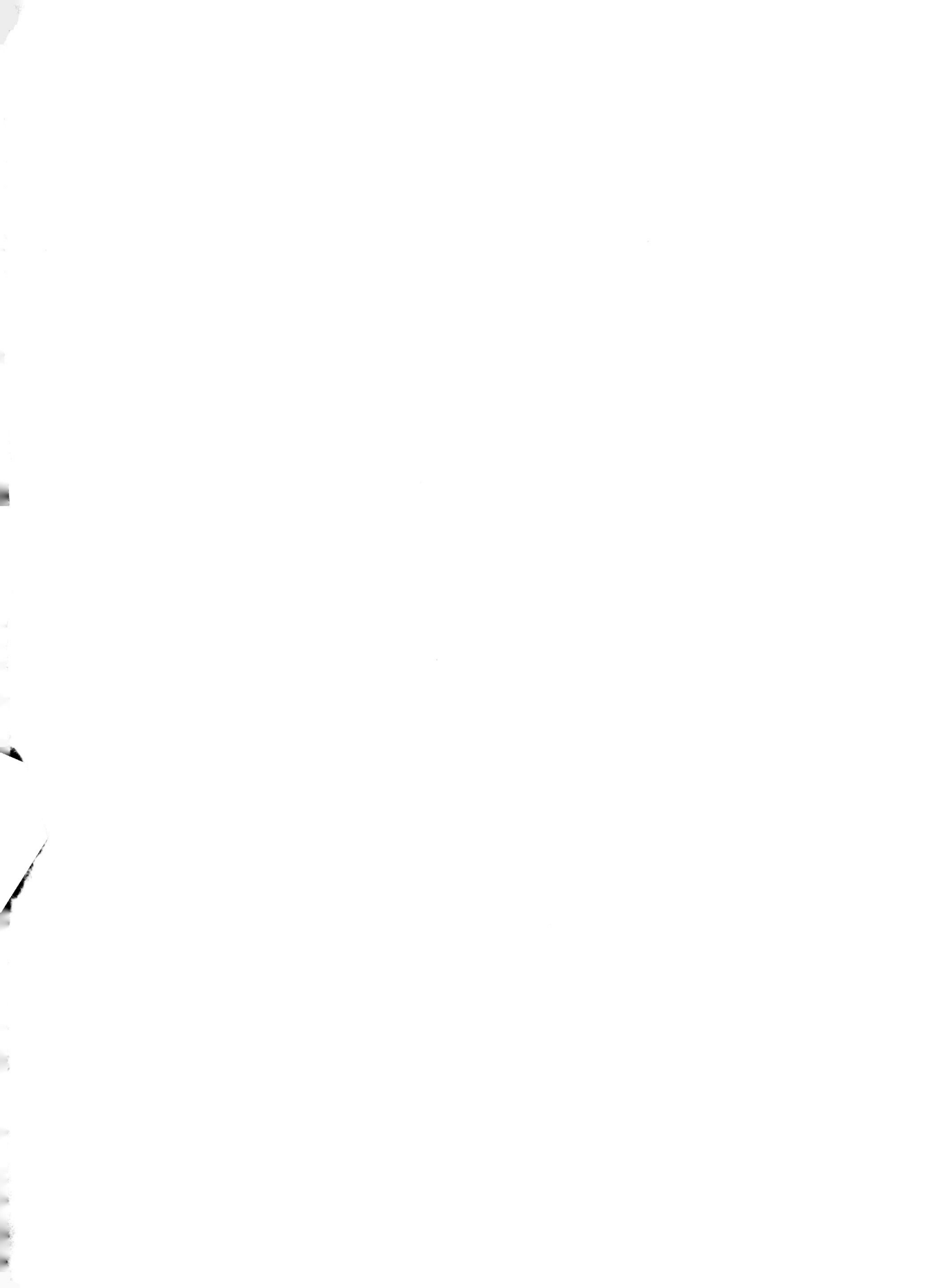

www.ingramcontent.com/pod-product-compliance
Lightning Source LLC
Chambersburg PA
CBHW080236270326
41926CB00020B/4255

* 9 7 8 3 9 0 2 7 1 9 6 5 2 *